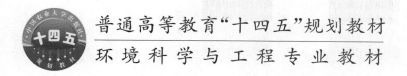

普通高等教育"十四五"规划教材

环境科学与工程专业教材

环境毒理学

芮玉奎　张　倩　代燕辉
杨　潇　金　洁　　主　编

中国农业大学出版社

·北京·

内容简介

《环境毒理学》是针对农业类院校从事环境科学、环境工程及相关专业的本科生、硕士生和博士生等培养的需要编写的,涵盖了环境毒理学从分子到个体和生态系统水平的主要内容。《环境毒理学》在阐明环境毒理学概念和发展、环境污染物的环境行为、在生物体内的迁移与转化、毒理作用机理及影响因素和环境毒理学研究方法的基础上,从大气环境毒理学、水环境毒理学、土壤环境毒理学三个研究领域进行了系统介绍。最后还对纳米材料、微塑料、持久性有机污染物、药物和个人护理用品及环境内分泌干扰物等新型污染物的毒性作用也进行了介绍。

本教材既可以作为高等院校环境科学相关专业本科生和研究生的教材,也可供从事环境毒理、环境保护相关专业人员以及科研人员和管理人员阅读参考。

图书在版编目(CIP)数据

环境毒理学 / 芮玉奎等主编. --北京:中国农业大学出版社,2022.7
ISBN 978-7-5655-2818-7

Ⅰ.①环… Ⅱ.①芮… Ⅲ.①环境毒理学－高等学校－教材 Ⅳ.①R994.6

中国版本图书馆 CIP 数据核字(2022)第 107547 号

书　名	环境毒理学
作　者	芮玉奎　张　倩　代燕辉　杨　潇　金　洁　主编

策划编辑	田树君	责任编辑	田树君
封面设计	郑　川		
出版发行	中国农业大学出版社		
社　址	北京市海淀区圆明园西路 2 号	邮政编码	100193
电　话	发行部 010-62733489,1190	读者服务部 010-62732336	
	编辑部 010-62732617,2618	出　版　部 010-62733440	
网　址	http://www.caupress.cn	**E-mail** cbsszs @ cau.edu.cn	
经　销	新华书店		
印　刷	运河(唐山)印务有限公司		
版　次	2022 年 9 月第 1 版　2022 年 9 月第 1 次印刷		
规　格	185 mm×260 mm　16 开本　16 印张　380 千字		
定　价	51.00 元		

图书如有质量问题本社发行部负责调换

编 审 人 员

主　编　芮玉奎（中国农业大学）

张　倩（中科院地理科学与资源研究所）

代燕辉（中国海洋大学）

杨　潇（中科院地理科学与资源研究所）

金　洁（华北电力大学）

副主编　马　妍（中国矿业大学〈北京〉）

谭志强（中科院生态中心）

桂　新（河南农业大学）

刘　泓（福建农林大学）

张　鹏（英国伯明翰大学）

汪　杰（中国农业大学）

李　思（中国农业大学）

参　编　李明姝（中国农业大学）

李元博（中国农业大学）

周屏帆（中国农业大学）

郭曼琳（中国农业大学）

蒋雅琪（中国农业大学）

赵伟辰（中国农业大学）

娄本珍（中国农业大学）

王全龙（中国农业大学）

朱贵凯（中国农业大学）

王祺斌（中国农业大学）

孙　熠（中国农业大学）

主　审　朱　琳（南开大学环境学院）

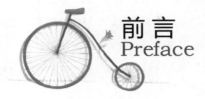

前言
Preface

"环境毒理学"是环境科学与工程学科的主干课程,是研究环境科学与工程治理的基础课程,具有任何课程不可替代的地位和作用。只有了解了有害污染物的毒性机理才能知道该物质是否破坏了环境并有的放矢地去治理。其目的是教育学生正确认识我国改革开放四十年环境问题的由来以及问题的严重性和客观性;教育学生环境污染是世界性的问题,不是哪个国家或者哪个制度造成的。我们在生产生活过程中要注意保护好我们的环境,不能为了利益而损害环境、破坏国家资源。专业知识方面必须系统地从化学、无机污染物、有机污染物等各个方面具体展开。为了让学生更深入了解,本书从具体的案例开始,讲述污染造成的原因(包括自然原因和社会原因),让大家积极思考如何从自然科学方面和社会科学方面治理或者解决环境问题,培养学生的创新能力。

近些年环境化学与生态毒理学研究方法的进步和新型污染的不断出现,进一步丰富了环境化学与生态毒理学研究的内容和新手段。比如纳米材料和微塑料作为新型污染物,其毒理学和治理方法是不同于传统污染物的,需要用新的科技手段和方式方法去研究和处理。

环境毒理学是在学习完环境工程专业的专业基础课之后,为了提高环境科学与工程相关专业的学生对环境污染物在土壤、水、大气、生命体等环境中的残留、累积以及转化等过程,特别是在环境中的累积过程给生物体,主要是植物、土壤小动物和土壤微生物甚至也包括人体造成的损害作用及其机理的了解而开设的一门专业必修课,是本专业学生(本科生,特别是研究生和博士生)在专业知识学习中的一个必不可少的关键环节。

通过对这门课程的学习,可以进一步增加学生对环境污染发生的过程的知识,并为环境治理提供理论基础;同时可以帮助学生掌握环境污染给人类以及生物体(主要是植物和微生物)所造成的影响和严重危害,掌握污染物在环境中所发生的一系列变化,以及环境中各种污染物(如重金属、农药、辐射、噪声等)的毒性作用机理及其对人体和生物体

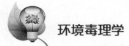

的毒害作用;最后让学生掌握环境毒理学中几种常用的实验方法并了解最终治理有害物质污染的主要措施,为将来从事环境科学以及环境工程方面的工作打下坚实的专业基础。

通过对纳米材料、微塑料、抗生素、新冠病毒等这些新型有害污染物的了解,让大家时刻关注科技的创新和新兴手段的进步,为及时发现有害污染物、及时有效治理环境污染并将污染和危害降低到最低提供技术和理论支撑。

本教材得到中国农业大学研究生教材建设项目资助(JC202009)。

编　者
2022 年 3 月

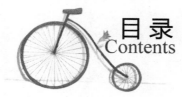

目录
Contents

第一章　绪论 ……………………………………………………… 1

　第一节　环境毒理学的概念与发展历程 …………………………… 1

　第二节　环境毒理学的研究对象与内容 …………………………… 3

　第三节　环境毒理学的应用与研究进展 …………………………… 4

第二章　污染物的环境行为 ……………………………………… 8

　第一节　环境中污染物的来源与分类 ……………………………… 8

　第二节　重金属在环境中的分布、迁移和转化 …………………… 10

　第三节　农药与肥料在环境中的迁移与代谢 ……………………… 11

　第四节　持久性有机污染物（POPs）的环境行为 ………………… 13

　第五节　药物和个人护理用品在环境中的迁移、转化与代谢 …… 17

　第六节　微塑料与纳米材料在环境中的迁移与转化 ……………… 20

第三章　环境污染物在生物体内迁移与转化 …………………… 28

　第一节　生物体对污染物的吸收与排泄 …………………………… 28

　第二节　污染物在生物体内的迁移 ………………………………… 37

　第三节　污染物在生物体内的转化 ………………………………… 39

第四章　环境污染物的毒性作用机理及影响因素 ……………… 51

　第一节　环境污染物的毒性作用 …………………………………… 51

　第二节　环境污染物对生物体生殖发育的毒性 …………………… 56

　第三节　环境污染物对生物体的细胞毒性 ………………………… 58

　第四节　环境污染物对生物体的遗传毒性 ………………………… 60

　第五节　污染物毒性作用影响因素 ………………………………… 64

第五章　环境毒理学研究方法 ···································· 68

第一节　常用实验方法概述 ···································· 68
第二节　体外污染物毒性研究 ·································· 88
第三节　体内污染物毒性研究 ·································· 92
第四节　分子毒理学技术的应用 ································ 98
第五节　污染物的检测分析 ···································· 109

第六章　大气环境毒理学 ·· 116

第一节　概述 ·· 116
第二节　有害气体毒性作用与机制 ······························ 118
第三节　大气颗粒物的作用及其机理 ···························· 132
第四节　挥发性有机化合物的毒性作用及其机理 ·················· 140

第七章　水环境毒理学 ·· 143

第一节　概述 ·· 144
第二节　污染物在水环境与生物体中的迁移与转化 ················ 151
第三节　水体污染对人体健康及生物的影响 ······················ 160
第四节　水体污染物的毒性作用机理 ···························· 164

第八章　土壤环境毒理学 ·· 170

第一节　概述 ·· 170
第二节　污染物在土壤中的环境行为 ···························· 171
第三节　土壤化学污染物的生物毒性 ···························· 175

第九章　纳米材料、微塑料的毒性作用 ···························· 180

第一节　纳米材料、微塑料概述 ································ 180
第二节　纳米材料与微塑料的表征、检测与分析 ·················· 185
第三节　纳米材料与微塑料的生物毒性及作用机制 ················ 188

第十章　持久性有机污染物的毒性作用 ···························· 198

第一节　概述 ·· 198
第二节　持久性有机污染物的检测技术 ·························· 203
第三节　持久性有机污染物的生物毒性与作用机理 ················ 207

第十一章　药物和个人护理用品的毒性作用 ·· 213

　第一节　药物及个人护理用品概述 ·· 213

　第二节　药物及个人护理用品成分环境影响 ·································· 215

　第三节　药物和个人护理用品的生物毒性及作用机制 ················ 227

第十二章　环境内分泌干扰物的毒性作用 ·· 233

　第一节　概述 ·· 233

　第二节　对人体健康及生物的危害 ·· 234

　第三节　毒性作用机制 ·· 236

参考文献 ··· 238

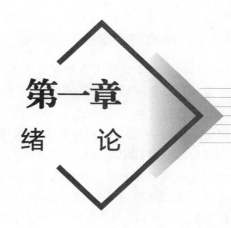

第一章
绪　论

第一节
环境毒理学的概念与发展历程

一、环境毒理学的概念

环境毒理学(environmental toxicology)是研究环境污染物,特别是化学污染物对生物有机体,尤其是对人体的影响及作用机制的科学。它既是环境科学和预防医学的一个重要组成部分,又是毒理学的一个分支学科。与环境毒理学类似,生态毒理学(ecotoxicology)也是研究环境污染物对生物有机体的影响的学科,但其侧重于研究环境污染物对生态系统及人类以外的生物组成部分的影响。在经典的环境毒理学中,其他生物在研究中的用途一般是作为人的替代。现代环境毒理学包括经典环境毒理学和生态毒理学两方面的内容,研究对象包括啮齿类动物、鸟类、鱼类等生态系统的组成部分。事实上,对环境污染物的人体暴露评价也需要了解食物链中其他物种的暴露情况。化学污染物通过食物链传递,在不同营养层次上对生物产生的效应是环境毒理学研究的焦点之一。因此,经典环境毒理学和生态毒理学研究的区别日益模糊。近年来,随着环境科学、生命科学的飞速发展,人们对环境毒理学的认识逐渐加深。环境毒理学作为一门学科日渐成熟,在环境污染物的健康风险评价和管理中起着越来越重要的作用。关于其起源有两种观点,第一种观点认为环境毒理学是自 20 世纪 60 年代初期开始,时间上恰好与 Carson 的著作《寂静的春天》出版(1962 年)吻合;另一种观点则认为,实际上早在 19 世纪初矿工们用关在笼子里的金丝雀作为"生物哨兵"来探测矿井的有毒气体时就已经开始,早期关于水生生物毒性试验的报道也是一个例证。实际上,环境毒理学从何时开始并不重要,重要的是它的学科组成和应用价值以及近年来的最新发展。

1

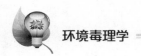

二、环境毒理学的发展历程

环境毒理学是研究毒物对非人类环境影响的学科,主要致力于探索和了解毒物对环境中植物和动物的影响,即研究毒物对生态受体(非人类生命系统)的影响。

随着近代工业的发展,环境污染日趋严重,人类的生活居住环境日益遭到污染,人体健康受到威胁,特别是环境污染公害事件的教训,促使人们重新认识人与自然的关系,深入研究人为活动给自然环境及人们生活的空间带来的影响。

第二次世界大战后,由于工业的发展,特别是化学工业中的农药、化纤、塑料和合成橡胶业等的飞速发展,接触人工合成的各种新化合物的人数迅速增加。相继发生了一系列震惊世界的公害事件(例如马斯河谷烟雾事件、水俣病事件、骨痛病事件等),加速了环境毒理学的发展,使之成为环境科学中不可缺少的重要组成部分。

(1)萌芽期(1850—1969年)。从历史上看,一些人为因素对生态毒性影响的最早观测,可以追溯到19世纪50年代的工业革命时期,如蛾的工业黑化现象。1962年,美国生物学家蕾切尔·路易斯·卡逊(Rachel Louise Carson)的著名著作《寂静的春天》发表之后,立即在美国和全世界引起了强烈反响,环境污染对生态系统及其组分的危害引起了全社会的关注。1969年6月,在瑞典首都斯德哥尔摩召开的由科学联合会国际理事会(ICSU)的一个特设委员会组织的一次会议上法国科学家萨豪特(René Truhaut)教授提出了生态毒理学(ecotoxicology)这一术语。从此,生态毒理学这一新学科引起了国际学术界的广泛关注。

(2)形成期(1970—1977年)。进入20世纪70年代后,一些至关重要的生态毒理学问题摆在了世人面前,这些问题的出现促使生态毒理学这一新学科进一步形成、发展。1972年,"国际生态毒理学和环境安全学会"(The International Society of Ecotoxicology and Environmental Safety,SECOTOX)在欧洲成立,成员包括欧洲、远东和北美等地区的国家。1977年,由法国科学家拉马达(Francois Ramade)编著的第一本生态毒理学专著《生态毒理学》(*Ecotoxicology*)问世。1977年6月,第一个有关生态毒理学的专门学术期刊——《生态毒理学和环境安全》(*Ecotoxicology and Environmental Safety*)由SECOTOX创办。萨豪特在《生态毒理学和环境安全》杂志第一期发表了题为"生态毒理学:目的,原理和展望"(Ecotoxicology:Objectives,Principles and Perspectives)的论文,详细介绍了生态毒理学这一新兴学科的研究目的和研究内容,并对该学科的发展提出了展望。

20世纪60年代以来,细胞生物学、分子生物学、生物化学及现代仪器分析技术等基础科学的发展,使环境毒理学的研究在深度和广度上有了更新更快的发展。环境毒理学已经从中毒现象研究逐渐深入到细胞水平、亚细胞水平及分子水平研究;从一般细胞毒性的研究深入到遗传毒性的研究,从对本代健康影响的观察、评价,发展到对下一代危害的研究,并取得了很大的进展。

第二节 环境毒理学的研究对象与内容

一、环境毒理学的研究对象

环境毒理学的研究对象是对各种生物特别是对人体产生危害的各种环境污染物。环境污染物包括人类的生产和生活活动所产生的物理性、化学性及生物性污染物。其中,化学污染物质是环境毒理学的主要研究对象,它们是指由于人类的生产活动进入环境的化学物质。

人体通过新陈代谢和周围环境进行物质交换。物质的基本单元是元素。许多研究证明,人体血液中的 60 多种元素含量与地壳中的元素丰度有明显的相关性,说明环境通过化学元素同生命体发生联系。但是由于人类的生产生活活动,人为合成了许多环境中本来没有的化学物质。据悉,美国《化学文摘》登记在册的化学物质已达 1 000 万种,并以每年 1 000 种的速度持续增长。这些化学物质并不是人体固有的,是正常代谢以外的外来生物活性物质,被称为外来(源)化学物质(xenobiotics,XB)。外来化学物质不是人体的组成成分,也非人体必需的营养物质或维持正常生理功能的必需物质。但它们可由人类生活环境通过一定环节和途径与人体接触并进入人体,且产生一定的生物学作用。外来化学物质的范围非常广泛,农用化学品、日用化学品、药物、染料、食品添加剂等都属于外来化学物质。

此外,环境中的微量元素含量由于人类活动会出现过多或过少的异常现象,人体内微量元素比例失调,破坏了人与环境的对立统一关系,也会引起机体生理功能异常,发生疾病,甚至死亡。

环境污染物种类繁多,除了占主体的外来化学物质之外,还有一些环境物理因素(如噪声、射频电磁辐射、电离辐射等)、环境生物因素(如细菌、病毒污染、外来物种的引入等),它们的危害逐渐被人们所认识。

二、环境毒理学的研究内容

研究环境污染物对人体的损害作用及其机理,探索环境污染物对人类健康损害的早期检测指标和生物标记,从而为制定环境卫生标准和防治环境污染提供理论依据和措施,这是环境毒理学的主要任务。此外,环境毒理学的任务还包括探究环境污染物对其他生物包括动物、植物、微生物等生物个体、种群及生态系统甚至特定环境中的整个生物社会的危害,研究其损害作用及其机理、早期损害指标及防治理论和措施。环境毒理学最终任务是对危害采取措施,最终保护地球生物圈内包括人类在内的各种生物的生存和持续健康的发展。环境毒理学研究内容主要包括以下几点:

(1)环境污染物及其在环境中的降解和转化产物与机体相互作用的一般规律,包括污染物在体内的吸收、分布和排泄等生物转运过程和代谢转化等生物转化过程,剂量反应关系等。

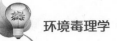

（2）污染物化学结构和毒性以及影响毒性作用的各种有关因素。

（3）环境污染物及其转化产物对人体的致突变、致癌变、致畸变等特殊毒性作用与机理。

（4）环境污染物的毒性评定方法,包括急性、亚急性和慢性毒性试验,代谢试验,蓄积试验,繁殖试验,致突变、致畸变、致癌变试验等。

（5）各种污染物对人体损害作用的早发现、早防治的理论和措施。

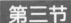

第三节 环境毒理学的应用与研究进展

一、环境毒理学的应用

我国毒理学工作者从 20 世纪 70 年代起,就从保障人体健康、开展环境监测与环境治理出发,针对从哺乳动物、鱼类、昆虫到植物、微生物等不同物种,对常见化学物的毒理学问题进行了大量研究,促进了环境毒理学的发展。与此同时,还开展了环境污染物对动、植物危害的生态学调查,以阐明环境污染对生态平衡等方面的影响;开展了环境污染物对动、植物形态和生理生化方面的试验研究,以探讨其作用机理并筛选出用于环境监测的敏感植物和用于污染区生态恢复的抗污染或耐污染植物,这些植物包括野生或人工栽植的乔木、灌木、草木和花卉等不同种类。

现有化学分析方法虽然能对环境或生物体内污染物含量进行定量描述,但仅凭含量并无法反映污染物对生物的效应。要了解生物效应,就要从细胞、组织、生化及分子水平研究不同污染物引起的生物体内各种指标的变化。因而,生物标志物作为环境样品毒性评价方法的研究受到日益广泛的重视,成为当前研究的热点。生物标志物(biomarker)是研究污染物与不同层次生物组织的反应,并利用产生的影响来反映污染物的毒性作用。生物标志物可以揭示环境样品和生物体内污染物浓度与毒性的关系,提供污染物的暴露效应最灵敏的检测。此外,生物标志物还可以用于环境健康的风险评价,作为污染物长期毒性效应的早期预报。

生物标志物法是指通过测量体液、组织或整个生物体表征对一种或多种化学污染物的暴露和其效应的生化、细胞、生理、行为或能量上的变化的环境样品毒性评价方法,是可衡量环境污染物的暴露及效应的生物反应。理想的生物标志物应具备化学特异性、可微量鉴定、试验费用低、检验快速、与环境样品中的污染物有剂量相关性等优点。寻找理想的生物标志物是环境毒理学、环境监测及环境医学领域研究的热点之一。

从功能上看,生物标志物一般可分为接触标志物、效应标志物和敏感性标志物 3 大类。接触标志物指示生物对污染物的暴露,即污染物引发生物体的反应。如指示重金属暴露的金属硫蛋白,此类污染物虽然不能指示污染物的毒性效应,但有助于检测常规化学分析方法难以检测到的不稳定化合物。效应标志物指示污染物对生物体健康状况的损害效应,如指示 DNA 损伤的 DNA 加合物,它可能是生物机体中某一内源性成分或机体功能容量产生疾病或障碍的改变等。在环境毒理学研究中,这类生物标志物具有很重要的作用,它可以解释污染物毒性效应的机理,从而预测环境样品中各污染物对生物体的作用。敏感性标志物指示生物对污染物的敏感性,主要针对受试机体对污染物的敏感性。水体中毒性污染物富集会对水生生态系统造成影响,有些毒性物质在很低浓度水平时亦显示出对生物强烈的毒害作用。因此以水生生物为受试对象的生物毒性测试能弥补理化检测方面存在的不足。近年来,大量基于鱼类、蚤类、藻类及处于不同营养级微生物的生物毒性测试方法开始建立并迅速发展。

水体中毒性试验方法主要包括鱼类急性毒性试验、水蚤类毒性试验、藻类毒性试验、微生物毒性试验和微生物传感器法等。传统的生物毒性监测以水蚤、藻类或鱼类等为受试对象,可以反映毒物对生物的直接影响。因此在水污染研究中,它已经成为监测和评价水体环境的重要手段之一,但这些方法的最大缺点是实验周期长、操作复杂,大部分现行的方法都是间歇式实验,不能及时反映水质情况。近年来随着微生物固定化技术的发展,微生物传感器检测生物毒性已显示出诱人的前景,目前大多数传感器都是利用单一微生物作为生物识别元件,其优点是生物量容易控制,不同试验室间的检测结果容易比较,但检测污染物范围相对狭窄,难以反映污染物毒性的真实情况。今后的研究重点是开发微生物传感器的复合应用功能,即采用混合菌株(如活性污泥)或通过修饰微生物遗传物质,引入报告基因系统,使同一细胞具备对多种污染物敏感的功能,并利用此类菌株作为传感器的敏感材料。

作为环境毒理学的分支学科之一,食品毒理学常被应用于食品接触材料安全评估中,主要的研究任务是对食品中外源化学物的来源、分布情况、形态及进入机体的路径和代谢规律,对影响中毒发生和发展的相关条件以及对于机体的毒性影响进行分析。食品毒理学还要研究食品接触材料中化学物的慢性毒性和急性毒性,对相关化学物的致癌、致畸、致敏以及突变毒性进行研究。针对食品接触材料安全评估,应用毒理学进行分析,可应用的研究方法有以下几种:①流行病学调查法。主要借助统计、调查、分析等方法,从而确定相应疾病和饮食、环境等之间的影响机制。②化学分析法。主要通过化学检测法,对原料以及辅料危害性进行研究,确定食品接触材料中农药残留、食品添加剂等剂量,并对于相关效应指标进行检测。③分子生物学方法。通过这一方法,对相关化学物的突变以及基因损害等情况进行验证。④微生物实验法。通过 Ames 实验,验证相应病症和突变的因果关系。⑤动物实验法。主要是将动物作为实验对象,开展体内实验、体外实验等操作,验证相关假设。

农药环境毒理学是环境科学与农药科学的组成部分,其目的是评价农药对生态环境的安全性,为合理使用农药,防止农药污染和指导开发高效、低毒、低残留的新农药品种提供科学依据。在各大农业院校,农药环境毒理学作为环境与农业类的基础学科,分布于植物保护类、土壤农化类、资源环境类等的教学当中,是培养该方面人才的重要基础。目前,该学科汇集了农药的生态效应、安全评价、环境管理以及农药的残留与分析方法,使农药相关的环境毒理分析工作相对客观完备。此外,在生态环境部南京环境科学研究所等农药毒理研究重点实验室的积极推动下,以蔡道基院士及一批研究员为中心的农药环境毒理学研究工作正在不断发展,继续为农药安全事业做贡献。

二、环境毒理学的研究进展

进入 20 世纪 90 年代后,环境毒理学研究工作在诸多环境研究工作中异军突起。各研究工作的主要特征是运用毒理学的基本理论和方法,研究环境污染物在环境中的浓度、分布、变迁、侵入方式、接触时间 以及其他作用条件对环境系统和人的影响 。如水环境中的汞,被生物吸收后可在体内发生甲基化作用,无机汞转化为毒性较高的甲基汞。三价砷可在生物体内转化为毒性较低的单甲基胂酸和二甲基胂酸。当这些物质在生物体内累积超过阈值浓度时,它们将扰乱或破坏生物的正常生理功能。铬以多种价态广泛存在于自然界中,对人体的毒性与其价态有关。三价铬是人体必需的微量元素;六价铬容易进入细胞内后被还原为三价,同时产生五价铬中间体及多种氧自由基,故具有很强的毒性。单一化学物质对不同生物毒性作用不同,但长期存在环境中的药物的复合作用是潜在的、危险的。

近年来,纳米材料(NMs)、持久性有机物(POPs)、内分泌干扰物(EDCs)以及微塑料(MPs)等引起了较多的关注。纳米材料由于其独特的物理化学性质被广泛应用,同时它对环境和人体健康带来潜在的影响和风险也备受关注。目前对于纳米颗粒和材料的生物毒性认识还不够充分,一些结论存有疑问。关于纳米颗粒和材料对环境和人类健康安全性评价方面的研究和相关信息还非常缺乏。持久性有机污染物有长期残留性、生物蓄积性、半挥发性和高毒性,能在大气环境中长距离迁移并能沉降回地面,对人类健康和环境有严重危害。如二噁英的污染问题自 20 世纪 60 年代开始逐渐被发现和被证实,为数众多的人工合成有机化学品在流入环境后,对鱼类、鸟类、爬行类和哺乳类野生动物的内分泌功能产生干扰作用,导致野生动物种群雌性化和生殖繁衍衰竭等现象。目前国际上十分重视的环境类激素可分为 3 类:外源性雌激素、外源性雄激素和拟甲状腺激素。其中类雌激素的作用更引起人们的关注,它可降低精子数、减少精液量、引发生殖发育异常,促发一些与激素有关的肿瘤如睾丸癌、乳腺癌等,从而引发动物雌性化,如多氯联苯、多环芳烃和二噁英等。阿特拉津(atrazine)是一种世界范围内普遍使用的除草剂,在美国环保局(EPA)规定的饮用水最高含量的 1/30 的浓度下,并不影响非洲爪蟾和林蛙存活、生长发育速率和表型,但能使其性腺雌性化。这一结果虽颇具争议,引起了极大的震动。*Nature*、*Science* 以及 *Environmental Science & Technology* 等国际著名的学术期刊对此都发表了评论,指出这项研究将会影响到美国环保局对阿特拉津的重新评估。国际化学品安全论坛(IFCS)就内分泌干扰物质对环境和人类的危害也多次呼吁。2008 年第 20 届经济合作与发展组织(OECD)召开良好实验室规范(GLP)试验技术指导原则国家协调员工作组会议,专门对内分泌干扰物质试验技术指导原则进行了制定与修订。环境污染问题日趋复杂,不仅污染物的数量和种类在不断增加,而且交互作用形式日益多样化(周启星,1995)。污染物在环境中的迁移、转化及降解过程经历着一系列复杂的物理、化学和生物变化。在这些变化中,一部分污染物被去除,但另一些只是在形态和性质上发生了变化,生成了新的污染物,它们往往会带来更大的安全隐患。为了解这些物质的毒性及作用机理,常用动物试验进行评价。包括各种毒性试验,以测定其急性、蓄积性、亚急性、亚慢性、慢性和"三致(致突变、致癌、致畸)性",以及多种有毒物质共存时的联合毒性。从剂量-反应关系中得出机体作用的相对安全限值(最大无作用水平)。生物芯片的发展为环境污染物的毒性检测提供了极大的便利。如基因芯片可以将大量的 DNA 信息集成到 $1 \ cm^2$ 左右的芯片上,精确地完成污染物对人类基因表达影响的分析,并对污染物进行分类与分级,筛选毒物靶标和确定毒性机理。这种方法可用于有毒化合物的筛选及选定化合物代谢机理的研究。

环境基准是指"环境介质(水、土壤和空气)中的环境要素对特定保护对象不产生不良或有害效应的最大限值"。环境要素包括物理(噪声和温度等)、化学(金属、有机污染物和氮磷营养盐等)和生物(细菌和微生物等)及其他综合(pH、碱度、色度、硬度和感官等)要素;特定保护对象可以是人体健康、生物或生态系统及环境介质的使用功能(包括饮用水、农业用地、工业用地、渔业用水和休闲娱乐等)。环境基准主要是依据科学实验和科学判断得出的,它强调"以人(生物)为本"及自然和谐的理念,是科学理论上人与自然"希望维持的标准"。环境基准属于自然科学研究范畴,主要是依据特定对象在环境介质中的暴露数据,以及与环境要素的剂量效应关系数据,通过科学判断得出的,涉及多个前沿交叉学科,包括环境化学、毒理学、生态学、流行病学、生物学和风险评估等,反映了各个学科的最新科技成果。环境基准是制定和修订环境标准的基础和科学依据,同时也是国家进行环境质量评价、环境风险控制及整个环境管理体系的科学基础。

环境风险越来越受到环保部门及社会的重视,特别是由于城市建设面积不断扩张,原本位于城郊的涉及危险化学品的企业逐渐被城市新区所包围,成为城市区域内的潜在环境风险源,城市环境风险问题也逐渐凸显,给人民生命财产带来了严重的安全威胁。近年来,我国发生了几起特大恶性环境污染事故,如2005年吉林石化双苯厂爆炸导致的松花江重大水污染事件,2009年陕西凤翔县615名儿童血铅超标事件,2010年大连大窑湾港原油泄漏事故,2015年天津港危险品仓库爆炸事故等,这些事件推动了环境风险评价的研究和开展。构建有效的城市环境风险防控体系,逐渐成为与社会稳定和谐、经济平稳有序发展息息相关的重要话题。因此,环境风险评价不仅是环境科学发展的必然结果,亦是当前社会安全保障的迫切需要。目前,环境风险评价在环境毒理学、生态毒理学、环境化学、环境污染生态学、环境工程学、环境地质学,以及数学和计算机科学等相关学科知识基础上,已经形成了较为完善的理论体系,也成为环境风险管理和环境决策的科学基础和重要依据。

多年来的实践证明,环境毒理学已在环境化学物的毒性评价、人体健康效应评价、环境风险评价、职业病病因和发病机理研究、环境监测、分子生物学和环境卫生标准的制定等方面发挥了积极作用。传统化学和物理监测分析方法通过直接测定环境介质中污染物含量和强度,快速得出环境是否受污染及受污染的水平。这类方法在掌握环境污染状况上有重要意义,但在了解对人体健康可能造成的近期和远期影响时,则不能直接给出污染引起的生物学效应,而生物学效应恰是环境科学关切的重要问题之一。利用生物测试方法不但可以了解环境污染状况,还可以对生物实际受影响的程度和毒性作用等性质进行评价。运用毒理学的生物测试方法监测和评价环境质量已在国内外广泛开展。国际化学安全品规划署(International Programme on Chemical Safety,IPCS)和美国环保局等机构已开展了复杂环境混合物生物测试的国际性协作研究,试图对样品制备方法、致突变测试方法加以标准化、提供标准物质作为参照。

第二章

污染物的环境行为

第一节　环境中污染物的来源与分类

环境污染物(environmental pollutant)是指进入环境后使环境的正常组成和性质发生直接或间接改变的有害于人类生存的物质。大部分环境污染物由人类的生产、生活活动产生。有些物质原本是生产中的有用物质,甚至是人和生物必需的营养元素,由于未充分利用而大量排放,不仅造成资源上的浪费,而且可能成为环境污染物。一些污染物进入环境后,通过物理或化学反应或在生物作用下会转变成危害更大的新污染物,也可能降解成无害物质。不同污染物同时存在时,可能会产生拮抗或协同作用使毒性降低或增大。

(1)对环境产生危害的化学污染物可分为十类

①元素,包括铅、镉、铬、汞等重金属元素和砷、锑等准金属,以及氮、磷、卤素、氧(臭氧)等。

②无机化合物,包括氰化物、一氧化碳、氮氧化物、卤化氢、卤素化合物(如 ClF、BrF_3、IF_5、$BrCl$、IBr 等)、次氯酸及其盐、硅的无机化合物(如石棉)、磷的无机化合物(如 PH_3、PX_3、PX_5)、硫的无机化合物(如 H_2S、SO_2、H_2SO_3、H_2SO_4)等。

③有机烃化合物,包括烷烃、不饱和烃、芳烃、多环芳烃等。

④金属和准金属有机化合物,如甲基汞、四乙基铅、羰基镍、二苯铬、三丁基锡、单甲基或二甲基砷酸、三苯基锡等。

⑤含氧有机化合物,包括环氧乙烷、醚、醇、酮、醛、有机酸、酯、酐和酚类化合物等。

⑥有机氮化合物,包括胺、腈、硝基甲烷、硝基苯和亚硝胺等。

⑦有机卤化物,包括四氯化碳、饱和或不饱和卤代烃(如氯乙烯)、卤代芳烃(如氯代苯)、氯代苯酚、多氯联苯和氯代二噁英类等。

⑧有机硫化合物,如烷基硫化物、硫醇、巯基甲烷、二甲砜、硫酸二甲酯等。

⑨有机磷化合物,主要是磷酸酯类化合物,如磷酸三甲酯、磷酸三乙酯、磷酸三邻甲苯酯、焦磷酸四乙酯、有机磷农药、有机磷军用毒气等。

⑩新污染物,纳米材料,微塑料,持久性有机污染物,药物和个人护理用品,环境内分泌干扰物等。

(2)污染物质的种类繁多,性质各异

①自然性。长期生活在自然环境中的人类,对于自然物质有较强的适应能力。通过分析人体中 60 多种常见元素的分布规律,发现其中绝大多数元素在人体血液中的百分含量与它们在地壳中的百分含量极为相似。但人类对人工合成的化学物质的耐受力则要小得多。所以区别污染物的自然或人工属性,有助于估计它们对人类的危害程度。

②毒性。环境污染物中的氰化物、砷及其化合物、汞、铍、铅、有机磷和有机氯等毒性都很强,其中部分具有剧毒,处于痕量级就能危及人类和生物的生存。决定污染物毒性强弱的主要因素除了其性质、含量,还和其存在形态密切相关。例如简单氰化物(氰化钾、氰化钠等)的毒性强于络合氰化物(铁氰络合离子等),又如 Cr 有二价、三价和六价三种形式,其中 Cr^{6+} 的毒性很强,而 Cr^{3+} 则具有生物化学效应,是人体新陈代谢的重要元素之一。

③时空分布性。污染物进入环境后,随水和空气的流动被稀释扩散,可能造成由点源到面源,更大范围的污染,而且在不同空间位置上,污染物的浓度分布随时间变化而不同,这由污染物的扩散性和环境因素决定,如水溶性好或挥发性强的污染物,常能被扩散输送更远的距离。

④活性和持久性,即污染物在环境中的稳定程度。活性高的污染物,在环境中或在处理过程中易发生化学反应,生成比原来毒性更强的污染物,构成二次污染,严重危害人体及生物健康。垃圾焚烧过程中产生的二噁英就是最典型的例子。

与活性不同,持久性表示有些污染物质能长期地保持其危害性,如持久性有机污染物(POPs)和重金属铅、镉和铍等都具有毒性且在自然界难以降解,并可产生生物蓄积,长期威胁人类的健康和生存。

⑤生物可分解性。有机污染物能被生物吸收、利用并分解,最后生成无害的稳定物质。大多数有机物都有被生物分解的可能性,如苯酚虽有毒性,但经微生物作用后可以被分解无害化。但也有一些有机物长时间不能被微生物分解,被称为难降解有机物,如二噁英等。

⑥生物累积性。污染物可在人类或生物体内逐渐积累、富集,尤其在内脏器官中长期积累,由量变到质变引起病变发生,危及人类和动植物健康。如镉可在人体肝、肾等器官组织中蓄积,造成各器官组织的损伤。水俣病则是由甲基汞在人体内蓄积而引起的。

⑦对生物体作用的加和性。在环境中,只存在一种污染物质的可能性很小,往往是多种污染物质同时存在,考虑多种污染物对生物体作用的综合效应是必要的。根据毒理学的观点,混合物对生物体的相互作用有两类:一类是使其对环境的危害比污染物的简单相加更为严重,称其为协同作用,如伦敦烟雾事件的严重危害就是由于烟尘颗粒物与二氧化硫之间的协同作用造成的;另一类是污染物共存时反而使危害互相削弱,这类相互作用称为拮抗作用,如硒元素可以抑制甲基汞的毒性。

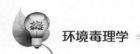
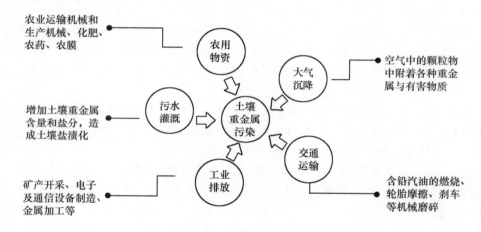

第二节 重金属在环境中的分布、迁移和转化

一、环境中重金属的来源

重金属的常见人为来源如图 2-1 所示,主要为污水灌溉、工业生产、交通、农用物资的使用、固体废弃物的堆放和大气沉降等。工业"三废"是指废水、废气和固体废弃物,其中包括的农用物资有化肥、农药和农膜等。研究土壤中重金属污染来源的主要方法包括:多元统计法、空间分析法和重金属同位素比值法等。畜禽粪便有机肥是铜、锌、镉、镍、铅、铬的主要输入源,磷肥为土壤汞、砷的主要输入源。

图 2-1 重金属的常见人为来源

二、环境中重金属的迁移转化

植物对重金属的摄取可能会导致其在粮食、蔬菜和果实中的积累,并由此进入食物链,这被认为是人类接触重金属的主要途径之一。而重金属在土壤-农作物体系中的存在形态是决定其生物利用度的重要因素。重金属形态的概念最早在 1958 年被提出。植物体内重金属形态提取方法有很多种,其中顺序提取法适合 Cd、Co、Cu、Ni、Pb、Zn、Fe 和 Mn 等重金属的提取,按照提取顺序将重金属形态分为 5 种:可交换态、碳酸盐结合态、铁锰氧化物结合态、有机物结合态和残渣态。欧洲共同体标准物质局提出的 BCR 法适合 Cr、Ni、Cu、Zn、Pb 和 Cd 等重金属提取,按照提取顺序将重金属形态分为弱酸可溶态、可还原态、可氧化态和残渣态 4 种形态。随着土壤中有机质含量增多,土壤中的可还原态与可氧化态的重金属含量升高。不同植物、不同发育阶段以及不同器官中重金属的形态分布不同,所产生的环境效应和对农作物的影响也不同:弱酸可溶态重金属移动性强,毒性最大;可还原态重金属在还原条件下易释放;有机结合态重金属在氧化环境下易释放,残渣态则较稳定,不易对农产品产生影响。

只有掌握土壤重金属形态及各种形态在农作物中的累积情况,才能可靠地评价重金属对农产品安全的影响。在 Cu、Cd、Pb、Zn 污染土壤上生长的玉米 100 天后,根系土壤中重金属的形态发生显著变化,如玉米对根际土壤附近 Cu 交换态有显著影响,对 Cd 和 Pb 的形态变化则影响很小。小麦中 Cu 主要以活性较强的水溶态存在,迁移能力较强。玉米中 Cu 的存在形态主要为可交换态、铁锰氧化物结合态和有机结合态。小麦叶片中 Cu、Zn 的累积量与有机结合态 Cu 和可交换态 Zn 显著相关,Cu 元素在农作物中主要以有机结合态存在,有机结合态 Cu 可表征农作物内 89.2% 的累积量,可交换态 Zn 和有机结合态 Zn 可表征 Zn 在农作物内 78.9% 的累积量。土壤中重金属会通过地表径流等途径进入水体,并在水生生物体内累积。当重金属在人体内的含量超过一定标准,就会损害人体各种器官如肺、肠胃和神经系统等,对人体健康造成极大危害。如 Cd 会损伤肾脏和骨骼,阻碍肠道吸收 Fe,减少血红蛋白的吸收;Hg 进入血脑屏障后会损害神经系统,导致行动和意识产生障碍;Pb 会导致幼儿的智力发育缓慢;As 损害神经系统导致感觉异常,引发皮肤癌和肺癌;Cr 对人的消化系统有致癌作用,Cr^{6+} 在人体内被还原为 Cr^{3+} 的过程中会导致 DNA 损伤。

植物对重金属的吸收和累积与重金属种类、植物类型等因素有关。Pb 在小麦各器官中的含量依次为:根>叶>穗>茎>籽。在根、茎和叶中的富集量大于壳和籽实。植物主要通过根系吸收重金属,在较小程度上可以通过叶片吸收。叶摄取可通过气孔、表皮裂纹、外胚层和水孔发生。小麦生长前期对重金属的富集能力大于后期,重金属会抑制小麦根区与非根区过氧化氢酶与脲酶的合成。受重金属污染的小麦植株高度降低、千粒重增加、经济系数降低,导致小麦质量下降、产量降低。重金属在玉米不同器官的累积顺序为:根>茎>叶>籽粒,重金属在玉米植株中富集总量的大小顺序为 Mn>Zn>Cu>Pb>Cr>As>Cd。在玉米植株不同器官中,Zn 的含量大小为:叶>根>茎>籽粒,Cu 的含量大小为:根>叶>茎>籽粒,Cr 主要集中在根和叶的部分,Pb 集中在根系。玉米植株在 Pb、Cu 的复合污染下表现为随重金属浓度增加,玉米的生物量先增加后减小,而单一重金属对玉米植株的生物量影响较小。植株中叶绿素的浓度与 Pb 的浓度呈正相关,与 Cu 的浓度呈负相关。玉米根部是累积 Pb、Cu 的主要器官。

第三节 农药与肥料在环境中的迁移与代谢

一、农药的迁移与代谢

因多数农药极难溶或不溶于水,所以农药在土壤中的含量通常与土壤水分含量呈负相关。农药在土壤中的降解是土壤中农药净化的主要途径,是以土壤微生物与酶为主对农药的分解作用,该过程受含水量的影响,含水量增加,农药在土壤中的分解能加速。根据分解作用的性质,农药在土壤中的代谢过程主要包括脱氯作用、脱烷基作用、环裂作用、氧化还原作用和水解作用,例如,DDT 经过脱氯变成 DDD 再经过氧化变成氯苯乙酸。农药在土壤中的挥发散失受气体扩散定律的制约,影响蒸汽分压变化的因素都能对农药的挥发散失产生影响,例如农药本身的浓度、大气相对湿度、地表风力、植被状况、土壤对农药的吸附能力、土壤湿度、酸度和氧化还原条件等。大气和土壤的湿度越高,农药的挥发速度就越快。土壤本身的吸附能力是农药挥发的一大阻碍,其吸附能力的相对大小一般呈现:黏土＞壤土＞沙土＞矿质土。此外,通常不同农药挥发能力是不一样的,一般可用挥发指数来衡量,数值越大,挥发损失越快,残留越少。

二、肥料的迁移与代谢

我国是化肥生产与使用大国,人均耕地少,农田复种指数高。为了保证作物高产,农民通常需要施用大量的化肥。化肥的大量使用虽然提高了农作物产量,但也造成了肥料资源的浪费和一系列环境污染问题,严重影响了农产品质量,并且制约了农业可持续发展。

氮肥的施用可以增加作物产量,满足人们日益增长的粮食需求。但是,氮肥大量施用也付出了巨大的环境成本,如温室效应、地下水硝酸盐污染、地表水体富营养化等。虽然目前有多种措施提高氮肥利用率,但效果甚微。氮肥流失造成了严重的环境污染问题。氮的固定、有机氮的矿化、氨化作用、硝化作用和反硝化作用是组成土壤氮循环的主要过程,决定土壤氮的形态并与植株氮肥利用率密切相关。其中,硝化过程是将稳定的铵态氮转化为移动性较强的硝态氮的过程,增加了土壤氮素流失的风险。植株根际氮的流失、地下水、地表水硝态氮含量和 N_2O 排放,均与硝化作用相关,是导致环境变差的原因之一。反硝化作用则是农田生态系统氮肥损失的主要途径(特别是稻田),占稻田氮肥投入的 40％以上,并且硝化和反硝化这两个过程释放的中间产物 N_2O 是目前最具破坏性的温室气体。硝化过程和反硝化过程对土壤无机氮形态、温室气体排放、氮损失都具有显著的影响。作物主要通过根系从土壤中吸收氮素,因此,根际是氮素养分进入作物体内的界面。根系分泌物是植株与土壤进行物质交换和信息传递的重要载体物质,也是根际“对话”的主要调控者。根系分泌物在根际土壤氮素等养分转化过程中起到了重要作用,其决定了根际土壤氮素等养分的供应强度和有效性,并最终影响了作物氮肥的利用效率和作物产量。

磷(P)是植物正常生长发育所必需的矿质元素,参与植物呼吸作用、细胞分裂、能量转化和生物合成等重要的生理生化过程。土壤中的磷主要以无机磷和有机磷两种形式存在,虽然存储量大,但其中约 95％的磷元素不能被植物直接吸收利用。据统计,全世界约有 43％的耕地土壤缺乏能被植物吸收利用的有效磷,而我国土壤中缺少有效磷的耕地占 70％以上。为保证农业生产需求,人们常常通过大量施用磷肥来弥补有效磷的供应。但植物对其利用率较低,当季利用率仅有 5％～25％。肥料中 80％以上的磷与土壤中的 Fe^{3+}、Ca^{2+}、Mg^{2+}、Al^{3+} 等阳离子结合为难溶性的磷酸盐,不能被植物吸收利用,这使得磷成为植物生长发育的限制因素。土壤中不能被植物吸收利用的磷分为有机态磷和无机态磷。有机态磷来源于动植物和人类活动等,主要包括磷脂、植酸类、核酸、磷蛋白等,需通过矿化作用分解为无机磷才能供植物吸收利用。无机态磷主要包括土壤中难溶的矿物态磷,如 Ca-P、Fe-P、Al-P 化合物等形式,需将其溶解为可溶性的磷酸根离子后才能被植物吸收。

第四节　持久性有机污染物（POPs）的环境行为

一、持久性有机污染物概述

有机污染物普遍存在于大气、土壤和水等外界环境中,如森林火灾、尾气排放以及化石燃料的工业燃烧等均会释放有机污染物。工业生产中"三废"的肆意排放、现代农业发展中农药和化肥的过量施用以及人类生产生活等过程导致有机污染物释放到环境中。一方面,由于有机污染物大多具有亲脂性和疏水性,当沉积于陆地生态系统时,其主要存在于土壤中。而植物会通过根系从土壤中吸收有机污染物并经蒸腾作用转移到地上部分。已发现黑麦草、水稻、玉米、萝卜和白杨等植物可以吸收并在不同组织中积累有机污染物。此外,植物也可以通过叶片吸收大气中的有机污染物。大气中的污染物既能以气态形式被吸收,也可以通过颗粒沉降在叶片表面再扩散进入叶片中。另一方面,植物体自身可产生少量毒性有机物,对作物生长和土壤活性具有破坏性影响。

环境中的有机污染物主要分为以下三类:①农药,如滴滴涕(DDT)等;②工业化学品,包括多环芳烃和多氯联苯等;③在废物燃烧及生产过程中产生的副产品,如二噁英等。

有机污染物能长期滞留于环境中,并能在全球范围内迁移,具有致癌、致畸、致突变的毒性作用,被生物体摄入后不易分解。相关研究发现,土壤中极微量的有机污染物也会影响植物的生长和代谢,而这些污染物经食物链富集和传递,能够进入人体并参与细胞的代谢活动,甚至一些有机污染物可能诱发 DNA 的突变,危害人类健康。

持久性有机污染物(persistent organic pollutants,POPs)是指能持久存在环境中,并可借助大气、水、生物体等环境介质进行远距离迁移,通过食物链富集,对环境和人类健康造成严重危害的天然或人工合成的有机污染物。具有以下 4 个重要特征:持久性、蓄积性、迁移性、高毒性。大气中的 POPs 以气体或者吸附于悬浮颗粒物上的形式发生扩散和迁移,导致POPs 的全球性污染。例如,以汽油和柴油为燃料的汽车尾气颗粒物中存在二噁英类物质。大气颗粒物中多氯联苯含量在城市地区达到 $242~pg/m^3$,而半农业地区为 $74~pg/m^3$。

水及沉积物也是 POPs 聚集的重要场所。水体 POPs 通过食物链进入生物体内并诱发生物富集,毒害效应逐级放大。经调查,我国东海岸的闽江、九龙江和珠江 3 个出海口的沉积物中均存在 POPs,其中 DDT 的总浓度较高,很可能已经影响到了深海生物。

POPs 一般水溶性较差,辛醇-水分配系数高。当进入土壤中的 POPs 浓度超过土壤的自净能力时,POPs 会发生显著积累并被植物吸收。一方面,越来越多的农田土壤受到 POPs 的影响,长江三角洲地区的主要土壤表层中约 15 种 PAHs 的总量可高达 $3~881~\mu g/kg$,近一半的农田土壤 PAHs 污染高于 $200~\mu g/kg$。另一方面,植物体也直接受到 POPs 的污染。在农业生产中大量使用的 POPs 类农药,导致其进入农作物内部且不易分解,造成其在植物体内

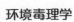

的过量积累。

POPs根据其挥发、吸附、解吸和运输等不同过程在环境中表现出动态行为。温度、土壤pH和水分等环境变量对土壤中POPs的行为有显著影响。有机化合物和无机化合物都可能与外源生物发生反应，并对外源生物在土壤中的转化发挥重要作用。锰、铁氧化物和黏土矿物可以促进许多POPs的氧化。有机质被认为是限制POPs在土壤中的有效性和流动性的最重要因素。炭黑等含碳吸附剂对POPs有较强的吸附作用。特别是活性炭（activated carbon，AC），由于具有较高的比表面积而具有较强的吸附能力。活性炭的吸附作用可降低土壤和沉积物中有害POPs的生物可利用性，并阻碍其扩散到未被污染的环境中。一些研究还表明，在过热温度/压力条件下，来自天然有机材料（如泥炭、大豆秸秆和松针）的一些吸附剂对污染土壤中PAHs的吸附有显著影响。天然材料显著降低了污染土壤中POPs的提取性能力和生物可利用性。有机物在控制土壤POPs污染方面起着至关重要的作用。

二、持久性有机污染物的环境行为

POPs的环境行为会影响其生物累积和毒性效应，因此引起了人们的关注。POPs在环境中的迁移过程主要包括：大气环流和海洋洋流；干沉降或湿沉降的方式进入土壤和水体介质；水体、土壤和植被中的POPs挥发出来进入大气；植物通过根部吸收土壤中的POPs，通过叶子吸附大气中的POPs。

大气中气态和颗粒态POPs在重力作用下，沉降到地表后被土壤中丰富的有机质吸附固定的过程称为大气POPs的干沉降。POPs会与大气气溶胶形成混合沉降物然后随雨水迁移至土壤，这个过程称之为POPs的湿沉降。因气候、采样方法和器材等原因，很难区分干湿沉降，因此目前的研究大多关注于POPs的总沉降。在土壤、沉积物和生态系统中，POPs的半衰期可达几年甚至近百年，因而POPs在全球范围内广泛存在。由于不同纬度存在温度差异，出现了POPs从热温带地区向寒冷地区迁移的"全球蒸馏（global distillation）"现象。在温度较高的地区（低、中纬度），POPs的挥发速率大于沉降速率，进而可以扩散到大气中，并在大气的承载作用下不断地迁移；而在温度较低的地区（高纬度），POPs挥发速率小于沉降速率，最终沉积在寒冷的极地地区，而两极地区将可能成为全球POPs的"汇"。此外，POPs的物理化学特性以及温度等环境因素会严重影响POPs"全球分配"，即蚱蜢效应。在大气传输过程中，POPs会出现一系列不断沉降、再挥发、相对时间较短、跳跃性的循环过程，这是因为不同挥发性的POPs在不同的温度区间会以不同的速度在全球大气系统中扩散，低挥发性的POPs经冷凝作用吸附到大气中的颗粒物上，然后通过干湿沉降落到地表或作物体上；而高挥发性的POPs则会发生远距离迁移。伴随着POPs的全球循环和全球分配过程，不同纬度地区作物的POPs暴露水平存在较大差异，进而对其在作物中的吸收和分配过程产生影响。

作物作为POPs全球循环过程的重要中间介质，参与POPs全球循环过程的作用不可忽略。通过从大气、土壤和水体中吸收POPs，作物能够影响POPs的环境归趋。作物既是重要的地表覆被类型，又是人类基本食物的来源之一，POPs活动过程中的每一环节，无一不对其吸收产生重要影响。作物对POPs的吸收过程非常重要，但目前对其了解并不多。首先，作物是食物链的基础,是人类主要的食物来源。另外,作物能够作为检测环境中POPs的标志物,但是只有充分了解了作物—环境的分配现象,作物才能成为有效的定量工具。从污染治理的角度而言,通过"植物修复",即利用植物降低受污染场所中化学品的浓度是未来污染治理的重要发展方向之一。土壤表层覆盖地表植被和腐殖质,腐殖质层是土壤的呼吸层,会影响土壤表层附近空气成分的浓度,是土壤/空气界面进行POPs交换的缓冲区。腐殖质层具有高容量、高表面积、多层多孔状结构以及富集有机质等特点,可大量吸附来自土壤上空的POPs,同时腐殖质层的存在也减少或缓冲来自下层土壤POPs的再挥发,此时POPs的土-气交换表现为吸附强于挥发,土壤表层表现为POPs的"汇";而由于气候变暖和全球温度上升等因素影响,储存在土壤表层的POPs大量挥发至空气中形成二次排放,土壤表层又变成POPs的"源"。因此土壤表层作为POPs"源"与"汇"的角色不断转换(图2-2)。

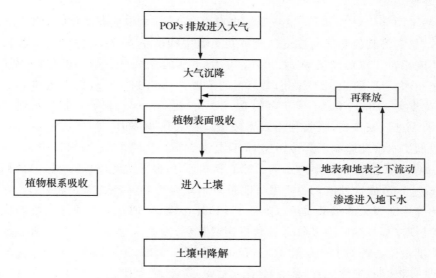

图2-2　大气-植物-土壤系统中POPs行为模型

　　土壤中POPs通过淋溶作用发生迁移,迁移形式分为2种:①以水溶态的形式迁移;②以附着在溶解性有机质(DOM)的形式进行迁移。有机氯农药(OCPs)和多氯联苯的年均淋溶率仅在0.03%～3.2%范围内,因此淋溶作用在POPs沿土壤垂直空间迁移过程的影响较小。除淋溶作用外,其他因素也会影响POPs在土壤中的储存和迁移,如土壤温度、pH、含水量、有机质、细菌群落以及其他微小动物的生物扰动等。

　　POPs进入农作物主要有3个途径:①土壤中的POPs被作物根部吸收,然后进入木质部并在蒸腾的作用下沿木质部迁移到植株的其他组织中;②使用污水处理厂的再生水、受污染河水或工业废水浇灌,水体中的POPs随着作物对水分的吸收进入植物体内;③大气中的POPs可通过植株表皮和气孔进入植物。例如,PAHs可以通过植物根系直接从土壤水溶液中吸收,再利用蒸腾作用形成的上行传输过程沿木质部向地上部分的茎叶迁移,然后累积在植物体内的其他有机体组分中。空气中的PAHs则通过颗粒和气态物质沉降到叶片的蜡质表皮或者通过气孔吸收进入植物体内。虽然对传统POPs的作物吸收传输途径已有一定认

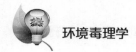

识,但对于新型 POPs 如全氟辛烷磺酰基化合物(PFOs)等污染物的相关研究目前还较为缺乏。

作物组织吸收 POPs 的过程及速率主要受污染物本身的物理化学性质(如酸碱常数、蒸气压、水溶解度、正辛醇/水分配系数和亨利常数等)、环境因素(如温度、风速风向和 POPs 在土壤中的浓度等)、作物的种类及性质(如表面积和脂质含量)等因素影响。例如,pH 是影响植物富集 PFOs 的一个重要因素,随着 pH 从 4 上升到 6,小麦根部吸收 PFOs 并向茎部传输的速率不断增加,在 pH 为 6 时富集浓度最高,之后逐渐降低。另有研究表明,土壤中 PFOs 浓度与作物(小麦、燕麦、玉米、大豆和黑麦草)中浓度呈对数线性相关关系。另外,针对有机氯农药和多环芳烃(PAHs),其吸收速率与作物品种和耕作方式关系密切。脂质有利于亲脂性污染物的富集,作物的富集因子随着植物脂质增加而增加,随着土壤有机质含量增加而逐渐降低。

农作物不同部位对 POPs 的富集能力也有所差异,在大多数农作物中根部的 POPs 浓度高于茎、叶、果实等其他部位的浓度。通过在土壤中种植小麦、芹菜、萝卜、番茄和豌豆的实验发现,小麦根部 PFOs 浓度为 31.98 ng/g,大于茎的 6.34 ng/g,芹菜根的 PFOs 浓度为 209.77 ng/g,大于茎的 69.27 ng/g,番茄根的浓度为 225.14 ng/g,大于茎的 210.65 ng/g,豌豆的根浓度为 118.65 ng/g,大于茎的 64.57 ng/g。POPs 主要通过根部水通道蛋白和一些阴离子通道进入农作物,吸收利用效率较低。在农作物体内 POPs 运输主要依靠蒸腾流动作用,较低的水溶性影响了其传输速率,且会遇到很多生物屏障,如凯氏带和渗透膜等,从而影响了 POPs 在植物各部分的分布。对于萝卜而言,根部浓度(34.86 ng/g)反而小于茎叶(185.52 ng/g),造成这种结果的原因可能是萝卜从根部到茎叶的凯氏带较少,更容易在茎叶富集,此外逐渐增大的根部质量也降低了 PFOs 浓度。PFOs 一般通过木质部从根部直接吸收或通过韧皮部从茎叶中吸收运输到果实或籽粒,因为该过程可能会遇到更多的生物屏障,所以浓度最低。针对 OCPs 和 PAHs 的实验研究发现,小麦穗末期和成熟期各部分中 PAHs 含量有相似的规律:根>茎>种子。大豆、马铃薯、胡萝卜、花生、甘薯和水稻等作物对 DDT 和六六六的吸收同样呈现出根部>茎叶>可食部位的趋势。

三、持久性有机污染物的生物降解

POPs 在土壤中的降解除了光解和水解等化学降解外,还存在植物降解、动物降解和微生物降解等生物降解。

种植树木可显著提高根际土壤中微生物活性和细菌总量,从而促进多溴联苯醚(PB-DEs)降解,微生物活性和总量的增加可能源于森林土壤中有机碳和有机质的显著增加。柳杉和青皮云杉通过改变土壤中的细菌群落,营造有利于 PCBs 降解细菌生长的环境,从而促进其微生物降解。增加微生物活性、增加细菌总数和改变细菌群落组成等都显著促进土壤 POPs 的降解。

第五节　药物和个人护理用品在环境中的迁移、转化与代谢

一、药物和个人护理用品的环境影响

药物与个人护理品(PPCPs)的广泛使用给人类带来诸多便利,同时,它们也对环境和人类健康产生了潜在的威胁。绝大多数 PPCPs 的半衰期较短且在环境介质中的浓度较低,处于 ng/L 至 μg/L 水平,但是由于不断输入,PPCPs 在环境中呈现"伪持久"的状态。PPCPs 长期暴露所带来的潜在风险不亚于 POPs。近年,中国不同地区报道的 PPCPs 已有上百种,常见的包括 8 类,分别为抗生素、非甾体抗炎药、杀菌剂、抗癫痫类药物、抗心血管疾病药物、β 受体阻滞剂、抗精神病类药物、人工合成麝香。目前,在地表水、地下水、饮用水、沉积物、污泥等环境介质中都有 PPCPs 被检出。中国对 PPCPs 的研究起步相对较晚,而其滥用率较高。

研究表明,PPCPs 对生态安全和人体健康存在潜在危害。很多 PPCPs 对藻类、水蚤、鱼类等水生生物具有急性毒性[半最大效应浓度(EC_{50})小于 1 mg/L]。在实际环境中,PPCPs 的浓度可能达不到产生急性毒性作用的水平,但其慢性毒性的影响并不能排除,甚至可能会因其持续输入而造成其在生物体内的累积,从而产生不可逆转的伤害。同时,PPCPs 还可能诱导微生物产生耐药性,使环境中抗性基因丰度增加,扰乱生态平衡并威胁人类安全。因此,应关注环境中 PPCPs 的生态毒性,有针对性地选择毒性大的 PPCPs 进行优先控制。

PPCPs 是具有强光学活性、化学活性、亲脂性和生物活性的极性物质,能干扰内分泌系统。壬基酚、卡马西平、萘普生、雌二醇等能通过干扰虹鳟鱼肝脏细胞脱乙基酶(EROD)与乳过氧化物酶(LPO)的活性而使虹鳟鱼产生氧化应激反应,影响其代谢过程,导致肝细胞损伤。对 25 例肾功能衰竭秃鹫进行检测发现,其肾中均有兽药双氯芬酸,质量浓度为 $0.051 \sim 0.643$ μg/g。研究发现,金霉素和土霉素的质量浓度为 160 mg/L 时,会导致植物的枯萎死亡,即便是较低浓度也会导致根和茎的干重降低。长期暴露于低剂量(1 ng/L)的人工合成乙炔雌二醇中,鱼类的内分泌系统会受到干扰,出现鱼类的雌性化现象。

同种 PPCPs 对不同生物的毒性效应不同。1 mg/L 的红霉素对浮萍和蓝藻的最大生长抑制率分别为 20% 和 70%。环境介质中的 PPCPs 并不是单一存在的,PPCPs 与其他污染物可产生复合毒性效应。诺氟沙星与铜复合暴露对小球藻的联合作用类型为协同作用;土霉素与铜复合暴露对斑马鱼的联合作用类型为拮抗作用。大部分 PPCPs 对肝脏 RTL-W1 细胞的联合作用类型为协同作用。此外,PPCPs 还具有生物富集性,可通过食物链从环境介质迁移至动植物及人体中,从而对生态系统和人类健康造成负面效应。

药物类 PPCPs 的主要毒性作用机理为抑制核酸、蛋白质的合成,改变细胞膜的通透性,影响细胞壁的形成,干扰细菌的能量代谢等。PPCPs 通常会扰乱生物体内分泌系统,特别是

激素类物质会影响生物的生长和发育,导致生育能力降低、雄性雌性化或双性化等。据报道,激素类物质会使鲫鱼、鲑鱼、鲦鱼、海龟等水生动物产生性别畸变,雌性化趋势严重。三氯生是典型的抗菌剂,其对水生生物有内分泌干扰效应。当三氯生质量浓度达到 0.25 mg/L 时,斑马鱼体内胆碱酯酶和乳酸脱氢酶等的活性增加;成年斑马鱼的 96 h 半数致死浓度为 0.34 mg/L;三氯生质量浓度为 0.17 mg/L 时,影响鳉鱼胚胎发育和孵化率,甚至还会改变鳉鱼的正常游动速度。抗生素在环境中长期存在会使微生物产生耐药性,使环境中耐药性基因增加。

二、药物和个人护理用品的迁移转化

PPCPs 类物质进入水环境后,一部分会与水体中的悬浮物质结合而随其沉淀于底泥,在水量大时沉积物会发生再悬浮,但这部分进入水体的量较少。另一部分随水流迁移,有些会被水生动植物吸收,在其体内积累,在食物链中传递,最终进入人体,一部分被人体吸收,其余部分排出体外,进行再循环;有些会随水流的迁移发生降解转化。研究表明,进入水环境中的 PPCPs 类物质,有的可以通过生物作用或光照作用在水中降解为 CO_2 和水,但有些具有亲水性,这些物质具有不挥发性和持久性,最后基本滞留在水环境中。另外,大多数的药物在释放到水环境之前会经过氧化、还原或水解和共轭反应等过程,转化为小分子物质。

PPCPs 的迁移转化受到诸多因素的影响,其中最主要的为 PPCPs 的性质结构(如化学特性、水溶性等)和外界环境(如水环境组成成分、温度等)。PPCPs 分子通常有很多官能团,例如羧基、醛基和氨基等,这就使得其迁移转化的过程会受到温度或其他的固相基质组分的影响。

目前,对于水体中 PPCPs 的迁移转化的研究缺乏相关的模型,但是 PPCPs 类物质的迁移转化与某些物质(如重金属)具有相似性,因此可以借鉴研究 PPCPs。PPCPs 残余及其未被代谢的活性组分被排出后,排污口下游水体中目标物质量浓度普遍高于上游,支流污染程度大于干流。土壤是一个复杂的体系,PPCPs 在土壤中存在多种迁移转化途径,相当一部分可能通过吸收、径流/迁移、挥发等方式进入土壤生物、水体和大气,形成跨介质污染,最终通过饮食进入人体;另一部分可能会在环境因子(物理、化学和生物)的综合作用下被降解、转化或者完全去除。PPCPs 进入土壤后,一部分可以在短期内通过吸附和生物降解等自然过程去除;另一部分会随水流向下迁移,通过蓄水层污染地下水,甚至饮用水。PPCPs 在土壤中的迁移受诸多环境因素的影响,其中最主要的是土壤理化特性和 PPCPs 自身性质结构。多数研究表明,PPCPs(特别是疏水型 PPCPs)易于截留在高有机质的土壤表层,一旦进入土壤亚表层(低有机质),PPCPs 迁移能力增强,污染地下水风险升高。由此可知,土壤有机质是阻滞 PPCPs 向下迁移的重要因素。对于多数亲水型 PPCPs,在酸性或碱性条件下易于在土壤中发生电离作用(带正或负电荷)而影响其迁移能力。酸性降雨能够加速抗生素从畜禽粪肥中向土壤表层的迁移,而且降雨时间的延长能够促进土壤表层抗生素继续向下迁移(图 2-3)。

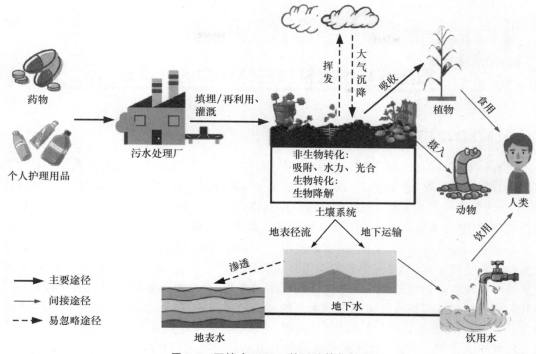

图 2-3　环境中 PPCPs 的迁移转化行为

三、药物和个人护理用品在环境中的降解

PPCPs 在环境中会发生光化学降解、水解和生物降解等一种或多种反应。PPCPs 在不同介质中的降解方式不同。PPCPs 在水溶液中大都发生光化学降解和水解反应,而在沉积物和土壤中主要发生生物降解反应。PPCPs 的降解会受到 PPCPs 的结构和性质的影响。光化学降解是表层水体中各类污染物的主要降解方式。光化学降解分为直接光解和间接光解两类。具有吸光基团的阿维菌素等 PPCPs 可被直接光解,但有些 PPCPs 在自然环境中发生光化学降解需要光敏剂的诱发。喹诺酮类与呋喃类对光敏感,在光存在的水体中可直接光解;四环素类可通过 $^1O_2$ 和 $\cdot O_2^-$ 诱发进行间接光解。

PPCPs 的水解主要受 PPCPs 类型及水体 pH 的影响。据报道,β-内酰胺类、大环内酯类和磺胺类 PPCPs 在环境中较容易发生水解反应,但大环内酯类和磺胺类在中性条件下水解较慢,而 β-内酰胺类水解速度不受 pH 影响。水体中溶解性有机质(DOM)会作为活性氧自由基、羟基自由基猝灭剂而影响 PPCPs 的光化学降解过程。

生物降解也是去除 PPCPs 的重要途径。大部分 PPCPs 可以被微生物直接降解。如氨基糖苷类、β-内酰胺类、大环内酯类、喹诺酮类、磺胺类和四环素类药物易发生生物降解。PPCPs 的生物降解主要途径有:①PPCPs 不作为碳源,但微生物与 PPCPs 发生共代谢作用而导致部分降解;②微生物利用 PPCPs 作为生长所需的碳源和能源,将其完全矿化。

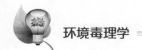

第六节
微塑料与纳米材料在环境中的迁移与转化

一、微塑料的定义

塑料一般通过油、气或者煤衍生的单体聚合产生，是一种高分子量的有机聚合物。全球范围内，塑料的产量已达 311 亿 t，然而只有 69.2％的塑料通过原料回收和能源回收被再次利用，全球每年约有 2.8 亿 t 的塑料被当成废品进行处置。由于塑料垃圾自然降解性差，其在自然环境中，尤其在海洋、淡水、陆地环境中的积累引起社会各界的重视。

微塑料（microplastics，MPs）是指粒径小于 5 mm 的塑料碎片，分为初生微塑料和次生微塑料。初生微塑料，即按一定的目的进行设计和生产的微塑料，如日常使用的牙膏、面部磨砂膏中广泛含有初级微塑料。暴露在阳光下的塑料，会在紫外辐射下被光氧化降解。风沙吹扫和海浪侵蚀等机械磨损也可使大块的塑料变成微塑料，称为次生微塑料。相较于大块塑料，微塑料不易被降解，导致其在沉积物、土壤等介质中不断富集，可在环境中持续存在数百年甚至上千年。因此，微塑料作为一种 POPs，已引起人们关注。

二、微塑料在环境中的迁移与转化

大部分的微塑料密度较小，会漂浮或悬浮在水体表面，在洋流、潮汐、风浪、海啸等外力的作用下进行迁移。在不同环境介质间，微塑料会发生环境迁移行为。沉降作用及雨水可以将大气中的微塑料带入陆地环境及水体中，但目前陆地环境中的微塑料通过何种途径迁移进入大气还处于初级研究阶段。有研究表明，陆地环境中的微塑料可以通过风力作用迁移至大气中。积累在陆地环境中的部分微塑料则在植物根系、生物和机械扰动作用下发生迁移。目前对生物扰动驱动下微塑料迁移的研究较多。例如，土壤中的蚯蚓（*L. terrestris*）可将 60％以上的聚乙烯小球从表层向下迁移至 10 cm 以下的土层，其中小粒径（710～850 μm）微塑料比大粒径更易迁移。微塑料会随蚯蚓迁移至其洞穴中，并且蚯蚓对微塑料的迁移也具有粒径选择性，其中粒径＜50 μm 的聚乙烯（PE）微球要比其他大粒径更容易迁移。除蚯蚓外，弹尾目昆虫白符跳（*Folsomia candida*）和小原等节跳（*Proisotoma minuta*）也能将树脂颗粒（100～200 μm）和纤维从表层土壤迁移至下层。微塑料除受扰动在土体内迁移外，还可通过侵蚀、地表径流等形式迁移至淡水系统。淡水环境被认为是陆地和海洋之间的微塑料迁移纽带，陆地上约 80％的微塑料通过河流进入海洋环境。但当发生潮汐现象或者洪水时，微塑料又能从海洋或河流反向迁移进入陆地环境中。微塑料经过污水处理厂排水系统、大气沉降和农田径流等进入淡水后，主要有 3 个去向：①沉积在江河、湖泊底部，与河湖底部淤泥掺杂在一起，或者随水流迁移最终进入海洋；②在淡水环境中降解与转化；③被生物摄取、吸收、累积从而进入食物链，在不同营养剂之间累积与传递。

微塑料的自身特征（密度、形状和大小）以及外在因素，如天气（风、降雨）、地形和水文

(水位、流速)等会影响微塑料的迁移过程。由于微塑料的聚集沉积和斯托克斯沉降作用,中等大小的微塑料更容易从淡水环境中迁移至海洋环境中,而那些较大的微塑料则容易滞留在原地。不管是沉积在河流底部,还是随水流迁移,都会受到外界环境因素的影响,被分解成更小粒径的微塑料,甚至是纳米微塑料,或最终降解转化为 CO_2、H_2O 和甲烷。光降解被认为是最有效的非生物降解方法之一,尤其是漂浮在水体表面的微塑料和海滨沙滩上的微塑料,其长时间暴露在阳光下,在紫外线和空气中氧气的作用下会逐渐老化分解。水流的作用、河床及河岸的摩擦、磨损等机械作用也会导致微塑料进一步老化并快速破碎分解。而在微塑料粒径不断变小的过程中,微塑料也可以被微生物利用从而实现完全降解。微生物降解被认为是塑料降解的最理想途径,微生物对聚合物的降解效率几乎能达到 100%。微生物在降解过程中以有机物形式存在的碳转化为无机态 C(主要为 CO_2)。所以,微生物的降解作用又称为生物矿化作用。在有氧情况下,需氧微生物将塑料降解为 CO_2 和 H_2O;在无氧环境下,厌氧微生物将塑料降解为 CO_2、H_2O 和甲烷。塑料的微生物降解作用可以分为 2 个阶段,首先是在生物或非生物作用下将聚合物转化为单体、低聚物或二聚物,然后单体、低聚物或二聚物可进入微生物细胞充当 C 源和能源,转化为 CO_2、H_2O 和甲烷。微塑料的特性决定了塑料聚合物转化为单体的时间。在生物或非生物作用下聚合链断裂后,塑料原来的结构发生变化,聚合物与聚合物之间,聚合物与塑料添加剂之间失去连接作用,塑料添加剂从塑料中溶出或流失,使塑料的特性发生改变。加上微小化之后的聚合物暴露在外界环境中的比表面积加大,促进了微生物的附着繁殖和物理化学反应的发生,使聚合物进一步降解,分解成更小的微塑料或单体,进而被微生物利用矿化,转化为 CO_2、H_2O 和甲烷。对纳米塑料在海洋生物体中的生物效应研究表明,纳米塑料可被多种海洋生物吞食或摄取,并积累在生物体内,且排除缓慢,并可以进入生物体的肠道组织内,造成其消化道的机械损伤和堵塞,或者引起假的饱食感,导致生物体摄取量降低,从而影响生物体内的系统平衡和正常代谢,造成其死亡。带电的 PS 微球(20 mm)可以吸附聚集在绿藻(2~10 μm)的表面,影响藻类的光合作用。同时,由于这种吸附作用的存在,扇贝类对这些藻类表面的纳米塑料的吸收能力大大增强。表面带负电的 40 nm 的 PS 微球容易聚集在海胆(*Paracentrotus lividus*)胚胎的消化道内,而表面带正电的 PS 微球表现出更为明显的毒性。此外,纳米塑料沿着海洋食物链的转运情况,发现纳米塑料可以沿着斜生栅藻—大型水蚤—鲫鱼的水生食物链发生迁移,并影响鲫鱼的脂质代谢和行为活动。

目前,纳米塑料具有颗粒小的特点,且检测生物组织中纳米塑料的方法较少,因此,在纳米塑料的组成、分布及对生态环境和生物的影响等方面的研究还相对较少,今后亟待进一步探究纳米塑料在海洋生物中迁移转化的相关过程与效应。

土壤中的微塑料也可以通过食物链发生传递、富集,带来健康风险。微塑料在庭院土壤—蚯蚓和土壤—鸡肉等食物链中的传递,发现微塑料从土壤到蚯蚓粪的富集系数高达 12.7,而从土壤到鸡粪的富集系数更是高达 105。此外,该研究同时也观测到鸡的砂囊中也有微塑料富集,富集系数为 5.1。由于砂囊通常作为食材,需要关注该暴露途径下微塑料对人体健康的影响。目前,对土壤中微塑料能否进入植物体内的报道还很少。通过研究低密度聚乙烯(LDPE)和可生物降解塑料地膜碎片对小麦生长的影响发现,两种塑料膜都会干扰小麦的生长,且生物可降解塑料膜对小麦生长影响更大。纳米级塑料微珠可通过细胞内吞作用进入烟草细胞,这表明小粒径的纳米级塑料可通过植物根际吸收进入植物体内。纳米塑料可以被成熟区的根毛吸收,并通过质外体途径内化至中柱附近。尽管已有研究报道了微塑料对作物的影响,但它们对陆地生态系统的潜在影响仍然未知,陆地环境中微纳米塑料的归趋和运输亟待进一步研究(图2-4)。

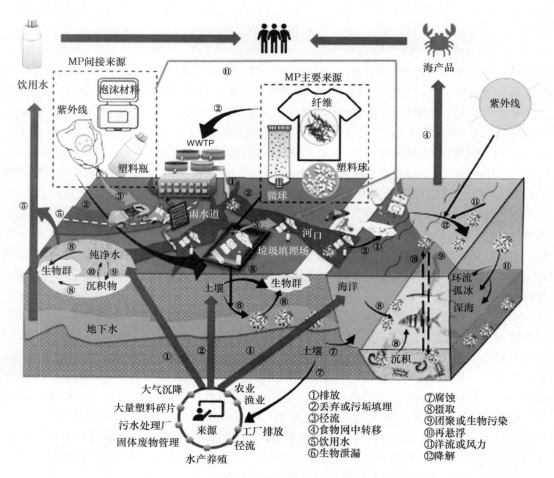

图 2-4　微塑料在自然环境中的来源、积累与归趋

三、纳米材料的定义与分类

纳米材料(NMs)是指任何一维几何尺寸处于纳米尺度(1～100 nm),由基本颗粒组成的粉状、团块状的天然或人工材料。由于其尺寸微小,纳米材料具有不同于宏观块状结构的各种效应。纳米科学与技术是通过对尺寸在1～100 nm范围内的原子、分子及电子等进行操作,加工创造出新的物质,或者探索在该尺寸范围内纳米材料的运动和变化规律,以及如何利用纳米材料特性的多学科交叉的科学和技术。如今,纳米科学与技术已经取得了快速的发展与进步,随着纳米科技的日益成熟,根据人们的需求而合成、生产不同种类、不同粒径、不同几何形状的纳米材料已经成为可能。

根据纳米材料的空间特征,可以将纳米材料分为:零维纳米材料(如纳米颗粒),一维纳米材料(如纳米丝、纳米棒、纳米管、纳米纤维等),二维纳米材料(如纳米膜、纳米盘、超晶格等)以及三维纳米材料,即在三维尺度上包含以上纳米材料的材料(如介孔材料、金属有机框架材料等)。根据构成纳米材料的物质性质可以将纳米材料分为金属纳米材料、非金属纳米材料、高分子纳米材料以及复合纳米材料。根据纳米材料的功能可以将纳米材料分为纳米生物材料、纳米磁性材料、纳米药物材料、纳米催化材料、纳米吸波材料、纳米热敏材料和纳米储能材料等。

纳米材料由于具有特殊的物理化学性质,目前已经被应用于医药、环境和能源等领域,用途十分广泛。基于纳米材料的力学特性,即纳米晶体材料具有高韧性、高强度、高硬度等特点,纳米材料被运用于航空、航天、航海、石油钻井等极端恶劣环境中。基于纳米材料的磁特性,其被用于制备具有高速、高容量、低能耗半导体器件。基于纳米材料的热学特性,即超高比热、热膨胀系数,其被用作高效储热材料。基于纳米材料的光学特性,其被用作红外线感测材料。基于纳米材料的生物特性,其被用作高效抗菌材料、特定药物载体、靶向药物,并用于快速诊断等。

四、纳米材料的环境行为

纳米材料进入环境的途径包括纳米材料在生产、使用过程中的接触、磨损与消耗以及在纳米材料处理过程中的直接释放。在纳米材料生产、使用、处理过程中都存在着向环境中释放纳米材料的过程,进入环境中的纳米材料在大气、土壤、水环境中相互作用与传递,进而与环境因子相互作用产生各种环境行为,并对各种环境因子产生影响。

大气环境中,部分纳米材料通过大气环流作用,进行长距离扩散;部分纳米材料经过干湿沉降过程,达到地表层,与地表生态系统中活跃因子相互作用,同时持续与大气相互交换。通过大气沉降或者直接释放进入地表环境中的纳米材料与地表生态系统中土壤、植物、微生物、地表水、地下水等环境因子相互作用产生一系列环境行为。进入土壤环境中的纳米材料可以引起土壤性状的改变(pH、养分水平等),直接或间接影响土壤微生物(细菌、真菌、古菌等)的群落结构,生活在植物体根际土壤中的微生物受到影响后会进而影响植物的生长。土壤中的纳米材料同时还会影响土壤中的无脊椎动物(如蚯蚓等),造成纳米材料在土壤无脊椎动物体内的聚集。纳米材料还可能通过多种途径进入植物体,在植物体不同组织和器官中积聚,影响植物生长的同时还可能进入食物链,沿食物链和食物网由低等生物向高等生物传递并产生生物累积和放大效应。除了根际暴露,随大气沉降的纳米材料还可能直接作用于植物体,在植物地上部聚集,通过表层细胞或气孔进入植物体,进而影响植物体光合作用、呼吸作用,影响植物体代谢活动,并在植物体不同部位聚积。

水环境也是纳米材料的重要蓄积库。纳米材料通过直接排放、大气沉降等形式,与地下水或地表水中存在的纳米材料以及积聚于植物、动物体内迁移至水环境的纳米材料共同构成了水体中纳米材料的主要来源。进入水环境中呈分散状的纳米材料与水生生物(鱼类、藻类、浮游植物等)相互作用,被水生生物吸收、积累于不同部位中,对水生生物产生生物效应,同时进入食物链。在水环境中团聚、沉淀的纳米材料多聚集于底泥中,与底栖生物相互作用,并可能随环境的改变再次悬浮,影响水生生态系统(图2-5)。

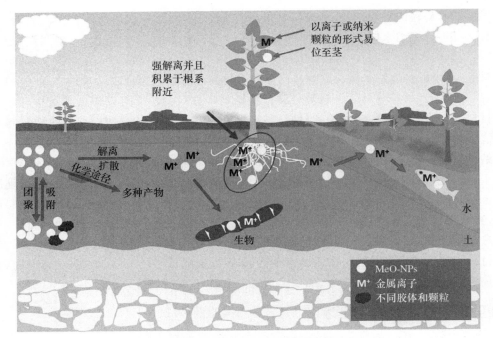

图 2-5　土壤与水环境中纳米材料的常见转化与运输

在土壤和植物系统中,纳米材料(NMs)的转化受到各种因素驱动。NMs 进入植物的主要途径是通过土壤暴露,因此,在陆地生态系统中 NMs 的转化主要受土壤物理和化学环境的调控。土壤是一种高度复杂的混合物,土壤质地(矿物质成分)、土壤 pH、离子强度、氧化还原电位、湿度和有机质含量(质量和数量)都可能影响土壤基质中 NMs 的转化。土壤也存在各种生物群落,包括细菌、真菌、藻类、原生动物和较大的土壤动物群,如蚯蚓和线虫。这种生物群落的存在会导致土壤的巨大空间异质性;在不同微环境下,土壤的物理和化学特性可能会有很大差异。细菌代表了土壤中最大的生物群,其参与许多关键地球化学和生物化学过程(包括碳和氮循环)。值得注意的是细菌等群落的生物活性(例如呼吸作用,有机酸的排泄)可以加速 NMs 的化学转化。

植物可以在根和叶表面分泌代谢物,这些代谢物可能与 NMs 发生反应并改变这些材料的理化性质。还有大量细菌和其他微生物群落定植在根表面,该区域的微生物群落和理化性质与植物和土壤的其他部分有很大不同,该区域在 NMs 的转化中发挥了重要作用。NMs 在植物组织或液体内也可能发生转化,但是目前这方面的研究比较少。

NMs 转化可以在土壤中发生。土壤诱导 NMs 物理转化的一个关键驱动因素是各种无机成分(矿物质、离子)和有机成分(天然有机质 NOM)的存在。土壤质地的差异可能极大地影响土壤中 NMs 的聚集状态。土壤质地表示不同大小矿物颗粒的相对含量,包括砾石、沙子、粉沙和黏土。粉质和黏质土壤含有大量吸附和结合的负位点。因此,这些位点可以与带正电的 NMs 强烈结合,并导致 NMs 的聚集比沙质土壤更强。土壤质地还通过间接影响水分和空气含量来影响土壤的湿度和氧化还原电位。与沙质土壤相比,黏土含量高的土壤具有更高的持水能力和更小的空气孔隙空间,这创造了一个有利于 NMs 还原的环境。沙质土壤的含氧量较高,这可能有利于 NMs(例如 Ag 和 Cu)的氧化转化。NOM 占农业土壤成分的 1%～5%,来源于动植物组织在各个阶段的分解,是天然存在的大分子,含有大量蛋白质、腐殖质、多糖等。它们可以通过在颗粒表面形成 NOM 涂层或"电晕"来驱动 NMs 的转化,从而改变 NMs 的表面并影响其后续的环境行为。NOM 对 NMs 特性的改变可能是实质性和动态的,但这种转变对 NMs 特性的影响在很大程度上取决于 NOM 的组成和其他土壤条件,如 pH 和离子强度。NOM 附着到 NMs 表面将改变 NMs 表面电荷。具有较大分子量的 NOM 可能形成连贯的厚涂层,这种涂层可能会导致 NMs 的表面电荷稳定改变。

土壤中的离子强度将极大地影响 NMs 的稳定性。基于经典的 Derjguin、Landau、Verwey 和 Overbeek (DLVO) 理论,胶体粒子的稳定性由范德华引力和静电排斥力的相对平衡决定。当静电双层(EDL)内有足够的电荷导致静电排斥时,NMs 是稳定的。EDL 的厚度与周围条件直接相关,例如离子强度、pH 和离子价态。一般来说,高离子强度会压缩 EDL 并驱动 NMs 聚集。影响程度取决于溶液 pH、价态和离子类型。高价离子比低价离子具有更强的压缩双电层作用。土壤 pH 是影响 NMs 聚集的另一个重要驱动因素,因为不同的 NMs 具有不同的等电点(IEP),即 NMs 具有中性表面电荷并易于聚集的 pH。不同 NMs 之间的 IEP 差异很大(从酸性到碱性),因此,不同 pH 对 NMs 稳定性的影响是完全不同的。土壤 pH 也会影响 NMs 的化学转化,尤其是金属基颗粒。金属基 NMs 在酸性土壤中的溶解性可以显著增强。土壤 pH 还可以决定 NMs 的化学形态。例如,pH 低于 6 的 ZnO NMs 将倾向于释放 Zn^{2+},但在更碱性的 pH 下,$Zn(OH)_2$ 层可能会在颗粒表面形成,并且在强碱性条件下(pH>12)可能会进一步转化成锌酸盐离子。还原和氧化反应在土壤中广泛发生,并参与许多重要的生物地球化学过程。这些反应对氧化还原电位(Eh)也起着重要的作用。Eh 被用来确定一个环境的整体还原或氧化能力,是土壤氧化剂和还原剂的相对量。在土壤中,常见的氧化剂包括氧气、硝酸盐、亚硝酸盐、铁、硫酸盐、CO_2 等。在含氧量高的通气土壤中,NMs 的氧化更有利。这可能会导致在一些金属基 NMs 的表面形成氧化层,可以作为颗粒核的保护涂层。然而,对于其他 NMs,例如 Ag NP,Ag_2O 层的形成会触发 Ag^+ 的溶解和释放。在稻田、湿地和富含有机物的土壤等缺氧条件下,氧化层的减少推动了 NMs 的减少。在有氧条件下,90% 的 Ag 在土壤中培养 2 天后仍为 Ag NMs,而在厌氧条件下,95% 的 Ag 被氧化并转化为 Ag^+。然而,土壤的微环境可能是高度异质的,例如,即使是稻田也可能具有高度局部化的富氧区域,这会影响 NMs 的转化。

硫化物、氯化物和磷酸盐等无机配体是参与金属基 ENM 化学转化的关键驱动因素。硫化物在环境中无处不在,基于 Pearson 酸碱概念,硫化是多种金属基 ENM(例如,Ag、Cu、ZnO、PbO)的一种非常常见的化学过程。金属硫化物的溶解度通常低于其氧化物对应物。尽管如此,低硫化度对从 ZnO 中释放 Zn^{2+} 的影响很小,只有高度硫化(>50%)才会显著降低溶解度。因为 Zn^{2+} 对磷酸盐离子($K_{sp} = 9.0 \times 10^{-33}$)的亲和力高于对硫化物($K_{sp} = 2.0 \times 10^{-25}$)的亲和力,所以 ZnS 可以进一步转化为 $Zn_3(PO_4)_2$。Ag NMs 的转化产物很大程度取决于土壤 pH。酸性条件有利于 AgCl 的形成,而中性或碱性条件有利于 Ag 的硫化。Ag^+ 具有化学稳定性,并且在长时间内具有较低的银不稳定性。根据土壤的化学成分,NMs 的形成或重组也可能发生。例如,CeO_2 NMs 可以被土壤中的细菌还原,释放 Ce^{3+} 并可能进

一步形成 $CePO_4$。$CePO_4$ 是在磷灰石风化过程中形成的土壤中有代表性的磷酸盐矿物（斜纹石）。据报道,在土壤中生物有机酸(例如草酸、柠檬酸、抗坏血酸)存在下,$CePO_4$ 会进一步溶解,释放的 Ce^{3+} 可能被氧化为 Ce^{4+} 并再次沉淀为 Ce^+(纳米级)附着在 $CePO_4$ 的表面上。此外,植物体或植物提取物可以将金属离子转化为金属纳米材料(例如 Au、Ag 等)(图2-6)。

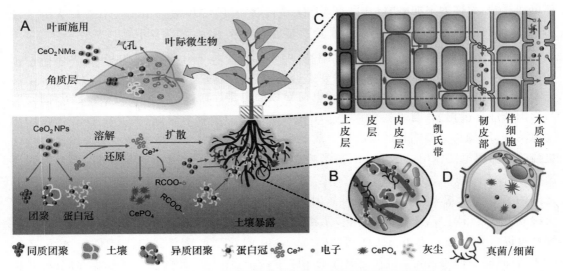

图 2-6 以 CeO_2 为例的纳米材料在土壤和植物系统中转化

纳米材料不可避免地会释放到水环境中,不仅会影响水生生物的生长代谢,也会污染水体,影响水源水质。水环境中 NMs 的来源主要为:①污水处理厂出水进入水生环境,②直接使用(例如,在船上应用含 NMs 的油漆),③大气沉降方式进入水环境。当进入水生环境后,NMs 将暴露于高度动态的物理和化学环境,导致多种转变,从而改变其原始或释放的物理化学特性。这些转变包括溶解、聚集、沉降和转化,主要取决于 NMs 的理化性质和其暴露的环境性质。

水中的胶体可以与 NMs 发生强烈的相互作用,从而改变 NMs 在空间和时间中的形态,并极大地影响它们的生物利用度。因此,NMs 在每个环境系统中具有特定的形态,并且这种形态始终是动态的,这种动态的变化速率取决于工程和天然胶体的化学性质和物理尺寸。

溶解是金属 NMs(如 nZnO、nCuO 和 nAg)的主要转变方式之一,主要是由于①形成部分可溶的金属氧化物,②NMs 的氧化,以及③颗粒成分金属存在于环境甚至被嵌入 NMs 基质(包括制造的稳定剂)中与络合剂络合。金属 NMs 的硫化可以延缓它们的氧化,从而延缓它们的溶解。这种溶解导致有毒阳离子的释放,从而降低了它们的持久性,但增加了毒性,可以使用现有的金属形态和毒性模型预测 NMs 溶解过程的影响。

团聚是 NMs 的另一种转化方式,主要通过与天然生物或地质大分子的相互作用影响NMs 的大小和表面化学。例如,天然有机物(NOM)会影响 NMs 的电荷和空间稳定性。NOM 对于探索这些相互作用极为重要,因为 NOM 浓度通常比 NMs 的浓度高几个数量级,可能会显著改变它们的特性和行为。

溶解和团聚是动态过程,可以减小 NMs 的可用表面积,从而降低它们的反应性。然而这种减小取决于 NMs 的表面特性、颗粒数量、尺寸分布。NMs 的大小会影响其对生物体的生物利用度。当聚集体变得太大而不能直接穿过细胞壁和/或细胞膜时,吸收可能会被阻止,而部分溶解会导致尺寸变小,将促进这种细胞运输。由于这些转化通常不处于平衡状态,它们需要实时动力学测量,从而限制了所使用的方法:①可能无法存储完整的未分级样品以进行离子分析,因为溶解速率可能很快,或不在实验时间内达到平衡;②聚集速度可能很快,或聚集体尺寸分布可能无法在实验时间窗口内达到平衡。尽管大量研究集中在纳米毒理学上,但大多数研究忽略了暴露条件下颗粒的动力学物理化学特征,这阻碍了关键的预测及效应关系的建立。

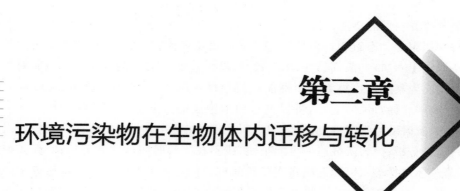

第三章
环境污染物在生物体内迁移与转化

　　随着工农业等产业的飞速发展,进入环境中的化学物质种类和数量日益增加,化学物质对环境污染和破坏所引起的生物效应和生态系统结构与功能的变化,已日益受到人们的广泛关注。本章侧重介绍污染物在生物(动物、植物)体内的生物化学过程、在食物链中的迁移累积特征及其对生物和群落生态的各种效应。

　　存在于空气、土壤、水和食物中的各种环境污染物,通过各种途径和方式与有机体接触后,在体内的全过程包括吸收、分布、代谢和排泄。吸收、分布和排泄,使外来化合物在体内发生位移,统称为生物转运(biotransport)。代谢过程则可使污染物发生化学结构和性质的改变,从而转变成新的衍生物(即代谢产物),故称之为生物转化(biotransformation)。通过上述过程的研究,可了解外来化合物在体内被吸收的程度、蓄积的器官组织、停留时间的长短、代谢转化产物的性质以及由体内排泄的速度和途径等,对阐明其在体内可能引起的损害作用具有重要的意义。

第一节　生物体对污染物的吸收与排泄

　　污染物在生物体内转运的每一个过程,都与透过生物膜有关,生物转运就是污染物反复多次透过生物膜的过程。进入生物体内的各种化学物质,通过吸收、转化、储存或排泄所表现的毒性作用,与体内各组织的细胞膜对有毒物质通透性有关。为此,必须先了解生物膜的结构与毒物通过生物膜的方式。

一、生物转运过程的机理

(一)生物膜

细胞膜主要是由类脂质双分子层和蛋白质组成,各种蛋白质镶嵌在类脂层内或附着在膜表面上。镶嵌在类脂层中的蛋白质具有许多重要功能,有的是转运膜内外物质的载体,有的是接受化学物质的受体,有的是具有催化作用的酶,有的是能量转换器等。膜上还具有亲水性孔道(简称膜孔),膜孔的大小随不同器官组织的结构而异。

(二)污染物通过生物膜的转运方式

外来毒物以何种方式通过细胞膜,主要取决于毒物本身的化学结构、理化性质及各种组织细胞膜的结构特征。

1.被动扩散(passive transport)

被动扩散又称为简单扩散(simple diffusion),简单扩散可能是大多数化学物透过生物膜的主要转运方式。在简单扩散过程中,膜两侧的毒物从高浓度向低浓度扩散,化学物并不与膜起反应,不消耗能量。毒物通过细胞膜的难易及其速度主要受以下因素的影响:

(1)细胞膜两侧化学毒物浓度相差越大,其通过生物膜的速度越快。机体所需的各种营养物多半通过此种方式进入细胞。其扩散速率 R 与此化学毒物的扩散常数 K、膜的面积 A 及化学毒物在膜两侧的浓度梯度 $c_1 - c_2$ 成正比,与膜的厚度 d 成反比。其中最主要的是浓度梯度。此关系即为 Fick 定律:

$$R = K \cdot A(c_1 - c_2)/d$$

(2)毒物在脂质中的溶解度,以脂/水分配系数(毒物在脂质中的溶解度与在水中的溶解度之比)表示。脂/水分配系数越大,越易通过细胞膜。毒物在生物体内的扩散除需要通过脂相,还要通过水相,所以一种毒物如果在水中溶解度极低(脂/水分配系数极高),其简单扩散过程也受到影响。例如乙醇为脂溶性,但也具有水溶性,所以容易透过许多生物膜(胃肠道、肝脏、中枢神经系统等)。

(3)化学物的解离度和体液 pH 的高低,对毒物通过细胞膜的难易有很大影响。毒物以解离状态在脂质中溶解度低,不易通过细胞膜;而以非解离的状态脂溶性高,则较易通过细胞膜。弱酸、弱碱的解离度与体液 pH 有关,当 pH 下降时,弱酸性物质的解离减少,以不带电的分子存在,故脂溶性强,易于通过细胞膜扩散;反之,此时弱碱性物质解离度增高,故脂溶性弱,不易通过细胞膜扩散。

(4)脂溶性物质易同蛋白质结合,但亲和力不相同,故毒物在细胞膜上的扩散速率与膜两侧体液中的蛋白质浓度及与之结合的亲和力大小有关。

2.滤过(filtration)

滤过是化学物通过细胞膜上的亲水性孔道的过程。细胞膜具有充满水分的小孔道,它是由嵌入类脂质双分子层的蛋白质的亲水性氨基酸构成的。毛细血管和肾小球细胞膜上有较大的膜孔(约 70 nm),允许相对分子量小于白蛋白(相对分子量 69 000)的分子通过。由于流体静力或渗透压的作用,水可大量通过这些膜孔,且可作为外源性化学物的载体。但大多数细胞的膜孔很小(<4 nm),仅允许相对分子量为 100~200 的外源性化学物通过,相对分子量较大的外源性化学物可以通过毛细血管,在血浆和细胞外液之间达到浓度平衡,但在细胞内液和外液之间不能通过滤过方式达到平衡。

3.特殊转运

许多不溶于脂质的水溶性大分子化合物(如糖类、某些氨基酸、嘧啶碱类)、离子和极性

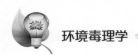

物质,因不溶于脂肪而不能进行简单扩散,或因相对分子量过大,不能从膜孔滤过,因此需要通过特殊转运过程来进行生物转运。特殊转运的特点:被转运的毒物必须与生物膜组成成分发生可逆性结合,并形成复合物。参加复合物形成的生物膜组成成分(载体),将被转运的毒物在生物膜内侧和外侧之间摆动,借此使被转运的化合物由膜的一侧移向另一侧,然后将转运的化学物质释放出来,完成了化学物通过生物膜的过程,载体本身又回到膜的原来一侧,继续与分子形成复合物。

(1)主动转运(active transport)。外来化合物通过生物膜从低浓度处开始转运并需要消耗能量的过程称为主动转运。其特点是需要通过蛋白载体作用,载体可使化学物逆浓度梯度通过细胞膜,因此需要消耗能量。机体所需的某些重要营养成分,如氨基酸等,即通过此种方式吸收,与其结构类似的外来化合物也可通过此种方式吸收。同时,某些金属毒物,如铅、镉、砷和锰等化合物,可通过肝细胞的主动转运,将其送入胆汁内,使胆汁内的毒物浓度高于血浆中浓度,有利于毒物随胆汁排出。

(2)易化扩散(facilitated diffusion)。又称为载体扩散,其机制可能是膜上蛋白质载体特异性地与某种化学毒物结合后,分子内部发生构型变化而形成适合该物质透过的通道而进入细胞。易化扩散只能按顺浓度方向转运,因而不需消耗能量。一些水溶性分子,如葡萄糖在体内的转运,由肠道进入血液、由血浆进入红细胞和由血液进入中枢神经系统都通过这一转运过程。

4.膜动转运(cytosis)

颗粒物和大分子物质的转运常伴有膜的运动,称为膜动转运。

(1)吞噬作用(phagocytosis)。生物膜具有可塑性和流动性,因此,对颗粒状物质(如大气中的烟、尘)和液粒、细胞可通过细胞膜的变形移动和收缩,把它们包围起来最后摄入细胞内,这就是吞噬作用或胞饮作用。前者是指细胞吞入颗粒状物质,后者是指细胞吞入液体。尽管它们不是外来化合物的主要转运形式,但在机体的某些特殊部位,如肺泡巨噬细胞,可通过吞噬作用将烟和粉尘等颗粒物质转运进入细胞;又如,血液中的白细胞的吞噬作用,对于进入血液的毒物及异物,以及生物毒素等的消除均具有重要意义。

(2)胞吐作用(exocytosis)。某些大分子物质也可通过此种方式从细胞内转运到细胞外,也称为胞吐作用。

二、污染物在不同生物中的吸收

任何一种接触方式都可使毒物进入生物体内。

(一)植物对污染物的吸收

污染物通过植物累积和生物放大造成的危害是污染物沿食物链危害人类的主要途径。

1.污染物进入植物体的途径

污染物进入植物体的途径:根部吸收、叶片吸收、表皮渗透(图 3-1)。

2.污染物在植物体内的分布

污染物经根系或者叶片吸收后,在生物体内会重新分布,这一过程取决于不同组织部位对污染物的亲和力大小和污染物的性质(表 3-1)。

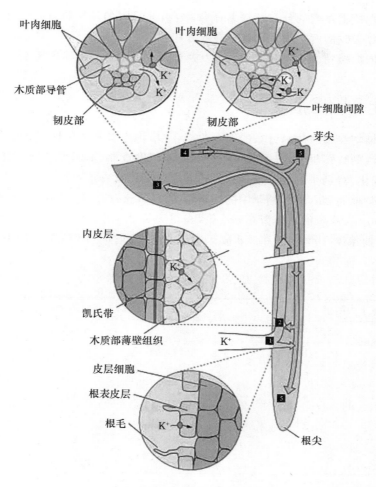

图 3-1 植物组织

表 3-1 苹果各部分重金属含量

mg/kg

金属种类	苹果皮	苹果肉
Cr	33.03	8.08
Sb	2.95	0.47
Cd	3.95	1.23
Pb	757.40	533.04
Sn	9.52	0.78
Zn	650.58	155.82
Cu	948.61	299.70
Co	12.34	2.84
Ni	97.99	13.07
Tl	0.43	0.11

建议:在环境污染严重的背景下,苹果应削皮食用,尽量减少重金属摄入。

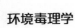
(1)污染物在植物体内的分布特征基本规律:根部吸收的污染物含量分布一般规律为:根＞茎＞叶;叶片吸收的污染物主要储存在叶片中。

(2)污染物依据植物类型、污染物性质以及外部环境,在植物体内重新分布,达到基本平衡。

(3)组织部位亲和力不同:果实中重金属元素的分布,决定了不同可食部分的健康风险差异。

(4)影响污染物在植物体内分布的因素包括:①植物组织的通透性;②污染物质的价态;③植物种类;④污染物性质(溶解度等);⑤植物的不同发育期:不同发育期,污染物源与汇的关系发生重大变化,特别是对生殖发育期生殖器官的变化具有重要影响。

例一:水稻孕穗期六六六在稻草中的残留量为 2.40 mg/kg,稻壳中为 0.40 mg/kg,抽穗期稻草中为 2.60 mg/kg,稻壳中为 0.81 mg/kg;

例二:水稻抽穗期 10% 以上的 Cd 被运送到米粒,Cd 这个时期向米粒中运输最快(表3-2)。

表 3-2　水稻各部分铬含量

灌溉水中的铬		铬在水稻各部位的含量/(mg/kg)		
离子种类	浓度/(mg/L)	糙米	稻壳	茎叶
Cr^{3+}	10	0.15	0.92	4.45
Cr^{3+}	25	0.19	2.40	10.40
Cr^{3+}	50	0.22	2.40	19.70
Cr^{6+}	10	0.22	0.81	5.10
Cr^{6+}	25	0.375	1.35	7.50
Cr^{6+}	50	0.93	2.50	26.60

(二)动物对污染物的吸收

吸收就是毒物在多种因素影响下,自接触部位透过体内生物膜进入血液循环的过程。毒物主要通过呼吸道、消化道、皮肤三条途径被动物吸收(图3-2)。

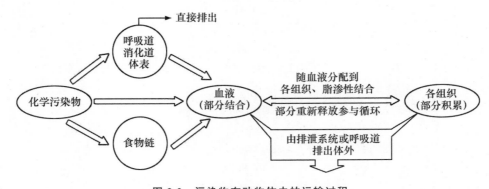

图 3-2　污染物在动物体内的运输过程

1.呼吸道吸收

环境中的化学物质常以气体和气溶胶等形式存在于空气中,通过呼吸道进入是毒物侵入机体的主要途径。气态毒物之所以容易经肺吸收,主要由于肺脏具有一定的解剖生理特点,如肺泡数量多(约 3 亿个)且表面积大($50 \sim 100$ m²),相当于皮肤吸收面积的 50 倍。由肺泡上皮细胞和毛细血管内皮细胞组成的"呼吸膜"很薄,且遍布毛细血管,血容量充盈,有利于毒物经肺部迅速吸收进入血液。

不同形态的毒物吸收的机理不一,例如:

(1)气体和蒸气。以气体和蒸气存在的化合物,到达肺泡后主要经过被动扩散,通过呼吸膜吸收入血液。其吸收速度与肺泡气和血液中毒物的浓度(分压)差呈正比。由于肺泡与外环境直接相通,当呼吸膜两侧分压达到动态平衡时,吸收即停止。与此同时,血液中毒物还要不断地分布到身体各个器官及组织,导致血液中浓度逐渐下降,其结果是呼吸膜两侧原来的动态平衡被破坏后达到一种新的平衡,即血液与组织器官中毒物浓度的平衡。

(2)气溶胶(aerosol)和颗粒状物质。以被动扩散方式通过细胞膜吸收,吸收情况与颗粒大小有密切关系。在生物学上,有意义的颗粒大小是 $0.1 \sim 10$ μm。较大颗粒一般不进入呼吸道,即使进入也往往停留在鼻腔中,然后通过擦拭、喷气、打喷嚏而被排出。颗粒直径>5 μm 的粒子几乎全部在鼻和支气管树中沉积;颗粒直径<5 μm 的微粒,粒子越小到达支气管树的外周分支就越深;直径<1 μm 的微粒,常附着在肺泡内。但是对于极小的微粒($0.01 \sim 0.03$ μm),由于其布朗运动速度极快,主要附着于较大的支气管内。附着在呼吸道内表面的微粒有下列几个去向:①被吸收入血液;②随黏液咳出或被咽入胃肠道;③附着在肺泡表面的难溶颗粒,有的被滞留,有的可到达淋巴结或随淋巴液到达血液;④有些微粒可滞留在肺泡内,以至引起病灶。

2.消化道吸收

消化道也是环境毒物的主要吸收途径。饮水和由大气、水、土壤进入食物链中的环境毒物均可经消化道吸收。此外,前已述及,经呼吸道吸收的毒物仍有一部分被咽入胃肠道。消化道吸收的主要部位是胃和小肠。肠道黏膜上有绒毛(可增加小肠表面积约 600 倍)是吸收毒物的一个主要部位。大多数毒物在消化道中以简单扩散方式通过细胞膜而被吸收。

毒物在消化道被吸收多少与其浓度和性质有关,浓度越高吸收越多,脂溶性和部分水溶性易离解物质较易被吸收,难溶于水的物质则不易被吸收。消化道中在口腔至胃、肠等各段的 pH 相差很大。唾液为微酸性,胃液为酸性,肠液为碱性,许多毒物在不同 pH 溶液中的离解度是不同的,故在肠道各部位的吸收有很大差别。如弱酸(苯甲酸)在胃内(pH=2)主要呈不离解状态,脂溶性大,故易被胃部吸收;而弱碱(苯胺)在胃内呈游离状态,不被吸收;在小肠内(pH=8)呈脂溶态,所以易被吸收。

哺乳动物的肠道中还有特殊的转运系统以吸收营养物质和电解质,如吸收葡萄糖和乳糖以及铁、钙和钠的转运系统,有些毒物能被相同的转运系统所吸收,如 5-氟嘧啶能被嘧啶的转运系统所吸收,铊和铅可被吸收铁和钙的系统所转运。

固体微粒也能被肠道上皮细胞所吸收,如不同大小的偶氮染料颗粒,可被十二指肠所吸收。

胃酸、胃肠道消化液和肠道微生物都可将化学物降解或发生其他变化,影响其吸收,从

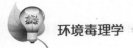

而使毒性作用与原来化合物不同。胃肠道中的食物,当与毒物形成不易吸收的复合物,或者改变胃肠道的酸碱度时,可影响吸收过程。小肠内存在的酶,可以使已与毒物结合的蛋白质或脂肪分解,使毒物游离释放,促进吸收。肠道蠕动情况也影响吸收,一般认为减少小肠蠕动可延长毒物与肠道的接触时间,因而增加吸收率;反之,则不利于吸收。外来化合物的理化性状也与吸收有关,如不易溶解的化合物,因与胃肠黏膜的接触面受到限制而不易被吸收;粒径较大的外来化合物,不易通过扩散被吸收而随粪便排出体外。

3.皮肤吸收

一般说来,环境毒物主要经呼吸道和胃肠道吸收而引起急、慢性中毒,但也有一些毒物可通过皮肤吸收而引起全身作用,如多数有机磷农药可透过完整皮肤引起中毒或死亡,CCl_4 经皮肤吸收而引起肝损害等。经皮吸收是指毒物透过皮肤进入血液的过程。

(1)毒物经皮吸收的两条途径

①通过表皮脂质屏障是主要的吸收途径,即毒物→角质层→透明层→颗粒层→生发层和基膜(最薄的表皮只有角质层和生发层)→真皮。在这一吸收过程中,毒物需要通过许多细胞层,最后进入血液。

②通过汗腺、皮脂腺和毛囊等皮肤附属器,绕过表皮屏障直接进入真皮。附属器的表面积仅占表皮面积的 0.1%～1%,故此途径不占主要地位,但有些电解质和某些金属能经此途径被少量吸收。

(2)毒物经皮吸收的两个不同阶段

第一阶段:穿透相毒物透过表皮进入真皮。几乎所有毒物都是通过简单扩散透过表皮角质层的。毒物穿透的速度与脂溶性有关,脂溶性越大穿透力越强。非脂溶性物质以滤过方式进入,但角质层细胞所能提供的通道极为有限,而且皮脂腺分泌物具疏水性,它覆盖在皮肤表面,进一步阻止亲水性物质通过,故非脂溶性物质不易通过表皮,特别是相对分子量＞300 的更不易通过。

第二阶段:吸收相毒物由真皮进入乳头层毛细血管。因为真皮组织疏松,且毛细血管壁细胞具有较大的膜孔,血液的主要成分是水,所以毒物在这阶段的扩散速度,取决于本身的水溶性。

总之,若要经完整皮肤吸收,毒物必须具有脂溶性又具有水溶性。油/水分配系数接近1的化合物更易经皮肤吸收。

(3)影响皮肤吸收的因素　毒物经皮吸收的速度除与皮肤完整与否及皮肤所处部位有关外,还取决于化合物本身的理化性状,以及化合物与皮肤接触的条件。如化合物本身的扩散能力与角质层的亲和能力、接触皮肤的面积、接触持续时间、皮肤表面的温度、不同溶剂的影响等。例如酸碱可损伤皮肤屏障增加渗透性,二甲基亚砜可增加角质层的通透性,从而促进皮肤对毒物的吸收。此外,劳动强度大和皮肤充血也可促进皮肤吸收。

三、排泄

吸收进入机体的化学物经分布和代谢转化后,将由体内消除。

（一）植物对污染物的排出

1.菌根化

内、外生菌根化在保护植物根系免受重金属毒害中起到非常重要的作用。对于寄主植物金属耐性,菌根化作用包括疏水性的真菌鞘减少重金属接近寄主根部非共质体的屏障作用、重金属由菌丝鞘吸收的作用、真菌分泌物螯合重金属以及重金属吸附在外部菌丝体上(图3-3)。

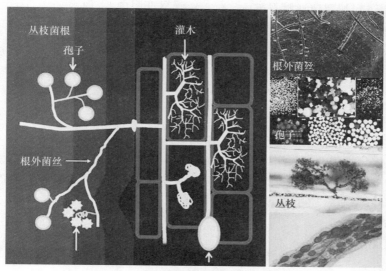

图3-3 植物菌根化

2.细胞壁和根系分泌物

细胞壁像一个吸附过滤器,可结合一定数量的重金属。研究表明耐性植物可在表皮细胞壁中积累一系列重金属,这些重金属或是结合在蛋白质上,或是以硅酸盐的形式存在。在虎杖中,约90%的 Cu、Zn 和 Cd 存在于根细胞壁中;禾秆蹄盖蕨根细胞中,70%～90%的 Cu、Zn 和 Cd 存在于细胞壁中。

3.细胞膜

植物质膜是原生质体的最外层,也是重金属毒性的第一个目标。细胞膜能控制离子渗漏,然而重金属可迅速影响质膜功能。细胞膜对重金属耐性的机理可能涉及:首先,通过细胞膜防止或减少重金属进入细胞;其次,通过活跃的金属离子流出机制维持胞内的重金属平衡;最后,修复重金属对质膜的破坏。

4.植物螯合素

细胞质中由高亲和性配位体对金属的螯合作用是潜在的非常重要的重金属解毒和忍耐机制。植物螯合素(PCs)是一金属复合肽链家族。在植物中,特别是与 Cd 耐性有关的植物螯合素已被广泛研究。金属硫蛋白是一类低分子量、高度保守、富半胱氨酸、与胁迫反应密切相关的蛋白质,与各种各样的细胞自动调节相关,在维持细胞平衡中起重要作用。

5.有机酸和氨基酸

作为重金属元素的配基,有机酸可与重金属配位结合,参与重金属元素的吸收、运输、积累等过程,从而促进植物对重金属的超积累,并达到减轻植物体内重金属的毒性的作用。超积累植物根系能够分泌大量有机酸。植物体内或根际区域螯合重金属的有机酸主要包括:草酸、苹果酸、柠檬酸等。

6.液泡隔离作用

耐性植物具有减少细胞质中重金属含量的功能,其主要的机理是将重金属从质膜上流出或运输到液泡中将其隔离,早期的研究显示液泡在金属积累方面很重要,是积累各种金属的场所,且积累过程涉及液泡膜系统。

7.多胺

多胺(polyamines,PAs)是生物细胞中普遍存在的一种含氮化合物。它们被认为是植物生长调节剂和第二信使。游离态多胺被认为是渗透保护剂、蛋白质稳定剂、金属螯合剂、膜质过氧化抑制剂、羟基自由基的清除剂。

(二)动物对污染物的排泄

化学物在动物体内的消除是排泄和代谢失活(解毒)作用的结果。

排泄是母体化学物及其代谢产物和其结合物向机体外转运的过程,是机体物质代谢全过程的最后一个环节。排泄的主要途径是经肾脏从尿中排出,其次是经肝胆通过消化道随粪便排出,挥发性物质可经呼吸道随呼出气排出。

1.经肾排出

肾脏是排出毒物的极为有效的器官。肾脏排泄毒物的机理与排泄正常代谢产物一样,包括以下三种方式:

(1)肾小球滤过。已知肾小球毛细血管内皮细胞膜有较大的膜孔,40~80 nm,通透性较大,故不论是脂溶性还是水溶性物质,只要相对分子量小于 69 000(白蛋白相对分子量)的物质都能通过肾小球滤过作用而到达肾小管。而与血浆蛋白结合的毒物或代谢产物,多半不能通过,仍然存在血液中。

(2)肾小管的主动分泌。某些有机阴离子和有机阳离子毒物可通过两种不同机制进行分泌,使毒物由近曲肾小管细胞一侧血液中主动分泌到尿中。对于与蛋白质结合的毒物而言,如果结合过程是可逆的,也可通过分泌排入尿中。

(3)肾小管的重吸收。肾小球滤过液进入肾小管,有两条去路:①肾小管中解离的、极性的水溶性毒物不再被重吸收,而随尿液排出;②未解离、非极性的和脂/水分配系数大的,可通过肾小管上皮细胞重吸收回到血液中。但是,尿液的 pH 可决定毒物的离解度,影响毒物在远曲肾小管的重吸收,从而影响其排泄。

无论以哪一种方式排出毒物,尿中的毒物浓度一般与血液中的毒物浓度呈正相关。因此,对尿中毒物和代谢产物浓度的测定,可用于间接衡量机体对毒物的吸收或体内的负荷情况。

2.经肝胆排出

毒物由肝实质细胞排入胆汁,然后再随胆汁经肠道排出,也是排泄的重要途径之一。经肠道吸收的外来化合物,在进入全身循环之前首先流经肝脏,此时肝脏一方面可阻止它们在机体的其他部位分布,另一方面可将经其代谢转化的产物,由肝细胞直接排泄入胆汁。

毒物经由肝脏细胞进入胆汁,主要是通过主动转运。肝脏的这种转运系统主要有:输送有机酸系统、输送有机碱系统和输送中性化合物系统,此外还可能有输送金属系统。因此与血浆蛋白结合的外来化合物,相对分子量在 300 以上者以及具有阳离子或阴离子的外来化合物,都可经肝脏的主动转运系统逆浓度梯度而进入胆汁。化合物经胆汁进入小肠后,有两条去路:

(1)进入肝肠循环(enterohepatic cycle)。脂溶性毒物在小肠被重吸收,并经门静脉重新回肝脏,再次随胆汁分泌,即形成肝肠循环。从毒理学意义讲,延长毒物在体内停留时间,使生物半减期延长,毒作用增加。

(2)直接排出体外。有高度极性的化合物在小肠内不易被吸收,就随同胆汁混入粪便排出。

3.经呼吸道排出

许多外来化合物经呼吸道进入机体,并经同一途径而排出体外。肺排出毒物主要通过简单扩散方式,排出速度主要取决于肺泡壁两侧有毒气体的分压差,也就是毒物的排出速度与吸收速度成反比。血/气分配系数较小的毒物溶解度较低,排出较快;血/气分配系数大的,排出较慢。

一些不溶解的颗粒态毒物吸入肺脏后,可通过肺泡及细支气管、支气管等清除系统,将其从深部肺组织移至咽部,随痰咳出或吞入消化道。

4.其他排出途径

毒物可经乳腺排入乳汁,如有机碱类和亲脂性毒物,易从血浆扩散入乳腺管内,并在乳汁中浓集,授乳时可进入婴儿体内。经乳腺排出的方式是简单扩散。毒物也可以简单扩散方法经唾液腺、汗腺排出,如 I、Br、F 及其化合物等可经此途径微量排出。头发和指甲不是身体的排泄物,但有些毒物(如 As、Hg、Pb、Mn 等)可富集于头发和指甲中,且重新返回血液循环的可能性不大。因此,也可将头发和指甲看作是毒物的排出途径。

毒物经上述各种途径排出时,可能对局部组织产生毒害作用,如镉、汞可损害近曲肾小管;汞由唾液腺排出可引起口腔炎;β-萘胺代谢转化后经尿路排出而致膀胱癌等。

第二节　污染物在生物体内的迁移

一、污染物在植物体内的迁移

(1)污染物在植物体内的运输。木质部(向上)、韧皮部(向下)、横向运输。

(2)植物根部吸收污染物的运输过程。到达内皮层前的移动(质外体途径、共质体途径)、内皮层中的移动、导管内的移动。

(3)影响污染物向植物迁移的因素。不同污染物在植物体的迁移、分布规律不同,影响因素有:

①植物种类:重金属往往以螯合物形式迁移。

②元素:活泼的元素移动快,稳定得慢。

③吸收部位及发育阶段。

④蒸腾强度。

⑤污染物浓度、温度、湿度等外部环境。

二、污染物在动物体内的迁移

化学物进入血液后,能迅速分布至全身。研究毒物在体内的迁移规律,有利于探讨毒物的致毒作用机理。

毒物在体内的分布是随时间变化的,有时出现再分布现象。例如,吸收入血的铅,首先在血浆与红细胞之间取得平衡,随即有部分转移到肝、肾组织,随着时间的推移,这些早期"定位"于红细胞、肝和肾中的铅,又重新分布并逐步转移而定位于骨骼。毒物在体内分布受到许多因素影响,包括毒物在血液中存在的形态、透过生物膜的速度、血流速度与组织器官的亲和力等。

化学物进入机体内,可与血浆蛋白结合,也可以与其他组织成分(包括各种蛋白质、多糖、核蛋白和磷脂等)结合,这对化学物在体内的分布具有重大影响。当某些化学物与其他组织成分的亲和力大于血浆蛋白,甚至具有特异性时,这种化学物就可富集于某一特殊组织,并呈现毒性作用。例如,一氧化碳与血红蛋白有高度亲和力,引起缺氧中毒;除草剂百草枯多浓集于肺部,引起典型肺病变。

毒物由血液向各组织、器官的分布或运动,一般均可以用通过毛细血管壁和其他生物膜屏障的规律加以解释,但毒物由血液进入脑组织(或脑脊液)以及由母体血液进入胎儿血时需分别通过血脑屏障和胎盘屏障。

1. 屏障

(1)血脑屏障(blood-brain barrier,BBB)。位于毛细血管壁-神经胶质细胞区,细胞膜是血脑屏障形态学结构的基础。因此,穿透性较差,只有脂溶性、未解离、未与蛋白结合的非解离状态的化合物,才有可能穿过血脑屏障进入脑组织。例如甲基汞是一个典型的实例,它易通过血脑屏障进入大脑,因此会对中枢神经系统造成严重负面影响。可是无机汞是非脂溶性的,很难进入大脑,所以其主要毒性作用部位不是脑而是肾脏。新生动物的血脑屏障发育不全,故许多化学物对新生动物的毒性比成年动物大,如铅可引起新生大鼠的一些脑病变,但未导致成年大鼠的脑病变;吗啡对婴幼儿毒性比成人高,也是由血脑屏障发育的差异所引起的。

(2)胎盘屏障(placental barrier,PB)。在组织学上,胎盘屏障是由多层细胞组成,并作为母体和胎儿血循环的间隔。胎儿通过胎盘与母体进行物质交换,一旦母体血液中含有一定浓度的毒物时,胎盘屏障可以阻挡毒物的侵入从而起到保护胎儿的作用。

2. 结合与贮存

生物体长期接触毒物时,如果其吸收速度超过解毒及排泄速度,就会导致毒物在体内逐渐增多,而毒物在体内的分布常表现为相对集中的形式。例如,CO 对血红蛋白中的 Fe^{2+} 具有高度亲和力,所以 CO 才大量集中于红细胞的血红蛋白中产生毒性作用;而 Pb 则蓄积于骨骼,但其作用部位是造血系统、神经系统和胃肠道。当毒物对蓄积部位相对无害时,此时蓄积部位就称为贮存库(storage depot)。贮存库对急性中毒有一定的保护作用,因为它减少了达到毒作用部位的毒物量。

贮存库中的毒物常与血浆中游离毒物保持动态平衡。当毒物在体内解毒或排出体外(特别是在停止接触)时,血浆中的毒物就减少,贮存库就释出毒物,这种释出过程大多是缓慢的,所以贮存下来的毒物,其生物半衰期(Biological half life)往往很长。毒物从贮存库释出,是为了保持血浆中游离毒物浓度的相对恒定。因此贮存库是可以在体内不断提供毒物来源的二次接触源,并成为慢性中毒的一个重要条件。体内重要贮存库有 4 种:

(1)血浆蛋白作为贮存库。一些亲脂性的有机物(特别是具有大的亲脂性基团的有机酸和有机碱)和某些无机的金属离子都能与血浆蛋白结合,例如,铜与 α_2 球蛋白结合成铜蓝蛋白,与血浆蛋白结合的毒物不能通过毛细血管壁,只能分布于血液中。因此,毒物由血液向组织分布的速度主要取决于离子浓度。但是氢键、离子键和范氏键的结合力都比较弱,故毒物与血浆蛋白的结合都是可逆的。解离部分与结合部分的毒物在血浆中呈动态平衡,当解离部分分布到其他组织或被肾小球滤过,而使其在血中的浓度降低时,平衡被打破,与血浆蛋白结合的那部分毒物就可逐渐地解离出来。

(2)毒物在肝、肾中的累积。毒物在肝与肾中的浓度远远高于在血浆中的浓度。例如,Cd 在肝脏中的浓度可高出血浆浓度 100～700 倍。肝脏这种强富集毒物的能力可能与肝的主动转运系统以及肝细胞内蛋白结合能力有关。已知肝和肾等细胞内含有一些特殊的结合蛋白,能与某些毒物结合,这对毒物的转运和富集具有重要意义。例如,锌、镉、汞、铅都能在肝或肾细胞内与含巯基的蛋白结合,所形成的复合物称为金属硫蛋白(MT),锌硫蛋白主要存在于肝脏细胞,镉、汞、铅硫蛋白主要存在于近曲肾小管细胞内。当 MT 有足够贮量时,可通过与镉、汞、铅等结合而保护肾小管细胞不受损害。

(3)脂肪组织作为贮存库。脂溶性物质均易分布到脂肪组织中,脂/水分配系数大的毒物可大量贮存在脂肪中。在脂肪中贮存的毒物往往不具有活性,对脂肪代谢无影响。例如氯丹、DDT、多氯联苯、多溴联苯等均贮存于脂肪中。

(4)骨骼组织作为贮存库。骨骼是一种代谢活性较低的惰性组织。铅、钡、锶、镭等金属都能蓄积于骨组织内(如体内 90% 的铅含量贮存于骨组织中)。骨骼作为某些金属毒物的贮存库具有两重性:既能降低血中毒物浓度、缓冲毒性;又能重新释放毒物,导致慢性毒作用潜在危害。从预防医学观点看,只要骨骼中毒物浓度超过正常范围,不论其有无毒性作用,都应认为是一种不良影响因素。

第三节　污染物在生物体内的转化

外源毒物在生物体内经过一系列化学或生物化学的变化过程称为生物转化或代谢转化。一般情况下,外源毒物经生物转化后极性及水溶性增强,容易排出体外,或通过生物转

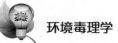
化,毒性降低甚至消失。因此,过去常将生物转化过程称为生物解毒或生物失活过程。但并非所有的外源毒物都如此,有些外源毒物的代谢产物的毒性反而增大,或水溶性降低。

由此可见,生物转化具有两重性。因此,化学物的毒性不仅与其本身的理化性质有关,也与其在体内的生物转化有关。同一环境化学物在生物转化中,可能有多种转化途径,生成多种代谢产物,具有生物转化的复杂性和多样性,同一环境化学物的生物转化过程常常多个反应连续进行,具有生物转化的连续性。

一、污染物在动物体内的转化

污染物在动物体内的转化指污染物进入动物体后,在有关酶系统的催化作用下的代谢变化过程。污染物的生物转化直接影响其对生物的作用,是生态毒理学研究的重要内容,对于研究污染物的作用机理、解释环境污染物的联合作用、判断危害程度、建立环境质量标准具有重要意义。

二、生物转化的反应类型

环境化学物的生物转化过程主要包括 4 种类型:氧化反应、还原反应、水解反应和结合反应。前三种反应往往使分子上出现一个极性基团,使其易溶于水,并可进行结合反应。氧化、还原和水解反应是外源毒物经历的第一阶段反应(第一相反应),化学物最后经过结合反应,即第二阶段反应后,再排出体外(图 3-4)。

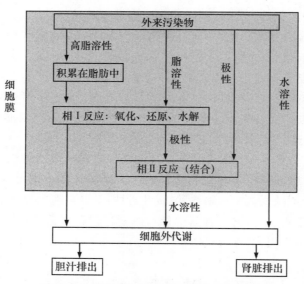

图 3-4　污染物进入生物体内的反应类型

(一)氧化

氧化反应可以分为两种:一种为微粒体混合功能氧化酶系催化,另一种为非微粒体混合功能氧化酶系催化。

1.微粒体混合功能氧化酶系(MFOS)催化的氧化反应

所谓的微粒体并非独立的细胞器,而是内质网在细胞匀浆中形成的碎片。MFOS 的特异性很低,进入体内的各种环境化学物几乎都要经过这一氧化反应转化为氧化产物。MFOS 主要存在于肝细胞内质网中,粗面和滑面内质网形成的微粒体均含有 MFOS,且滑面内质网形成的微粒体的 MFOS 活力更强。

此类氧化反应的特点是需要一个氧分子参与,其中一个氧原子被还原为 H_2O,另一个与底物结合而使被氧化的化合物分子上增加一个氧原子,故称此酶为混合功能氧化酶或微粒体单加氧酶,简称为单加氧酶,其反应式如下:

$$RH + NADPH + H^+ + Q_2 \xrightarrow{MFOS} ROH + H_2O + NADP^+$$

氧化产物 NADPH 可提供电子使细胞色素 P450 还原,并与底物形成复合物,完成氧化反应。MFOS 是由多种酶构成的多酶系统,其中包括细胞色素 P450 依赖性单加氧酶、还原型辅酶Ⅱ、细胞色素 P450 还原酶、细胞色素 b-5 依赖性单加氧酶、还原型辅酶Ⅰ、细胞色素 b-5 还原酶以及环氧化物水化酶等。细胞色素 P448 与细胞色素 P450 相似,但其催化的氧化反应更易形成有致突变性和致癌性的活性代谢物。此外,微粒体还含有 FAD 单加氧酶(又称黄素蛋白单加氧酶,黄素单加氧酶),此酶依赖黄素腺嘌呤二核苷酸(FAD),不依赖细胞色素 P450,在单加氧反应中同样需要 NADPH 和氧分子。FAD 单加氧酶对底物的专一性要求不严格,可催化较多的化学物进行氧化反应。此外,它的底物与细胞色素 P450 单加氧酶的底物有些是共同的,只是反应过程不完全相同。MFOS 催化的氧化反应主要有以下几种类型:

(1)脂肪族羟化反应。脂肪族化合物侧链(R)末端倒数第一个或第二个碳原子发生氧化,形成羟基。例如,有机磷杀虫剂八甲磷经此反应生成羟甲基八甲磷,毒性增高。巴比妥也可发生此类反应。反应式如下:

$$RCH_3 \xrightarrow{[O]} RCH_2OH$$

(2)芳香族羟化反应。芳香环上的氢被氧化形成羟基。

$$C_6H_5R \xrightarrow{[O]} RC_6H_4OH$$

例如,苯可经此反应氧化为苯酚。苯胺可氧化为对氨基酚和邻氨基酚。萘、黄曲霉素等也可经此反应氧化。

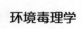

（3）环氧化反应。烯烃类化学物质在双键位置加氧，形成环氧化物。环氧化物多不稳定，可继续分解。但多环芳烃类化合物，如苯并[a]芘，形成的环氧化物可与生物大分子发生共价结合，诱发突变或癌变。

$$R{-}CH_2{-}CH_2{-}R' \xrightarrow{[O]} R{-}\overset{\overset{\textstyle O}{\diagdown\diagup}}{CH}{-}CH{-}R'$$

（4）氧化脱烷基反应。许多在 N-、O-、S-上带有短链烷基的化学物，易被羟化，进而脱去烷基生成相应的醛和脱烷基产物。

胺类化合物氨基 N 上的烷基被氧化脱去一个烷基，生成醛类或酮类。

$$R{-}\overset{\overset{\textstyle CH_3}{|}}{\underset{\underset{\textstyle CH_3}{|}}{N}} \xrightarrow{[O]} \left[R{-}\overset{\overset{\textstyle CH_3}{|}}{\underset{\underset{\textstyle CH_2OH}{|}}{N}} \right] \longrightarrow R{-}\overset{\overset{\textstyle CH_3}{|}}{\underset{\underset{\textstyle H}{|}}{N}} + HCHO$$

$$RNH{-}R'{-}R'' \xrightarrow{[O]} RNH_2 + R'{-}CO{-}R''$$

（5）脱氨基反应。伯胺类化学物在邻近氮原子的碳原子上发生氧化，脱去氨基，形成醛类化合物。

$$R{-}CH_2{-}NH_2 \xrightarrow{[O]} RCHO + NH_3$$

（6）N-羟化反应。外源毒物的氨基—NH_2 上的一个氢与氧结合的反应。苯胺经 N-羟化反应形成 N-羟基苯胺可使血红蛋白氧化成为高铁血红蛋白。

$$R{-}NH_2 \xrightarrow{[O]} R{-}NH{-}OH$$

苯胺 → N-羟基苯胺

（7）S-氧化反应。多发生在硫醚类化合物，代谢产物为亚砜，亚砜可继续氧化为砜类。

（8）脱硫反应。有机磷化合物可发生这一反应，使 P=S 基变为 P=O 基。如对硫磷可转化为对氧磷，毒性增大。

$$\underset{RO}{\overset{RO}{\diagdown}}\overset{\overset{\textstyle S}{\|}}{\underset{\underset{\textstyle OR'(\text{或} SR')}{}}{P}} \xrightarrow{[O]} \underset{RO}{\overset{RO}{\diagdown}}\overset{\overset{\textstyle O}{\|}}{\underset{\underset{\textstyle OR'(\text{或} SR')}{}}{P}}$$

$$C_2H_5O \underset{C_2H_5O}{\overset{S}{\underset{|}{P}}} O - \langle \rangle - NO_2 \longrightarrow C_2H_5O \underset{C_2H_5O}{\overset{O}{\underset{|}{P}}} O - \langle \rangle - NO_2$$

对硫磷　　　　　　　　　　　　　　　　　　对氧磷

（9）氧化脱卤反应。卤代烃类化合物可先形成不稳定的中间代谢产物，即卤代醇类化合物，再脱去卤族元素。例如，DDT 可经氧化脱卤反应形成 DDE 和 DDA。DDE 具有较高的脂溶性，占 DDT 全部代谢物的 60%。

$$R - CH_2X \xrightarrow{[O]} \overset{X}{\overset{|}{R}}CHOH \longrightarrow RCHO + HX$$

2.非微粒体酶催化的氧化反应

具有醇、醛、酮功能基团的外源毒物的氧化反应是在非微粒体酶催化下完成的，这类酶主要包括醇脱氢酶、醛脱氢酶及胺氧化酶类。此类酶主要在肝细胞线粒体和胞液中存在，肺、肾中也有出现。

（1）醇脱氢酶。此类酶存在于液泡中，可催化伯醇类，如甲醇、乙醇、丁醇，进行氧化反应形成醛类，催化仲醇类氧化形成酮类。在反应中需要辅酶Ⅰ（NAD）或辅酶Ⅱ（NADP）为辅酶。

$$RCH_2OH \xrightleftharpoons{NAD} RCHO + NADH + H^+$$

（2）醛脱氢酶。肝细胞线粒体和胞液中含有醛脱氢酶。醛类的氧化反应主要由肝组织中的醛脱氢酶催化。乙醇进入体内经醇脱氢酶催化而形成乙醛，再由线粒体乙醛脱氢酶催化形成乙酸。乙醇对机体的毒性作用主要来自乙醛。如体内醛脱氢酶活力较低，可导致饮酒后乙醛聚积，引起酒精中毒。

$$RCHO \xrightarrow{NAD} RCOOH$$

3.胺氧化酶

胺氧化酶主要存在于线粒体中，可催化单胺类和二胺类氧化反应形成醛类。因底物不同可分为单胺氧化酶和二胺氧化酶。

（1）单胺氧化酶，主要存在于肝脏线粒体中，也存在于肠道、肾和脑中，但脑中的单胺氧化单胺氧化酶主要参与神经递质的代谢。单胺氧化酶可将伯胺、仲胺和叔胺等脂肪族胺类氧化脱去胺基，形成相应的醛并释放出氨。

（2）二胺氧化酶，可分为可溶性酶类，该酶在肝脏中活力较强，肾、肠及胎盘中也有存在。

（二）还原反应

一般情况下，机体组织细胞处于有氧状态，在生物转化过程中，微粒体混合功能氧化酶起主导作用，以其催化的氧化反应为主。但在一定条件下，可发生还原反应：

（1）某些还原性化学物或代谢物在一定的组织细胞内积聚形成局部还原反应环境，能够

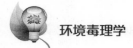

进行还原反应。

（2）在外源毒物的生物转化过程中，即使在细胞色素 P450 单加酶系催化的氧化反应中，也有电子的转移，有些外源毒物存在接受电子的可能性，从而被还原，即某些酶可在有氧条件下催化还原反应。

（3）氧化反应的逆反应即还原反应，如醇脱氢酶催化的醇类氧化的逆反应为还原反应。

催化还原反应的酶类主要存在于肝、肾、肺的微粒体和液泡中，肠道菌群中某些还原菌也含有还原酶。此外，体内还存在非酶催化还原反应。肠道属于厌氧环境，有利于还原反应的化学物可经口或胆汁进入肠道，所以发生还原反应的可能性较大。

根据外源毒物的结构和反应机理，还原反应主要有以下几种。

1. 羰基还原反应

醛类和酮类可分别被还原成伯醇和仲醇。

$$RCHO \longrightarrow RCH_2OH$$

$$RCOR' \longrightarrow RCHOHR'$$

$$CH_3CH_2OH \underset{\text{醇脱氢酶}}{\rightleftharpoons} CH_3CHO$$

2. 含氮基团还原反应

主要包括硝基还原、偶氮还原及 N-氧化物还原。

（1）硝基还原反应。催化硝基化合物还原的酶类主要是微粒体 NADPH 依赖性硝基还原酶、胞液硝基还原酶、肠菌丛的细菌 NADPH 依赖性硝基还原酶。NADPH 和 NADH 是供氢体。

（2）偶氮还原反应。偶氮还原酶可催化此类反应。脂溶性偶氮化合物（磺胺类药物、偶氮色素等）易被肠道吸收，其还原反应主要在肝微粒体及肠道中进行。有些偶氮色素被还原后具有致癌作用。水溶性偶氮化合物在肠道不易被吸收，主要被肠道菌丛还原，肝微粒体较少参与反应。水溶性偶氮化合物如水杨酸偶氮磺胺嘧啶，它可在肠中被还原为磺胺嘧啶，而较少在肝脏等组织中还原。

（3）N-氧化物还原。例如，烟碱和吗啡在 N-氧化反应中形成的烟碱 N-氧化物和吗啡 N-氧化物，在生物转化过程中可被还原。

3. 含硫基团还原反应

二硫化物、亚砜化合物等可在体内被还原。如杀虫剂三硫磷被氧化形成的三硫磷亚砜，在一定条件下可被还原成三硫磷。

4. 脱卤反应

在含卤素基团还原反应中，与碳原子结合的卤素被一个氢原子所取代。例如，吸入体内的麻醉药氟烷或三氟溴氯乙烷在还原反应中，分子中的溴原子被氢原子取代生成 1,1,1-三氟-2-氯乙基自由基，后者可从细胞膜磷脂截取氢原子，形成 1,1,1-三氟-2-氯乙烷，从而引起肝细胞膜磷脂脂质过氧化，破坏肝细胞膜结构。四氯化碳在体内被 NADPH 细胞色素 P450 还原酶催化还原，形成三氯甲烷自由基（CCl_3），对肝细胞膜脂质结构有破坏作用，可引起肝脂肪变性和坏死等。

$$CCl_4 + NADPH \xrightarrow{\text{NADPH 细胞色素 P450 还原酶}} CCl_3 \cdot + NADP + HCl$$

5.无机化合物还原

无机化合物还原的典型例子是五价砷化合物可在体内被还原为毒性更强的三价砷化合物。

(三)水解反应

水解反应是在水解酶的催化下,化学物与水发生化学反应而引起化学物分解的反应。根据化学物的结构和反应机理,可将水解反应分为以下几类:

1.酯类水解反应

酯类在酯酶的催化下发生水解反应生成相应的酸和醇。

水解反应是许多有机磷杀虫剂(敌敌畏、对硫磷/对氧磷及马拉硫磷等)及普鲁卡因在体内的主要代谢方式。有些昆虫对马拉硫磷有抗药性,是由于体内酯酶活力较高,马拉硫磷失去活性。此外,拟除虫菊酯类杀虫剂也可通过水解反应降解而解毒。

2.酰胺类水解反应

酯酶和酰胺酶虽有一定区别,但很难严格区分,二者具有彼此的活性,只是催化水解反应的速度不同。因此,在某些情况下,酰胺类的水解也可由肝脏微粒体酯酶催化。致畸物反应停极不稳定,在生理状况下可发生非酶促水解反应,在内酰胺酶催化下可发生开环反应并分解,也可由内酰胺酶催化发生水解。在人体内的水解产物主要为邻苯二甲酰亚胺,它与反应停的致畸作用有关。

3.水解脱卤反应

DDT 在生物转化过程中形成 DDE 是典型的水解脱卤反应。DDT-脱氯化氢酶可催化 DDT 和 DDD 转化为 DDE,催化过程中需要谷胱甘肽,以维持该酶的结构。人体吸收的 DDT 约 60% 可经此途径转化为 DDE。DDT 及 DDE 可作为惰性物质在脂肪中蓄积,一般不显示毒性,但当机体处于饥饿状态或者储备脂肪被动用的情况下,DDT 及 DDE 会游离进入血液,进而损害机体。

4.环氧化物的水化反应

含有不饱和双键或三键的化合物在相应的酶和催化剂作用下,与水分子化合的反应称为水化反应或者水合反应。最简单的水化反应是乙烯与水结合生成乙醇的反应。

(四)结合反应

外源毒物经过第一相反应后已具有羟基、羧基、氨基、环氧基等极性基团,极易与具有极性基团的内源性化学物发生结合反应。结合反应是进入体内的外源毒物在代谢过程中与某些其他内源性化学物或基团发生的生物合成反应,形成的产物称为结合物。结合反应需要相应的转移酶和辅酶参加,并消耗代谢能量。外源毒物和作为结合剂的内源化学物均需要活化,由 ATP 提供能量。参加结合反应的内源化学物或基团是体内正常代谢过程中的产物,而由体外输入的物质则不能参与反应。结合反应主要发生在肝脏,其次是肾脏,在肺、肠、脾、脑中也可进行。

大多数外源毒物及其代谢产物均需经过结合反应才排出体外。外源毒物可直接发生结合反应,也可经第一相反应后再发生结合反应(第二相反应)。经过第一相反应,外源毒物分子中出现了极性基团,极性增强,水溶性增强,易于排出体外,同时其原有生物活性或毒性也降低或丧失。经过第二相反应,外源毒物的理化性质和生物活性发生了进一步变化,极性和水溶性进一步增强、增高,易于从体内排泄,原有的生物活性或毒性也进一步减弱或消失。但是,有些外源毒物经结合反应后,脂溶性反而会增高,水溶性降低,不易排出体外,可形成终致癌物或近致癌物,毒性增强。此现象尤多发生在属于酸类或醇类的外源毒物,酸类可与甘油或胆固醇结合,醇类可与脂肪酸结合,形成亲脂性较强的结合物,不易溶于水而排出体外。因此,结合反应具有双重性:既能使一些外源毒物毒性减弱或丧失,又能使另一些化学物毒性增强或代谢活化。

根据外源毒物结合剂的不同,结合反应主要有以下几种:

1. 葡萄糖醛酸结合反应

葡萄糖醛酸结合在结合反应中占最重要的地位。许多外源毒物如醇类、硫醇类、酚类、羧酸类和胺类等均可进行此类反应。几乎所有的哺乳动物和大多数脊椎动物体内均可发生此类结合反应。

葡萄糖醛酸的来源:糖类代谢中生成的尿苷二磷酸葡萄糖(UDPG)。UDPG 被氧化生成的尿苷二磷酸葡萄糖醛酸(UDPGA)是葡萄糖醛酸的供体,在葡萄糖醛酸基转移酶的催化下能与外源毒物及其代谢物的羟基、氨基和羧基等基团结合,反应产物是 β-葡萄糖醛酸苷。直接从体外输入的葡萄糖醛酸不能进行此结合反应。

此类结合反应主要在肝微粒体中进行,也存在于肾、肠黏膜和皮肤中。结合物可随胆汁进入肠道,在肠菌群的 β-葡萄糖醛酸苷酶作用下发生水解,再被重吸收,进入肠肝循环。

2. 硫酸结合反应

外源毒物及其代谢物中的醇类、酚类或胺类化合物可与硫酸结合形成硫酸酯。内源性硫酸来自含硫氨基酸的代谢产物,先经过三磷酸腺苷(ATP)活化,成为 $3'$-磷酸腺苷-5-磷酸硫酸(PAPS),再在磺基转移酶的催化下与醇类、酚类或胺类结合为硫酸酯。苯酚与硫酸结合反应是常见的硫酸结合反应。

$$SO_4^{2-} + ATP \xrightarrow{\text{硫酸化酶}} 5'\text{-磷酸硫酸腺苷(APS)} + \text{焦磷酸(PPi)}$$

$$APS + ATP \xrightarrow{\text{APS 激酶}} PAPS + ADP$$

PAPS + 苯酚(OH) $\xrightarrow{\text{磺基转移酶}}$ 硫酸苯酯(OSO₃H) + $3'$-磷酸腺苷-5-磷酸(PAP)

$$\text{PAPS} + \underset{\text{苯胺}}{\overset{\text{NH}_2}{\bigcirc}} \xrightarrow{\text{磺基转移酶}} \underset{N\text{-苯基氨基磺酸酯}}{\overset{\text{NHSO}_3\text{H}}{\bigcirc}}$$

硫酸结合反应多在肝、肾、胃、肠等组织中进行。由于体内硫酸来源有限,此类反应较少。硫酸结合反应一般可使外源毒物毒性降低或丧失,但有的外源毒物经此类反应后,毒性反而增高,例如,芳香胺类的一种致癌物 2-乙酰氨基芴(FAA 或 AAF)在体内经 N-羟化反应后,其羟基可与硫酸结合形成致癌作用更强的硫酸酯。

3.谷胱甘肽结合反应

环氧化物卤代芳香烃、不饱和脂肪烃类及有毒金属等在谷胱甘肽-S-转移酶的催化下,均能与谷胱甘肽(GSH)结合而解毒,生成谷胱甘肽结合物。谷胱甘肽-S-转移酶主要存在于肝、肾细胞的微粒体和胞液中,可与卤代芳香烃、卤代硝基苯、环氧化物等结合。

许多致癌物和肝脏毒物在生物转化过程中可形成对细胞毒性较强的环氧化物,如溴化苯经环氧化反应生成的环氧溴化苯是强肝脏毒物,可引起肝脏坏死。但如果环氧溴化苯与GSH 结合,其毒性能够降低并易于排出体外。但是,GSH 在体内的含量有一定的限度,若短时间内形成大量环氧化物,会导致 GSH 耗竭,引起机体严重损害。

4.乙酰结合反应

乙酰辅酶 A 是糖、脂肪和蛋白质的代谢产物。在 N-乙酰转移酶的催化下,芳香伯胺、肼、酰肼、磺胺类和一些脂肪胺类化学物可与乙酰辅酶 A 作用生成乙酰衍生物。N-乙酰转移酶主要分布在肝及肠胃黏膜细胞中,也存于肺、脾中。许多动物体内具有乙酰结合能力,例如,兔、鼠、豚鼠、猫、马、猴及鱼类。

$$\underset{\text{硝基苯}}{\overset{\text{NO}_2}{\bigcirc}} \xrightarrow{\text{还原反应}} \underset{\text{苯胺}}{\overset{\text{NH}_2}{\bigcirc}} \xrightarrow[\substack{\text{CH}_3\text{CO—SCoA} \\ \text{(乙酰辅酶 A)}}]{N\text{-乙酰转移酶}} \underset{}{\overset{\text{NH—COCH}_3}{\bigcirc}} + \text{HSCoA}$$

5.氨基酸结合反应

含有羧基(—COOH)的外源毒物可与氨基酸肽式结合,反应的本质是肽式结合,以甘氨酸结合最多见。如苯甲酸可与甘氨酸结合形成马尿酸而排出体外;氢氰酸可与半胱氨酸结合而解毒,并随唾液和尿液排出体外。

6.甲基结合反应

各种酚类(如多羟基酚)、硫醇类、胺类及氮杂环化合物(如吡啶、喹啉、异吡唑等)、重金属等在体内可与甲基结合,也称甲基化。甲基化一般是一种解毒反应,是体内生物胺失活的主要方式。除叔胺外,甲基化产物的水溶性均比母体化合物低。甲基主要由甲基转移酶催化,由 S-腺苷蛋氨酸提供,也可由 N-甲基四氢叶酸衍生物和 B_{12}(甲基类咕啉)衍生物提供。

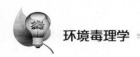

蛋氨酸的甲基经 ATP 活化,成为 S-腺苷蛋氨酸,再由甲基转移酶催化,发生甲基化反应。

微生物中金属元素的生物甲基化普遍存在。如汞、铅、锡、铂、铊、金以及类金属如砷、硒、碲和硫等,都能在生物体内发生甲基化。金属生物甲基化的甲基供体是 S-腺苷蛋氨酸和 B_{12} 衍生物。

三、影响生物转化的因素

多种因素可影响外源毒物的生物转化过程,其实质是这些因素能对催化生物转化过程的各种酶类的功能和活力产生影响,使外源毒物生物转化的途径和速度发生变化,导致其对机体的生物学作用和机体对该化学物的反应等发生改变。

绝大部分物质进入体内的代谢转化不是单一反应,往往是多个反应连续进行的。例如乙醇在正常情况下先产生中间代谢产物乙醛,可迅速地进一步代谢而变为乙酸盐,然后再变为二氧化碳和水。然而在醛脱氢酶受抑制的情况下,体内醛的含量会增高,而引起严重的症状如恶心、呕吐、头痛和心悸。

不同机体对污染物吸收与排泄、血浆蛋白与污染物结合、作用靶标部位对污染物亲和力等方面的差异,都会导致生物对污染物的反应不同。物种、品系和个体之间在生物转化上的差异,主要由各自的遗传因素决定,主要表现在体内酶的种类和活力上。

(一)物种差异

不同物种内代谢酶种类存在很大差异。从代谢酶的角度出发,主要表现在两方面:

(1)代谢酶的种类不同。同一外源毒物在不同种动物体内的代谢情况可完全不同。例如,大鼠、小鼠和犬的体内具有 N-羟化酶和磺基转移酶,故可将 N-2-乙酰氨基芴(AAF)羟化并与硫酸结合生成具强烈致癌作用的硫酸酯;而豚鼠体内缺乏 N-羟化酶,因此不能将 AAF 转化为硫酸酯。

(2)代谢酶的活力不同。导致同一外源毒物在不同种类动物的半减期不同。

(二)个体差异

外源毒物在生物转化上的个体差异主要是由于某些参与代谢的酶类在各个体中的活力不同。例如,芳烃羟化酶(AHH)可使芳香烃类化合物羟化,并产生致癌活性,其活力在不同个体之间存在明显的差异。在吸烟量相同的情况下,AHH 活力较高的人,患肺癌的危险度比 AHH 活力低的人高 36 倍;AHH 活力中等的人,患肺癌的危险度比活力低者高 16 倍。

(三)年龄差异

随着年龄增长,生物体内某些代谢酶的活力也在变化,生物转化的能力也随之改变。初生及未成年机体中微粒体酶的功能尚未完全发育成熟,成年后达到高峰,然后开始逐渐下降,进入老年又减弱,故生物转化功能在初生、未成年和老年时期均较成年时期弱。例如,大鼠出生后 30 天,肝微粒体混合功能氧化酶才达到成年水平,250 天后又开始下降。凡经代谢转化后毒性降低或消失的外源毒物,在初生、未成年和老年机体中的毒性作用将有所增强;反之,经代谢转化后毒性增强的化学物,在未成年和老年机体中的毒性较成年机体弱。

(四)性别

雌、雄两性哺乳动物对外源毒物的生物转化存在着性别差异,这主要是由性激素决定的,这种差异从性发育成熟的青春期开始出现,并持续整个成年期,直到进入老年期。多数情况下,雄性动物的代谢转化能力和代谢酶活力均高于雌性动物。一般来说,经代谢转化后毒性降低或消失的外源毒物对雌性动物的毒性作用较雄性动物高。研究表明,雄性哺乳动物体内环己烯巴比妥的羟化反应、氨基吡啉的脱甲基反应以及芳基化合物与谷胱甘肽的结合反应等均高于雌性哺乳动物。环己烯巴比妥在雌性大鼠体内的半衰期($t_{1/2}$)比在雄性大鼠体内长。对硫磷雌性大鼠体内的代谢转化速度比在雄性大鼠体内快,由于对硫磷在氧化过程中能产生毒性更大的中间产物,对硫磷对雌性大鼠的毒性比对雄性大鼠大。

(五)营养状况

动物的营养状况也可引起体内代谢水平和酶活性的变化,从而改变毒物在体内吸收、转化和排泄速度,影响动物对毒物的毒性反应。当体内缺乏蛋白质、辅酶或其他有关物质,如蛋氨酸、ATP等能影响酶的合成并降低肝微粒体中各种酶的活性,此时毒物在体内生物转化过程变慢,机体对一般毒物的解毒能力降低,从而使毒物的作用时间延长,毒性随之增强。如六六六、DDT、马拉硫磷、黄曲霉素等。但是,对于那些本身不具毒性、只有生物转化以后才具毒性的外源毒物而言,蛋白质缺乏时,某些催化酶活力下降,毒性反而减弱。

(六)代谢酶的诱导和抑制

1.诱导

许多环境污染化学物、药物和天然化学物都有引起生物转化酶合成量增加,伴有活性提高的作用,这种现象被称为酶诱导。凡能引起酶诱导的物质称为诱导剂。诱导的结果将对其他外源毒物的生物转化产生促进作用。外源毒物经生物转化后有的毒性降低、有的毒性增高,所以对酶诱导的后果应进行全面分析。

许多化学物对微粒体混合功能氧化酶有诱导作用。在该酶系中,细胞色素P450氧化酶有多种类型(即同工酶)存在,不同诱导物可诱导不同的同工酶,因而对不同外源毒物的催化活性不同。该酶的主要诱导物有:①巴比妥类化合物,以苯巴比妥(PB)为代表,可使巴比妥类化合物的羟化反应、对硝基茴香醚O-脱甲基反应、苄甲苯丙胺的N-脱甲基反应及有机氯杀虫剂艾氏剂的环氧化反应等增强。②多环芳烃类化合物,代表物是3-甲基胆蒽(3MC),可增强多环芳烃羟化酶的活力,使苯并[a]芘等多环芳烃类化合物的羟化反应增强。③多氯联苯类诱导物,Aroclor1254(主要成分为六氯联苯)为代表,可促进巴比妥类和多环芳烃类化合物的代谢过程。此外,氯化烃类杀虫剂(如DDT和氯丹等)对代谢酶也有诱导作用。

2.抑制

抑制指有些外源毒物可使某些代谢过程催化酶系的酶蛋白的合成量减少,同时伴有活力减弱。能引起酶抑制的物质称为抑制剂。外来化学物与酶蛋白直接相互作用而抑制其活性,可能由于同工酶特异抑制或辅因子耗竭两种情况。一些化学物可与某种同工酶形成稳定的复合物。如果复合物的靶是酶的活性中心,就产生对其底物的竞争性抑制作用。一种外源毒物可抑制另一种外源毒物的生物转化过程。酶的抑制主要有特异性抑制和竞争性抑制两种。

(1)特异性抑制。一种外源毒物对某一种酶有特异性抑制作用,使该酶催化的生物转化过程受抑制。例如,对硫磷的代谢物对氧磷抑制了羧酸酯酶的活性,使该酶催化的马拉硫磷的水解反应速度减慢,从而使马拉硫磷的毒性作用增强。

（2）竞争性抑制。参与生物转化的酶系统一般对底物的专一性不高,几种不同的化学物均可作为同一酶系统生物转化的底物。当一种外源毒物在体内含量过高时,可抑制该酶系对另一种化学物生物转化的催化作用。

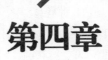

第四章
环境污染物的毒性作用机理及影响因素

环境污染物的毒性作用

一、毒性作用的基本概念

毒性：指化学的、生物性的物质或物理因素，对生物机体损伤的能力，即引起机体生物学变化的能力。毒性的大小可以用对生物体的效应性质和程度来表示，可以通过生物实验或其他检测方法检测。

靶分子：外源性物质进入生物体后进攻并与之结合的生物大分子。

剂量：剂量的概念较为广泛，可指机体接触的剂量或摄入量、外来化学物被机体吸收的剂量及其在靶器官中的剂量等。化学物对机体的损害作用，直接取决于其在靶器官中的剂量，但测定此剂量十分复杂，且一般而言，接触或摄入的剂量越大，靶器官中的剂量也越大。因此，常以接触或摄入机体的剂量，如单位体重（mg/kg）或环境中浓度（mg/m^3 或 mg/L）来衡量。剂量是决定外源毒物对机体造成损害程度的最主要因素。同一种化学物在不同剂量时对机体作用的性质和程度不同。

接触剂量（exposure dose）又称外剂量（external dose）是指外源化学物与机体的接触的量，可以是单次接触或某浓度下一定时间的持续接触。

吸收剂量（absorbed dose）又称内剂量（internal dose），是指外源化学物穿过一种或多种生物屏障，吸收进入体内的剂量。

到达剂量（delivered dose）又称靶剂量（target dose）或生物有效剂量（biologically effective dose），是指吸收后到达靶器官（如组织、细胞）的外源化学物或其代谢产物的剂量。

毒理学常用的几个剂量概念如下：

致死剂量（LD）：致死剂量指以机体死亡为观察指标而确定的外源毒物剂量。按照引起

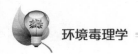

机体死亡率的不同,有以下几种致死剂量:

绝对致死量(LD$_{100}$):指能引起所观察个体全部死亡的最低剂量,或在实验中可引起实验动物全部死亡的最低剂量。

半数致死量(LD$_{50}$):又称致死中量,指引起一群个体50%死亡的剂量。

半数致死浓度(LC$_{50}$):指能引起一群个体50%死亡的浓度,一般以 mg/m³(空气)和 mg/L(水)来表示。LC$_{50}$表示外源毒物经呼吸道与机体接触后产生的毒性作用时,是指使一群动物接触化学物一定时间(2~4 h)后,在一定观察期限内(一般为14天)死亡50%所需的浓度。

最小致死量(MLD 或 LD$_{min}$ 或 LD$_{01}$):指仅引起一群个体中个别个体死亡的最低剂量。低于此剂量则不能导致机体死亡。

最大耐受量(MTD 或 LD$_0$):指在一群个体中不引起死亡的某化学物的最高剂量。

半数效应剂量(ED$_{50}$):指外源毒物引起机体某项生物效应发生50%改变所需的剂量。

最小有作用剂量(MEL):也称中毒阈剂量或中毒阈值,指外源毒物按一定方式或途径与机体接触时,在一定时间内,使某项灵敏的观察指标开始出现异常变化或机体开始出现损害所需的最低剂量。最小有作用浓度则指环境中某种化学物能引起机体开始出现某种损害作用所需的最低浓度。

最大无作用剂量(MNEL):又称未观察到作用剂量(NOEL),指外源毒物在一定时间内按一定方式或途径与机体接触后,采用目前最为灵敏的方法和观察指标而未能观察到任何对机体损害作用的最高剂量。对于环境中的外源毒物则称为最大无作用浓度。

最大无作用剂量或浓度是根据慢性或亚慢性毒性试验的结果确定的,是评定外源毒物对机体损害的主要依据,也是制定每日允许摄入量(ADI)和最高容许浓度(MAC)的主要依据。

反应:指化学物质与机体接触后引起的生物学改变。分为量反应和质反应两类。

量反应(graded response):也称为效应,通常与表示化学物质在个体中引起的毒效应强度的变化。属于计量资料,有强度和性质的差别,可以某种测量数值表示。

质反应(quantal response):用于表示化学物质在群体中引起的某种毒效应的发生比例。属于计数资料,没有强度的差别,不能以具体的数值表示,而只能以"阴性或阳性""有或无"来表示,如死亡或存活、患病或未患病等。

剂量-效应关系:是指外源毒物的剂量大小与其在个体引起的效应大小之间的相关关系。

剂量-反应关系:是指外源毒物的剂量与某一群体中引起的效应发生率之间的关系。

二、毒性作用的类型

1.污染物接触机体后引起中毒的速度

根据污染物接触机体后引起中毒的速度分为:

急性中毒:指污染物一次或多次作用于生物机体所引起的损伤能力。

亚急性中毒:指污染物在生物寿命的1/10左右的时间内,每日或反复多次作用于生物机体所引起的损伤能力。

慢性中毒：指化学物对生物体长期低剂量作用后所产生的毒性。

2. 局部毒性作用和全身毒性作用

某些环境化学物可引起机体直接接触部位的损伤，称局部毒性作用。例如，接触或摄入腐蚀性物质或吸入刺激性气体可直接导致皮肤、胃肠道和呼吸道的损伤，引起损伤部位的细胞破坏。

环境化学物被吸收后随血液循环分布到全身而呈现的毒性作用，称为全身毒性作用。化学物的全身毒性作用对各组织器官的损伤不是均匀的，而是主要对一定的组织和器官即靶器官和靶组织起损害作用。例如，一氧化碳对血红蛋白有极强的亲和力，能引起全身缺氧，其中对氧敏感的中枢神经系统损伤最为严重。四氯化碳急性作用于中枢神经系统，而慢性作用主要影响肝脏，严重时可损伤肾脏。

3. 可逆和不可逆毒作用

可逆毒作用是指污染物在停止与生物体接触后，损害作用随之消失。不可逆毒作用是指污染物停止与生物体接触后，损害作用继续存在，甚至有所发展，如突变、神经元损伤等为不可逆的毒作用。有些毒作用在停止接触后经过较长时间才消失，也被认为是不可逆的，如杀虫剂对胆碱酯酶的抑制。

4. 即发和迟发毒作用

有些污染物在一次接触生物体后的短时间内即可引起的毒性作用，称为即发毒作用，最典型的例子是氰化物中毒。迟发毒作用是指污染物与生物体接触后，要经过一段时间后才表现出的毒性作用。例如，通常在人第一次接触致癌物后 10～20 年才表现出致癌作用。

5. 变态反应和特异性反应

变态反应：是由曾受到毒物或其他化学类似物的致敏作用所致的。该化学物作为一种半抗原，与内源性蛋白质结合形成抗原，从而激发抗体形成，继后，再次接触到该化学物时，将产生抗原-抗体反应，引起典型的过敏症状。因而这种反应与通常的毒作用是不同的，首先需要先前的一次接触，其次过敏反应又出现一般毒作用所呈现的典型"S"形计量-反应曲线。

特异性反应：一般是指遗传所决定的特异体质对某种化学物的异常反应，又称特发性反应。例如，有些病人在接受标准治疗剂量的琥珀酰胆碱后，呈现持续的肌肉松弛和窒息症状，由于这些病人的血浆中缺乏假胆碱酯酶，对血浆中的琥珀酰胆碱无降解能力。

三、联合毒性作用的类型

根据多种化学物同时作用于机体时所产生的毒性效应，可将化学物的联合作用分为以下几类：

（一）相加作用

多种环境化学物同时作用于机体所产生的生物学作用的强度是各自单独作用的总和，这种作用称为相加作用。化学结构相似的化学物或同系物、毒作用靶器官、靶分子相同的化学物以及作用机理类似的化学物同时存在时，往往发生相加作用。

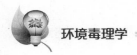

(二)协同作用

两种或两种以上环境化学物同时作用于机体所产生的生物学作用的强度远远超过各化学物单独作用强度的总和,这种作用称为协同作用。这可能与化合物之间促进吸收、延缓排出、干扰体内代谢过程等作用有关。

(三)增强作用

一种环境化学物本身对机体并无毒性,但能使与其同时进入机体的另一种环境化学物的毒性增强,这种作用称为增强作用或增效作用。例如,异丙醇对肝脏无毒,但与四氯化碳同时进入机体时,可使四氯化碳的毒性大于其单独作用时的毒性。有人将增强作用归于协同作用。

(四)拮抗作用

两种环境化学物同时作用于机体时,其中一种化学物可干扰另一种化学物的生物学作用,或两种化学物之间相互干扰,使混合物的毒性作用强度低于各自单独作用的强度之和,这种作用称为拮抗作用。凡能使另一种化学物的生物学作用减弱的化学物称为拮抗物或拮抗剂,毒理学和药理学中所指的解毒剂即属此类。

(五)独立作用

两种或两种以上的环境化合物作用于机体,各自的作用方式、途径、受体和部位不同,彼此无影响,仅表现为各自的毒作用,称为独立作用,一般只发生在个体水平以下。个体水平以上,独立作用与相加作用往往很难区别。

四、毒性作用的机理

研究毒性作用的机理对阐明污染物的毒性作用部位、毒性作用过程和发展新的检测技术等都有重大的理论和实际意义。

(一)不同生物间传递

食物链是指自然界中食物供求的关系链。

食物链的类型:捕食性食物链、碎食性食物链[树叶碎片及小藻类→虾(蟹)→鱼→食鱼的鸟类]、寄生性食物链(哺乳类或鸟类→跳蚤→原生动物→细菌→滤过性病毒)。

营养级:生态学中把具有相同地位、食性或者营养方式的环节归为同一营养层次,即营养级,如生产者、食草动物、食肉动物。

生物浓缩:又叫生物富集,是指生物通过非吞食方式,从周围环境(水、土壤、大气)蓄积污染物,使其在机体内浓度超过周围环境中浓度的现象。

生物累积:指生物长期接触污染物,如果吸收超过排泄及其代谢转化,则会出现污染物在体内逐渐增加的现象。

生物放大:指在同一食物链上的高营养级生物,通过吞食低营养级生物而蓄积污染物,使其在机体内的浓度随着营养级数提高而增大的现象。

生物浓缩系数:

$$BCF = c_b/c_e$$

BCF——生物浓缩系数,即生物吸收达到平衡时的比值

c_b——某种污染物在机体中达到平衡时的浓度

c_e——某种污染物在机体周围环境中的浓度

(二)干扰正常受体-配体的相互作用

受体是许多组织细胞的生物大分子,与化学物即配体相结合后形成受体-配体复合物,能产生一定的生物学效应。许多环境化学物,尤其是某些神经毒物的毒性作用与其干扰正常受体-配体相互作用的能力有关。例如,有机磷农药中毒是有机磷抑制胆碱酯酶的活性使其失去分解乙酰胆碱的能力,导致乙酰胆碱积聚,后者与毒蕈碱型胆碱能受体(M型受体)和烟碱型胆碱能受体(N型受体)结合,引发毒蕈碱样和烟碱样神经症状。

(三)损害生物膜系统的结构和功能

污染物对生物膜系统的损害主要有两个机理。其一,污染物可以和生物膜上的蛋白质或脂质反应,从而改变膜的转运动能,影响膜的完整性。这种作用干扰了多种与转运细胞通透性有关的生理生化功能,从而导致中毒。例如与转运有关的酶复合物都是生物膜的重要组成成分,它们参与许多生物学过程。然而众多污染物如重金属、有机氯杀虫剂、酚氧乙酸、除草剂等均可对生物膜的酶系统产生影响,从而对机体造成损害。其二,污染物在体内所形成的自由基破坏了生物膜中的脂质,引发脂质过氧化而带来机体损伤。

自由基可诱发体内多方面的损害,包括生物膜上脂质过氧化所造成的损害和与DNA、RNA共价结合所造成的损害,以及使蛋白质、氨基酸发生交联所造成的危害等。

(四)干扰机体的物质代谢和能量代谢

机体内的能量来源于糖类和脂肪类的生物氧化,所产生的能量以三磷酸腺苷(ATP)的形式储存起来,为各种生命活动提供能量,这种氧化磷酸化过程又称细胞呼吸链。有些环境化学物可干扰糖类的氧化,使细胞不能产生ATP。例如,氰化物、硫化氢和叠氮化钠能与细胞色素氧化酶的Fe^{3+}结合,使其不能还原成Fe^{2+},从而阻碍电子传递,导致氧不能被利用,引起细胞内窒息;有的环境化学物如硝基酚类、五氯酚钠、氯化联苯等可使氧化磷酸化偶联,导致糖类氧化所产生的能量不能以ATP的形式储存起来。严重的ATP缺乏可导致细胞功能丧失甚至死亡。

(五)对细胞内大分子的影响

许多环境化学物可与酶或蛋白质的活性部位结合而引起毒性作用。例如,溴苯的代谢产物溴苯环氧化物可与肝细胞蛋白质共价结合而引起肝细胞坏死;一氧化碳与血红蛋白中的Fe^{2+}和细胞色素a_3中的Fe^{3+}紧密结合,使组织缺氧;许多有毒金属如铅、汞、镉、砷等可与酶或蛋白质的巯基结合,使之失去活力而产生毒性。

生物体所表现的各种生命现象都取决于蛋白质,而各类蛋白质的合成又决定于核酸的复制、转录和翻译。污染物对机体的毒作用包括对核酸、蛋白质等细胞大分子的损害作用。污染物作用于细胞遗传物质核酸时,可改变基因的复制、遗传信息的转录和翻译,可影响基因的表达等,最终会影响蛋白质的合成,抑制一些基本的生命现象,造成细胞死亡。

(六)干扰细胞内钙稳态

钙稳态研究结果表明,细胞内游离钙水平的提高,是许多细胞死亡之前和死亡时的常见

现象。正常细胞内外的 Ca^{2+} 浓度分别为 10^{-7} mol/L 和 10^{-3} mol/L 左右,平衡由细胞膜电动势内倾向和对 Ca^{2+} 的相对通透性及主动转运作用进行调节。在一般生理状态下,大多数细胞内的钙不呈游离状态,而是与线粒体、内质网或其他细胞组分的蛋白质联结在一起。当化学物质引起细胞膜的结构与功能发生改变时(如受体-配体的结合),可造成细胞质中 Ca^{2+} 浓度的增高。Ca^{2+} 浓度的升高也可引起一些蛋白质分子的交联,微丝、微管结构的改变,使细胞的形态结构与功能受到严重的影响,最终将导致细胞死亡。

(七)自由基与脂质过氧化

自由基是指具有奇数电子的分子,或者化合物的共价键发生均裂而产生的具有奇数电子的产物。自由基与膜脂质接触,攻击多不饱和脂肪酸形成脂质过氧化自由基($LO_2\cdot$),从而使细胞膜和细胞器膜发生脂质过氧化。膜脂质过氧化作用不仅可以改变膜的流动性,还可以改变膜镶嵌蛋白的活化环境,脂质过氧化还可导致线粒体和溶酶体肿胀和解体,引起 Na^+、K^+-ATP 酶和一些微粒体酶活性降低。自由基攻击核酸,从而引起碱基置换、嘌呤脱落、DNA 链断裂,导致细胞突变和癌变。

第二节 环境污染物对生物体生殖发育的毒性

环境污染物对人类的生殖发育有严重影响。生殖发育过程对环境化学物的影响比较敏感,环境化学物对生殖发育的损害作用可以分为两个方面:①对生殖过程的影响,即生殖毒性(reproductive toxicity);②对发育过程的影响,即发育毒性(developmental toxicity)。

一、环境化学物的生殖毒性

生殖毒性是指环境污染物对生殖过程的危害,包括环境化学物对生殖细胞发生、卵细胞受精、胚胎形成、妊娠和哺乳过程的毒性作用。

1.环境化学物对雄性生殖系统的损害作用

睾丸的功能主要是生成精子和合成雄性激素。精子的生成有赖于下丘脑-垂体-睾丸轴的调节功能。环境化学物无论是直接影响睾丸的功能,还是间接影响下丘脑-垂体-睾丸轴的调节功能,均表现为雄性生殖系统受损。环境化学物对雄性生殖过程的损害作用主要表现为性淡漠、性无能或各种形式的性功能减退,以及睾丸萎缩或坏死、精子数目减少等生殖损伤。

(1)对睾丸生精细胞的影响。棉酚是影响睾丸功能的典型环境化学物之一。棉酚是棉籽中的一种黄色酚类色素,现已证实棉酚的毒作用部位是睾丸,它作用于精子发育过程的不同阶段,最终导致精子减少和不育。

多种农药都能引起精子数目减少、畸形精子增多和性功能减退,如马拉硫磷和敌敌畏。工业污染物二硫化碳及铅、镉、汞、锰等重金属对多种动物的睾丸有损害作用,表现为睾丸萎缩、精子生成障碍、精子数量减少或形态和功能受损。

（2）对内分泌功能的影响。研究证实,铅可干扰下丘脑-垂体-性腺轴的正常功能,影响促性腺激素释放素(GnRH)的释放,血清中促卵泡生成激素(FSH)、促黄体生成激素(LH)、睾酮含量降低。相关实验表明,接触 CS_2 的男性血清中 FSH 水平显著低于对照组,而 LH 则较对照组下丘脑-垂体-睾丸明显升高。一般认为,LH 水平增高出现的时间先于 FSH 水平增高和睾酮水平降低的时间,所以 LH 水平可作为评价 CS_2 对男性生殖系统损害的早期检测指标。

（3）对性功能和生殖功能的影响。某些重金属如铅、镉、汞等,对雄性性功能和生殖功能有损伤。有机汞易于通过血睾屏障,在睾丸中积蓄量高,影响精子发育,并可导致不育;无机汞主要影响精原细胞及精细胞,使生育能力降低。锰抑制睾酮的分泌,抑制精子形成。有研究报道,锰中毒患者和接触锰作业工龄较长的男性工人可出现性欲减退、排精困难、早泄、阳痿等性功能障碍。

2.环境化学物对雌性生殖系统的损害作用

雌性哺乳动物生殖系统由卵巢、输卵管、子宫和外生殖器等组成。卵巢产生生殖细胞(即卵细胞)和分泌性激素,输卵管是输送卵细胞和卵受精之处,子宫是孕育胎儿的器官。环境化学物对雌性的生殖毒性主要表现为性淡漠、排卵规律改变、月经失调或闭经、卵巢萎缩、受孕减少、胚胎死亡、生殖力降低、不孕不育等。

（1）对卵细胞的影响。有些环境化学物,如 CS_2 ,对卵巢有损伤作用,从而使动物卵母细胞减少,受孕能力降低,并影响受精卵和胚胎的正常发育。此外,卵母细胞对电离辐射极为敏感。

（2）对内分泌功能的影响。卵巢的功能和生殖周期受内分泌系统下丘脑-垂体-性腺轴的调节,环境化学物可影响其中任何一个环节而造成损害作用。大量人群调查和动物试验证实,苯、甲苯、二甲苯等有机溶剂在一定剂量下会造成女工或雌性动物的生殖功能损害,如月经异常发生率显著增高,其机理可能是该类化合物直接作用于下丘脑,干扰垂体-卵巢系统,使内分泌调节系统异常,导致月经异常。怀孕期间服用己烯雌酚可使其子代少女患阴道透明细胞腺癌,子代男性可发生生殖器先天畸形。

二、环境化学物的发育毒性

发育毒性主要包括环境有害因素对胚胎发育以及出生幼仔发育的影响。发育毒性的具体表现主要有:

（1）生长迟缓。即胚胎的发育过程在有害环境因素影响下,较正常的发育过程缓慢。

（2）结构异常。又称致畸作用,即由于环境化学物的干扰,胎儿出生时,某些器官表现形态结构异常。

（3）功能缺陷。即胎仔的生化、生理、代谢、免疫、神经活动及行为的缺陷或异常,如听力或视力异常、行为缺陷等。大多数功能缺陷在出生后一定时间后才被发现。

（4）发育生物体死亡。指在环境化学物的作用下,受精卵未发育即死亡,或胚泡未着床即死亡,或着床后生长发育到一定阶段死亡。具体表现为自然流产或死产、死胎。

以上 4 种发育毒性很少同时出现,一般只出现其中的一种或几种。此外,有些环境化学物可通过胎盘与发育中的胚胎接触而引起子代肿瘤发生。

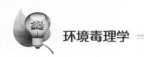
第三节

环境污染物对生物体的细胞毒性

　　细胞是生物的结构单位,不同种类的细胞,具有不同的形态结构和功能,对污染物的敏感程度也不一样。污染物对细胞的损伤,表现为细胞结构和功能的改变。通过研究污染物与细胞结构和功能损伤的关系,可以阐明污染物毒作用的本质,以评价污染物的有害性。

　　细胞死亡表现为细胞坏死(necrosis)和细胞凋亡(apoptosis)两种形式。细胞坏死是细胞的他杀性死亡,在细胞受到急性伤害时,线粒体形态和功能首先发生改变,继而细胞膜受损,失去调节渗透压的能力,细胞自身稳定失衡,细胞肿胀,破裂,内容物溢出,导致周围组织发生炎症。

一、细胞结构受损

　　细胞膜结构的稳定性对于机体的生物转运、信息传递及内环境稳定是非常重要的。但是有些毒物可以引起膜成分的改变:四氯化碳可引起大鼠肝细胞膜磷脂和胆固醇的含量下降;二氧化硅可与人的红细胞的细胞膜蛋白结合,使得红细胞膜蛋白 α 螺旋减少。还有很多环境毒物会改变膜的流动性,影响膜的通透性和膜镶嵌蛋白质的活性。

二、细胞毒作用

　　细胞的增殖需经历 DNA 复制、RNA 转录和蛋白质翻译以及细胞分裂等过程。在正常情况下,细胞在器官发生期增殖速度极快,在此期间细胞对环境化学物极为敏感,如接触一定剂量的环境化学物,可表现出细胞毒性作用。当接触剂量较低时,可引起少量细胞死亡,但死亡速度及数量可被存活细胞的增殖所补偿;当接触剂量较高时,在短期内可造成大量细胞死亡。

三、对细胞膜的影响

　　细胞膜由脂质双分子层和镶嵌蛋白构成,细胞膜的主要功能有:参与细胞内外的物质交换;细胞膜上会有多种受体,如某些激素受体、神经递质受体;细胞膜携带有某种抗原,如组织相容性抗原及红细胞膜上血型抗原等。许多环境因素作用于细胞膜,引起细胞膜结构和功能的改变,与膜上的受体结合,干扰了受体正常的生理功能。

　　污染物引起的膜脂质过氧化作用导致细胞膜的损伤。SO_2 经气孔进入叶组织后,溶于浸润在细胞壁的水分中,产生 SO_2 或 HSO_3^-,在被氧化成为 SO_4^{2-} 的过程中,产生氧自由基,引起膜脂质的过氧化。污染物与细胞膜上的受体结合,干扰了受体的正常功能。污染物可影响细胞膜的离子通透性。神经信息传导依赖于神经细胞膜的 Na^+ 或 K^+ 通透。拟除虫菊酯杀虫剂可作用于细胞膜的 Na^+ 通道,干扰 Na^+ 通过细胞膜,影响神经传导。

四、污染物对蛋白质的影响

蛋白质是生命的重要物质基础。在生物体内,各种氨基酸按照翻译顺序在细胞内以共价结合的方式形成肽链,再借助肽链间的氢键和各种次级键以及各亚基间的空间位置形成二级、三级或四级结构。各种污染物或其代谢产物通常可与结构蛋白质或酶的活性中心中的半胱氨酸的巯基、丝氨酸的羟基、精氨酸的胍基、赖氨酸的 ε-氨基等部位发生共价结合,最终抑制这些蛋白质的功能。

1.结构蛋白

蛋白质的一个重要生理功能是构建生物体,这类蛋白质被称为结构蛋白。胶原纤维是一种结构蛋白,很少受到污染物的毒性作用。细胞膜、线粒体(叶绿体)、内质网等都是由蛋白质与脂类组成的,它们除了起到生物体的结构作用外,还有各种重要的生物学功能,易受到污染物的毒性作用。例如醌类、醛类、羟胺化合物和环氧化物等污染物,可与脂蛋白、糖蛋白发生共价结合,引起细胞膜通透性改变和细胞内营养物质合成障碍,最终导致细胞或组织坏死。其次,污染物或其代谢产物还可与胞浆蛋白发生共价结合,使胞浆蛋白变性。胞浆蛋白变性可作用于细胞核内的 DNA、RNA 等遗传物质,引起畸变、癌变和突变。另外,某些具有抗原或半抗原作用的污染物与机体组织蛋白(如载体、抗体、补体等)可形成共价结合,所形成的复合物可以启动特殊的变态反应。常见的硅肺、铍肺、氯乙烯引起的肢端溶骨症,以及多种污染物引起的过敏性疾病,其机理均可能属于此类。目前,已用异氰酸酯类化合物构建成功豚鼠哮喘的动物模型,有利于深入研究过敏性哮喘的毒作用机理。

2.酶

大量的研究资料已证实,酶(enzyme)是所有生物体不可缺少的具有催化活性的蛋白质。污染物或其代谢产物可与酶的活性中心、辅酶、辅基或底物(substrate)发生共价结合,导致酶活性的抑制,从而引起一系列的有害生物效应。

(1)与酶的活性中心共价结合。污染物中最典型的例子当属有机磷农药与乙酰胆碱酯酶竞争性地共价结合,导致乙酰胆碱酯酶的磷酰化。HS、亚硝酸盐、叠氮化物、二硫代氨基甲酸酯、芳香族硝基与氨基化合物等污染物或其代谢产物均能与细胞色素氧化酶中的铁,以及许多金属辅酶中的 Cu、Zn 等元素发生共价结合(包括配位键-特殊的共价键),阻断电子传递过程,引起细胞内窒息。

(2)与辅基的共价结合。许多酶的辅基具有重要的催化活性。多见于核苷酸类物质或含金属的卟啉化合物。砷类化合物、有机锡化合物可与丙酮酸脱氢酶的辅酶硫辛酸结合,使丙酮酸形成乙酰辅酶 A 进入三羧酸循环的过程中断。

五、细胞凋亡和细胞焦亡

细胞凋亡是指在一定的生理或病理条件下,受内在遗传机制控制,按照自身程序主动性、生理性死亡的过程。细胞焦亡又称细胞炎性坏死,炎性小体引发的一种程序性细胞死亡方式。

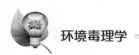

环境污染物对生物体的遗传毒性

遗传是所有生物生命活动的基本特征之一。环境污染物导致生物遗传物质发生改变即为遗传毒性,泛指对基因组的毒性。

一、环境污染物的致突变性

突变的基础是遗传物质 DNA 的改变,根据 DNA 改变牵涉范围的大小,可将遗传损伤分为三大类,即基因突变、染色体突变和基因组突变。

(一)基因突变

基因突变指在基因中 DNA 序列的改变。这种改变一般局限于某一特定的位点,所以又称之为点突变。基因突变是分子水平的变化,在光学显微镜下无法观察到,一般以表型(如生长、生化指标、形态等)的改变为基础进行检测,也可通过核酸杂交技术、DNA 单链构象多态分析(SSCP)及 DNA 测序等方法来确定。基因突变可分为碱基置换、移码突变、整码突变、片段突变等基本类型。

碱基置换指 DNA 序列上的某个碱基被其他碱基所取代。DNA 分子中碱基发生置换后,会引起 mRNA 密码子的改变,导致编码氨基酸信息的变化,引起蛋白质结构及功能的变化,从而表现出表型的改变。碱基置换又可分为转换和颠换两种。转换指嘌呤与嘌呤碱基、嘧啶与嘧啶碱基之间的置换(包括 G:C→A:T 和 A:T→G:C);颠换则指嘌呤与嘧啶碱基之间的置换(包括 G:C→T:A,G:C→C:G,A:T→C:G 及 A:T→T:A)。

如果碱基置换导致了编码氨基酸信息的改变,在基因产物中,一个氨基酸被其他的氨基酸所取代,称为错义突变。遗传密码子具有简并性,有时虽然有碱基置换发生,但密码子的意义没有改变,这种突变称为同义突变。如果碱基置换的结果使 mRNA 上的密码子由氨基酸编码密码子变成终止密码子(UAG、GGA、UAA),则称为无义突变。

移码突变指改变从 mRNA 到蛋白质翻译过程中遗传密码子读码顺序的突变,通常涉及在基因中增加或缺失一个或几个碱基对。基因中一处发生移码突变,会使其以后的三联密码子都发生改变,有时还会出现终止密码,所以,移码突变往往会使基因产物发生大的改变,引起明显的表型效应,常导致致死性突变。

整码突变又称为密码子的插入或缺失,指在 DNA 链中增加或减少的碱基对为一个或几个密码子,此时基因产物多肽链中会增加或减少一个或几个氨基酸,而此部位之后的氨基酸序列无改变。

片段突变指基因中某些小片段核苷酸序列发生改变,这种改变有时可跨越两个或数个基因,涉及数以千计的核苷酸。片段突变主要包括核苷酸片段的缺失、重复、重组及重排等。

(二)染色体突变

染色体突变也称为染色体畸变,是指染色体结构的改变。染色体畸变可通过在光学显微镜下观察细胞有丝分裂的中期相来检测。染色体结构改变的基础是 DNA 的断裂,所以把能引起染色体畸变的外源毒物称为断裂剂。染色体畸变可分为染色单体型畸变和染色体型畸变,前者指组成染色体的两条染色单体中仅一条受损,后者指两条染色单体均受损。大多数化学断裂剂诱发 DNA 单链断裂,经过 S 期进行复制后,在中期相细胞表现为染色单体型畸变,此类断裂剂称为拟紫外线断裂剂。但也有少数断裂剂可引起 DNA 双链断裂,如果细胞在 G1 期或 G0 期受这些断裂剂作用,经 S 期复制到中期可表现为染色体型畸变,若作用于 S 期复制后及 G2 期,在中期相则出现染色单体型畸变,此类化学物称为拟放射性断裂剂。染色单体型的畸变在经过一次细胞分裂后,会转变为染色体型畸变。

染色体或染色单体受损发生断裂后,可形成断片,断端也可重新连接或互换而表现出各种类型的畸变,主要有:

(1)裂隙。在一条染色单体或两条染色单体上出现无染色质的区域,但该区域所分割的两段染色体仍保持线性。在制备染色体标本的过程中,染色体会因各种因素的影响而产生裂隙,且有人认为,裂隙并非染色质损伤,所以,在计算染色体畸变率时通常不考虑裂隙。

(2)断裂。同裂隙一样,但无染色质区域所分割的两段染色体不再保持线性。

(3)缺失。染色体或染色单体断裂后,无着丝粒的部分可与有着丝粒的部分分开,形成断片。有着丝粒的部分称为缺失,缺失可发生在染色体或染色单体的末端,即末端缺失,也可发生在臂内任何部分,即中间缺失。

(4)微小体。中间缺失形成的断片有时很小,呈圆点状,称为微小体。

(5)无着丝点环。无着丝粒的染色体或染色单体断片连在一起并呈环状。

(6)环状染色体。染色体两条臂均发生断裂后,带有着丝粒部分的两端连接起来形成环状。环状染色体通常伴有一对无着丝点的断片。

(7)双着丝点染色体。两条染色体断裂后,两个有着丝粒的节段重接,形成双着丝点染色体,属于不平衡易位。

(8)倒位。染色体或染色单体发生两处断裂,其中间节段旋转180°后再重接。如果被颠倒的是有着丝点的节段,称为臂间倒位;如被颠倒的仅是长臂或短臂范围内的一节段,称为臂内倒位。

(9)易位。两个非同源染色体发生断裂后,互相交换染色体片段。如果交换的片段大小相等,称为平衡易位。

(10)插入和重复。一条染色体的断片插入到另一条染色体上,称为插入。当插入片段使染色体具有两段完全相同的节段时,称为重复。

(11)辐射体。染色单体间的不平衡易位可形成三条臂构型或四条臂构型,分别称为三辐射体和四辐射体。在 3 个或多个染色体间的单体互换则可形成复合射体。

其中,小缺失、重复、倒位、平衡易位等属稳定型畸变,而染色体断裂形成的无着丝点断片、无着丝点染色体环、双着丝点染色体及其他不平衡易位则是不稳定的,会造成细胞死亡。稳定的染色体重排用染色体分带技术或荧光原位杂交(FISH)等技术来检测,但这些技术比较复杂,所以在进行染色体畸变分析时,一般是采用不分带的常规染色体技术来检测中期相染色体大的结构改变。

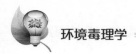

（三）基因组突变

基因组突变指基因组中染色体数目的改变，也称染色体数目畸变。每一种属的机体中各种体细胞所具有的染色体数目是一致的，而且成双成对，即具有两套完整的染色体组（或基因组），称为二倍体。生殖细胞在减数分裂后，染色体数目减半，仅具有一套完整的染色体组，称为单倍体。

在细胞分裂过程中，如果染色体复制出现异常或分离出现障碍，就会导致细胞染色体数目的异常。染色体数目异常包括非整倍体和整倍体。

非整倍体指细胞丢失或增加一条或几条染色体。缺失一条染色体时称为单体，增加一条染色体时称为三体。整倍体指染色体数目的异常是以染色体组为单位的增减，如形成三倍体、四倍体等。

二、致突变作用机理

外源毒物引起基因突变和染色体突变的靶是 DNA，而导致非整倍体及整倍体的靶是有丝分裂或减数分裂器，如纺锤丝等。

（一）DNA 损伤与突变

基因突变和染色体畸变的基础是 DNA 结构的改变，外源毒物引起 DNA 损伤、诱发突变的机理很复杂，不同化学物可通过不同的方式作用于 DNA，引起不同的突变。迄今为止，仅对少数化学物对 DNA 损伤作用的机理比较清楚，主要有：碱基类似物的取代，与 DNA 分子共价结合形成加合物，改变碱基的结构，大分子嵌入 DNA 链等。

（二）非整倍体及整倍体的诱发

非整倍体可由细胞在第一次减数分裂时同源染色体不分离，或在第二次减数分裂或有丝分裂过程中，姐妹染色单体不分离而形成。不分离的结果导致在细胞的一极，纺锤体接受了两个同源染色体或姐妹染色单体，而另一极则没有。如果染色体分离受到影响的仅为一条或一对染色体，在分裂后的子细胞中，一个细胞会多一条染色体，而另一个细胞则少一条染色体。非整倍体剂通过多种机制导致细胞分裂异常，诱发非整倍体，但具体的诱发机制还不很清楚。其可能的作用机制为：①影响微管的合成和组装、纺锤体的形成；②影响中心粒和极体的合成、分裂及其功能；③影响着丝粒蛋白的组装及其功能和着丝粒 DNA。性细胞减数分裂与有丝分裂的机理不同，其非整倍体形成的机制也有所不同。所以，利用体细胞非整倍体试验不能检测对减数分裂具有特异性的非整倍体剂。现已知或可疑的非整倍体诱发剂有氯化镉、水合氯醛、秋水仙碱、安定、氢醌、乙胺嘧啶及长春碱等。多倍体涉及整个染色体组。在有丝分裂过程中，若染色体已正常复制，但由于纺锤体受损，染色单体不能分离到子细胞中，这时染色体数目就会加倍，形成四倍体。减数分裂的异常也可使配子形成二倍体，若二倍体的配子受精，可形成多倍体的受精卵。一个卵子被多个精子受精，也可形成多倍体。

（三）DNA 损伤的修复与突变

环境因素可引起各种类型的 DNA 损伤，并不是所有损伤都会表现为突变。在生命的进化过程中，生物体产生各种 DNA 损伤的修复及耐受机制。DNA 损伤修复系统是生物体应对损伤的最重要的机制之一。DNA受损后，机体利用其修复系统对损伤部位进行修复，如果DNA损伤能被正确无误地修复，突变就不会发生。只有那些不能被修复或在修复中出现了错误的损伤（前变异损伤）才会固定下来，并传递到后代的细胞或个体中引起突变。所以，环境致突变作用的模式应为：遗传机构损伤-损伤修复-突变。

1.生物体DNA损伤修复系统

生物体DNA损伤修复系统包括许多修复途径，每个修复途径都是一个复杂的过程，有一系列的酶参与。目前研究得比较清楚的DNA损伤修复途径有直接修复和切除修复。

直接修复可使损伤DNA恢复正常，包括光修复等。光修复是针对紫外线引起的嘧啶二聚体的修复，其修复机制比较简单，且具有特异性。

切除修复指除去损伤碱基、损伤的DNA片段或错配碱基的修复途径。该修复机制适用于DNA损伤的很多类型，是最主要的DNA损伤修复途径，一般为无误修复。

2.DNA损伤修复与突变

DNA损伤修复机制关系到生物体清除大部分由环境因素诱导而产生的DNA损伤。有些损伤不能被修复或被错误修复，可固定成为突变。这样，突变的产生不仅与DNA受损的情况有关，DNA损伤修复也是决定突变发生与否的重要因素。

不同生物DNA损伤修复的类型及能力有所不同，如有研究表明，人类的修复能力比小鼠大10倍左右。在使用原核生物及动物等进行致突变试验并将其结果外推到人时，要考虑到DNA损伤修复系统的差别。

三、突变的毒性

凡是能引起生物体遗传物质发生突然或根本的改变，使其基因突变或染色体畸变达到自然水平以上的物质，统称为诱变剂。诱变剂引起突变后对机体产生的不良后果主要取决于作用的靶细胞类型。如果突变发生在体细胞，变异的遗传物质只能通过无性繁殖传递给子细胞，可引起接触诱变物的个体发生肿瘤、畸胎及其他疾病，但损伤效应不会遗传给下一代；如果突变发生在性细胞，形成带有突变的配子，则突变可通过有性生殖传给后代，引起显性致死性突变或可遗传性的改变。

（一）体细胞突变的不良后果

目前关于癌症发生的机理有多种观点，其中一种观点认为，体细胞突变是细胞癌变的重要原因。积累的大量研究资料表明，化学物的诱变作用与其致癌作用存在着很大的相关性，在DNA损伤修复缺陷的人群中，癌症发病率明显要高。

（二）生殖细胞突变的不良后果

诱变物引起生殖细胞的突变可以是致死性的，称为致死性突变。这种突变不具有遗传性，而是造成配子死亡、死胎和自发流产等。

生殖细胞的非致死性突变会影响后代，表现为先天畸形等遗传性疾病、胚胎发育迟滞或导致遗传易感性改变等，成为遗传性突变。

生物个体生殖细胞发生突变或染色体畸变后，有些可能会通过世代传递、选择过程而在人群中固定下来，增加人类的遗传负荷。遗传负荷即人群中每个个体携带有害基因的平均水平。

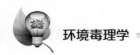

第五节

污染物毒性作用影响因素

环境化学物对机体毒性作用的性质和强度受到很多因素的影响,主要包括生物因素与非生物因素两大类。

一、影响毒性的生物因素

机体对环境化学物的感受性和耐受性与其种属、性别、年龄、营养和健康状况等有关。

(一)种属

不同种属的动物和同种动物的不同个体对同一毒物的感受性有差异,这主要是由毒物在体内的代谢差异(如代谢酶的差异)所致。例如,水生生物测试所得到的大量数据表明,对于化学污染物,节肢动物一般比鱼类更为敏感,而鱼类又比两栖类幼体更为敏感(Mayer & Ellersieck,1996)。藻类和大型水生植物通常不如水生动物敏感。在淡水试验中,水蚤(如大型蚤)是最敏感的甲壳类动物之一,鲑鱼常常是最敏感的鱼类。在海洋环境中,糠虾和对虾通常是最敏感的甲壳类动物(Suter & Rosen,1988),但在咸水试验中双壳类动物的幼体可能更加敏感。

(二)性别

对于成年动物,雌性通常比雄性对化学物质的毒性更为敏感。例如,雌性大鼠对马拉硫磷和甲基对硫磷的毒性反应比雄性敏感。性别差异主要与性激素有关。雄性激素能促进细胞色素 P-450 的活力,故外源毒物在雄性体内易于代谢和降解。

(三)年龄

动物生长发育的不同阶段,其脏器、组织的发育和敏感系统的功能也存在差异。新生动物的中枢神经系统发育还不完全,对作用于中枢神经系统的外来化合物,往往不敏感,毒性表现较低。新生动物的酶系统也有一定发育过程,所以凡是需要在机体内转化以后才能充分发挥毒效应的化合物,对幼年动物的毒性比成年动物低。总之,凡经代谢转化后毒性增加的化学物,对新生和幼年动物的毒性较成年动物更低;反之,凡在体内可迅速代谢失活的化合物,对新生和幼年动物的毒性就可能较大。

(四)生理状态

节律活动是生命的基本特征之一。人和动物的许多正常生理功能都可出现昼夜节律性变化。生物节律即生物钟,是在长期生命进化过程中形成的生物的基本特征,故化学物的毒性与其进入机体发挥作用的时间有关。

(五)营养与健康

合理的营养条件对于维持机体健康、正常发育和生理状况十分重要。营养不足或失调会影响实验动物对受试污染物的耐受性,从而影响受试污染物的毒性数据。蛋白质缺乏将引起酶蛋白合成减少及酶活性降低,使毒物代谢减慢,机体对多数毒物的解毒能力降低,毒物毒性增加。健康状况也可影响化学物的毒性作用,如患肝病使机体解毒能力下降而化学物毒性增加。

二、影响毒性的非生物因素

(一)污染物的化学结构与毒效应

污染物的化学结构决定污染物的理化性质及其化学活性,而污染物的理化性质和化学活性又决定其毒性,因此化学结构的改变会引起毒性作用的变化。有机毒物在这方面表现出一定的规律性。

1.脂肪族烃类

该类化合物是非电解质化合物,其毒性多是具有麻醉性作用。一般该类化合物随着碳原子增多,毒性增强,但达到 9 个碳原子以后,却又随着碳原子数增多,毒性作用反而减弱。

此外,脂肪族烃类的一些基团如被其他基团取代,则其毒性或毒效应也会发生改变。直链烃变成支链烃或变成环状结构时,毒性也发生改变。例如,环己烷毒性大于正己烷。甲烷中的烃原子被氯原子取代时,毒性增大,并且随着氯原子取代氢原子增多,对肝脏的毒效应增强,依次为:甲烷<一氯甲烷<二氯甲烷<三氯甲烷<四氯化碳。

2.烃类

烃类化合物大部分溶于脂肪而难溶于水。一种化合物凡具有烃基结构则可增高脂溶性,因而溶透性增高,毒性也相应增强。烃基结构还可增加污染物分子的空间位阻,从而影响其性质,如乙酰胆碱在体内易被水解,作用时间较短,但乙酰甲基胆碱水解缓慢,作用时间也较持久。烃基的变更可导致具有拮抗作用的化合物的产生,如蛋氨酸(甲硫氨酸变成乙硫氨酸时,就成为蛋氨酸的拮抗物)。

3.卤素

卤素元素有强烈的吸电子效应,在化学物分子结构中增加卤素,可使分子极性增加,更易与酶系统结合,从而毒性增强。

4.硫基

硫氢键具有较弱的极性,故硫醇化合物的水溶性较相应的醇化合物低,脂溶性高,因而更易渗入组织;易与多种金属离子生成硫酸盐,易与带有双键的化合物发生加成反应,故化学活性很高,易氧化生成二氧化硫,可干扰蛋白质中半胱氨酸和胱氨酸之间的氧化还原作用的平衡,因而硫基引入化合物其毒性增强。

5.胺类

胺呈碱性,故容易与核酸或蛋白质中的酸性基团结合,强烈干扰体内代谢。其毒性大小依次为伯胺>仲胺>叔胺。

6.羟基

芳香族化合物中引入羟基,分子极性增强,毒性增加。如苯中引入羟基成为苯酚,后者

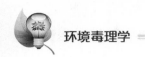

具弱酸性,易与蛋白质中的碱性基团结合,与酶蛋白有较强的亲和力,毒性增大。多羟基的芳香族化合物毒性更高。脂肪烃引入羟基(成为醇类)后,麻醉作用增强,并可损伤肝脏。

7.分子饱和度

分子中不饱和键增多可使化学物活性增大,毒性增强。如丙烯醛对眼结膜的刺激作用大于丙醛,丁烯醛大于丁醛。

8.构型

(1)同分异构体。化学物的同分异构体的毒性不同,一般对位>邻位>间位,如二甲苯、硝基酚、氯酚等,但也有例外,如邻硝基苯醛的毒性大于其对位异构体的毒性。

(2)旋光异构体。受体或酶一般只能与一种旋光异构体结合而产生生物效应,故同一化学物的不同旋光异构体的毒性不同。一般 L-异构体易与酶、受体结合,具生物活性,D-异构体则反之。

(二)化学物质的理化性质与毒效应

化学物质的各种理化性质,如分子量、熔点、沸点、溶解度、折射率、键能等都与物质的毒性或毒效应有关。

(1)脂/水分配系数。化合物在脂(油)相和水相中溶解达到平衡时的平衡常数称为脂(油)/水分配系数。它直接影响化合物的吸收、分布、转运、代谢和排泄,与其毒性密切相关。一般脂溶性高的毒物易于被吸收且不易被排泄,在体内停留时间长,毒性较大。例如,皮肤结构特点决定了只有脂/水分配系数适宜的化学物质才可以经皮肤吸收进入机体。据研究认为,脂/水分配系数接近1的化学物质最容易经皮肤吸收。例如一个外来化合物具有亲脂性,即脂/水分配系数较大,就容易穿透生物膜,但经过体液转运较为困难。相反,脂/水分配系数小的化合物,虽然在体液中易转运,但不易穿透生物膜,易经肾排出体外。

(2)解离度。即化合物的 pK_a。对于弱酸或弱碱性有机化合物,在体内环境 pH 条件下,其电离度越低,非离子型比率越高,越易被吸收而发挥毒效应;反之,离子型的比率越高,化合物虽易溶于水,但较难被吸收而易随尿排出,因此毒性的发挥受到影响。

(3)挥发度和蒸气压。挥发度对毒性的影响与吸入中毒有关。污染物的挥发度越大,在空气中的浓度越高,通过呼吸道引起中毒的危险性越大。污染物的沸点同挥发度成反比。有些液态毒物在常温下容易挥发形成蒸气,易通过呼吸道和皮肤进入机体,如汽油、四氯化碳、二硫化碳等。有些液态毒物的 LD_{50} 近似,即绝对毒性相当,但各自的挥发度不同,所以实际毒性(即相对毒性)相差很大。例如,苯与苯乙烯的绝对毒性相同,但苯很易挥发,而苯乙烯的挥发性不如苯,所以苯乙烯不易在空气中形成高浓度,比苯的实际危害性低。

(4)分散度。分散度是指物质颗粒大小的程度。粉尘、烟、雾等固体物质的毒性与分散度有关。颗粒越小,分散度越大,生物活性越强,越易被进入呼吸道深部。由口摄入的固态化学物质的分散度也影响其被消化道的吸收率,从而影响其毒性。

(三)接触途径与毒物浓度

接触的途径不同,则化学物吸收、分布和首先到达的组织器官也不同,接触途径对化学物的代谢转化、毒性反应的性质和程度也有影响。各种接触途径中以静脉注射吸收最快,其他途径的吸收速度一般依次为:呼吸道>腹腔注射>肌内注射>经口>经皮肤。一般在同等剂量情况下,浓溶液较稀溶液的毒性强。

(四)环境因素

环境因素主要通过改变机体的生理机能,继而影响机体对污染物的反应。

(1)气温。在正常生理情况下,高气温环境可使机体皮肤毛细血管扩张,血液循环加快和呼吸加快,凡是可以经皮肤或呼吸道吸收的化合物其吸收速度加快。例如硫磷接触皮肤可随环境气温升高使其吸收量加大。

(2)气湿。高气湿(尤其伴随高气温时)能使环境化学物经皮肤吸收的速度加快。这是因为在高气湿环境下,皮肤角质层的水合作用升高,有利经皮肤的吸收过程。同时,在高温、高湿环境下,汗液蒸发很慢,化合物易附着于皮肤表面,从而延长接触时间。

(3)气压。气压可引起某些化学物质毒性作用的变化。如在高原低气压下氨基丙苯毒性增强。

(4)其他因素。环境的其他因素很复杂。例如,某些环境化学物(如大气中的氮氧化物和醛类)在强烈的日光的照射下,可转化为毒性更强的光化学烟雾等。

第五章
环境毒理学研究方法

常用实验方法概述

目前,环境毒理学中常用的实验方法可分为六类,包括急性毒性实验、蓄积毒性实验、亚慢性和慢性毒性实验、致癌性实验、致突变性实验和致畸性实验。在这个章节,我们把亚慢性和慢性毒性实验分开进行讲解。

一、急性毒性实验

(一)急性毒性概念

急性毒性实验是指机体(实验动物或人)一次(或 24 h 内多次)接触外源化学物后在短期内所产生的毒性效应,包括一般行为和外观改变、大体形态变化以及死亡效应。急性毒性实验是了解外源化学物对机体产生急性毒性的主要依据,是毒理学研究中最基础的工作。在进行急性毒性实验时,需要指出急性接触的次数、中毒效应接触的时间和强度。

实验动物接触化学物的方式或途径不同,"一次"的含义也有所不同。凡经口接触、注射接触的途径染毒时,"一次"是指瞬间给予实验动物毒物;在经呼吸道与经皮肤染毒时,"一次"则是指在一段规定的时间内使实验动物持续接触毒物的过程。而"多次"的概念是指,当外源化学物毒性很低时,即使一次给予实验动物最大染毒剂量后仍无法观察到明显的毒效应,还不能达到充分了解该毒物急性毒性作用的目的,从而在 24 h 内分次染毒以达到规定的限制剂量。

急性毒性效应一般是指机体接触化学物后,在较短时间内观察到的毒性症状。有些化学物与实验动物接触数分钟,动物即可产生严重中毒症状,甚至瞬间死亡;而有些化学物在与实验动物接触后,经过几天、十几天后动物才产生明显的中毒症状和死亡,呈现迟发毒效应和死亡。某些化学物进入机体后很快出现剧烈的毒效应,并且快速恢复;有的化学物早期仅有轻微症状并很快恢复,但在几天后又出现严重中毒症状甚至死亡。

(二)急性毒性实验目的

急性毒性实验的目的归纳起来,有以下几个方面:

(1)测试和计算毒物的致死剂量以及其他毒性参数,通常以 LD_{50} 或者 LC_{50} 为最主要的参数,并根据 LD_{50} 的值对急性毒性进行分级。

(2)通过观察受试动物中毒表现、毒作用强度和死亡报告情况,初步评价毒物对机体的毒效应特征、靶器官、剂量-反应(效应)关系,以初步估计该毒物对人类毒害的危险性。

(3)为研究受试毒物的亚慢性、慢性毒性以及其他毒理实验染毒剂量和观察指标的选择提供依据。

(4)为研究受试毒物毒作用机制提供线索。

通过外源化学物的急性毒性实验,可以得到一系列毒性参数,绝对致死剂量或浓度(LD_{100} 或 LC_{100}),半数致死剂量或浓度(LD_{50} 或 LC_{50}),最小致死剂量或浓度(MLD, LD_{01} 或 MLC, LC_{01}),最大非致死剂量或浓度(MNLD 或 LD_0 或 LC_0),这些参数是以死亡为终点的。另外,还可以得到以非致死急性毒性为终点的毒性下限参数:无可见有害作用水平(NOAEL)和观察到损害作用的最低剂量(LOAEL)。

(三)实验动物选择

在进行化学物急性毒性研究中,选择实验动物的原则是:易于饲养管理,实验操作方便,繁殖生育力强,数量大且能够保障供应;易于获得、品系纯化,且价格较低的动物。物种选择以选择哺乳动物为主,不同种属的动物各有其特点,对同一药物的反应会有所不同,因此要求选择两种以上的实验动物,最好一种为啮齿类,一种为非啮齿类。目前实际应用中以大鼠和小鼠为主,尤以大鼠使用很多。需指出大鼠并非对外源化学物都最敏感。一般研究外源化学物急性毒性,需雌雄两性动物同时分别进行,每个剂量组两性动物数相等。在选择实验动物时要考虑到动物的物种品系、年龄、体重、数量。动物数越少越易观察,各国指导原则的基本要求是在获得尽量多信息的前提下,使用尽量少的动物数,也包含了动物保护和节省资源的考虑。

(四)染毒途径

急性毒性实验染毒途径需要考虑的方面:有利于不同毒物之间急性毒性的大小比较;考虑到毒物的性质和用途;考虑各种毒物毒性评价程序的要求。给药途径不同,药物的吸收率、吸收速度和血液循环中的药物量会有所不同,因此需要采用多种途径进行急性毒性实验,其中应包括临床拟用途径和一种能使原形药物较完全进入循环的途径。另外不同的途径给药,可以获得一些生物利用度的信息。各国指导原则所要求的给药途径有所不同,除临床拟用途径外,日本主要为经口给药,加拿大和美国为静脉注射。如果临床拟用途径为静脉注射,则仅此一种途径即可。对于一些特殊的药物,如胰岛素类的药物,仅需要静脉注射给药而不需要经口给药,这类药物仅在非啮齿类动物中采用静脉注射给药即可。

(五)剂量选择

LD_{50} 或 LC_{50} 的测定需要通过若干剂量组同时给药,最后通过统计计算得出 LD_{50} 或 LC_{50}

的值。各组间计量差距可按照等差或等比级数设计,组距大小随毒物的毒作用宽窄而异,常按等比级数 1.2～1.5 设计,目的是使各剂量组动物的死亡率分布在 50% 上下。对于测试一个新化学物的急性毒性,可先用少量动物以组距较大的一系列剂量进行预备实验,根据找出致死作用剂量范围,再设计出正式实验的剂量组;也可通过查阅文献找到与受试物化学结构和理化性质相近似的化学物毒性资料,比较采用相同或相近动物种类、染毒途径的 LD_{50} 值,或预期毒性剂量范围作为参考选择预实验剂量。

(六)急性毒性实验分级

通过急性毒性实验获得 LD_{50},其最主要的应用是用于急性毒性分级。联合国世界卫生组织(WHO)推荐了一个五级标准,可将毒物分为剧毒、高毒、中等毒、低毒和实际无毒五等级(表 5-1)。我国《职业性接触毒物危害程度分级》中提出职业性接触毒物危害程度的分级标准(表 5-2)。在 2015 年发布的《危险化学品名录》(2015 版)中提出,对于剧烈急性毒性判定界限为:急性毒性类别 1,即满足下列条件之一:大鼠实验,经口 $LD_{50} < 5$ mg/kg,经皮 $LD_{50} < 50$ mg/kg,吸入(4 h)$LC_{50} \leq 100$ mL/m³(气体)或 0.5 mg/L(蒸气)或 0.05mg/L(尘、雾)。经皮 LD_{50} 的实验数据,也可使用兔实验数据。按急性毒性分级标准评价毒性大小是一种相对粗略的分级方法,根据 LD_{50} 参考这个标准将毒物急性毒性大体分级。

表 5-1　WHO 急性毒性分级

毒性分级	大鼠一次经口 LD_{50}/(mg/kg)	6 只大鼠吸入 4 h 死亡 2～4 只的浓度/ppm	兔经皮 LD_{50}/(mg/kg)	对人可能的致死剂量	
				g/kg	总量/(g/kg)(以 60 kg 体重)
剧毒	<1	<10	<5	<0.05	0.1
高毒	1～	10～	5～	0.05～	3
中等毒	50～	100～	44～	0.5～	30
低毒	500～	1 000～	350～	5～	250
实际无毒	5 000～	10 000～	2 180～	>15	>1 000

引自《WHO 化学物急性毒性分级标准》,1996

表 5-2　我国职业性接触毒物危害程度分级标准　　　　　　　　　　　　　mg/kg

毒性分级	急性经口 LD_{50}	急性经皮 LD_{50}
极度危害	<5	<50
高度危害	≥5～<50	≥50～<200
中毒危害	≥50～<300	≥200～<1 000
轻度危害	≥300～<2 000	≥1 000～<2 000
轻微危害	≥2000	≥2000

引自《职业性接触毒物危害程度分级》,GBZ 230—2010

(七)急性毒性实验内容

(1)急性毒性实验测定。确定一次染毒的 LD_{50} 或 LC_{50}。

（2）经皮肤染毒实验。主要考察受检外源化学物能否经皮肤进入体内，必要时还需确定经皮染毒的 LC_{50}。

（3）局部作用实验。通过使受检物直接接触皮肤及睑结膜等实验，研究其对生物体局部有无刺激性、腐蚀及其他毒害作用。

（4）中毒症状的观察。根据染毒动物症状及体征，粗略了解毒物作用的程度和可能作用的部位。

（5）功能及病理组织学检查。选择必要的功能指标，寻求毒作用剂量与功能改变的关系，确定急性阈剂量；通过病理组织学检查，进一步了解毒作用部位及毒害程度。

二、蓄积毒性实验

（一）蓄积毒性概念

低于中毒阈剂量的外源化学物，反复多次地与机体持续接触，经一定时间后机体表现出明显的中毒症状，即称为蓄积毒性作用。这种蓄积毒性作用是外源化学物进入机体的速度大于机体自身的消除速度，而使外来化学物质在体内的量不断地累积，达到了使机体引起毒性作用的阈剂量所致。环境污染物在体内的蓄积作用，是引起亚慢性和慢性毒性作用的基础。蓄积毒性实验是评价外来化合物蓄积毒性的实验方法。

环境污染物的蓄积毒性作用有物质蓄积和功能蓄积两种情况：①环境污染物不断进入机体内，其吸收量大于排出量，使其在体内的量逐渐积累增多，此种量的蓄积称为物质蓄积；②不断进入机体内的环境污染物，反复作用机体，引起机体一定结构或功能的变化，并逐渐累积加重，最后导致出现损害作用，这种蓄积称为功能蓄积。

（二）物质蓄积研究方法

采用生物半衰期法。生物半衰期（亦称生物半减期或生物半排出期，$T_{1/2}$）是指一种外源化学物在体内消除到原有浓度的一半所需要的时间。

进入血液的环境化学物大部分与血浆蛋白或体内各组织成分结合，积聚在特定的部位。生物体在接受某种污染物质的过程中，若吸收超过排泄和代谢转化的总和，就会出现污染物体内逐增的现象，称为生物蓄积。蓄积程度与吸收、分布、排泄、代谢转化等过程有关。污染物对生物膜的通透力及其与组织的亲和力的差异是影响污染物在体内分布的主要因素。

外源化学物在体内蓄积的量与机体在单位时间内吸收和消除的量有关。任何毒物，其连续吸收产生的体内蓄积量并非可以无限增加，而是存在一定的极限。大量实验表明，毒物在体内蓄积的极限值与其在单位时间内的吸收量成正比关系。当毒物吸收和消除的过程呈现动态平衡时，虽然每单位时间仍有相同剂量的吸收，但体内的蓄积量已不再增加，即毒物的蓄积达到了极限。因此，其极限值还与毒物在体内的消除速度，即生物半衰期有关。$T_{1/2}$ 短的外源化学物，达到极限所需的时间也就越短。

毒物在体内蓄积的过程呈现出特定的规律：如果以生物半衰期为时间单位将毒物给予实验动物，经过第一个生物半衰期后，体内蓄积量可达到极限值的 50%，第二个生物半衰期后为 75%，第三个生物半衰期后为 87.5%，以此类推。一般毒物的蓄积量经过六个生物半

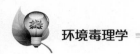

衰期后,基本上就已经达到了蓄积极限,此时理论上蓄积量为极限值的98.4%。

除吸入染毒外,毒物在体内蓄积的极限值可以按照以下公式估算:

$$A = \alpha \times T_{1/2} \times 1.44$$

式中,A为蓄积的极限值,α为毒物吸收量,$T_{1/2}$为生物半衰期。

因此,在实验中只要测得受试毒物的$T_{1/2}$及每个生物在半衰期内的毒物吸收量,即可大致知道毒物在体内蓄积的动态。

(三)功能蓄积研究方法

毒物的功能蓄积程度常用蓄积系数K表示。K是分次染毒所引起某效应之总量$ED_{50(n)}$与一次作用时所得相同效应的剂量$ED_{50(1)}$的比值,即

$$K = \frac{ED_{50(n)}}{ED_{50(1)}}$$

测定蓄积系的实验一般用小鼠或大鼠,常用的观察指标有死亡和受试毒物对机体的特异性损害等。

蓄积系数强度分级如表5-3所示:

表5-3　蓄积系数强度分级

蓄积系数(K)	蓄积作用强度
<1	高度蓄积
1~3	明显蓄积
3~5	中度蓄积
>5	轻度蓄积

测定K值的常用方法有:固定剂量连续染毒、剂量定期递增染毒和20天蓄积实验法。实验先按常规方法测定受试动物的LD_{50}或ED_{50},此即$LD_{50(1)}$或$ED_{50(1)}$;然后另取动物进行$LD_{50(n)}$或$ED_{50(n)}$的测定。

1.固定剂量连续染毒法

实验分2~4组,每组动物10~20只,各组动物每天固定用$1/20$~$1/2$ LD_{50}的剂量连续染毒,直至半数实验组动物死亡。如果分次染毒剂量总和已达5个LD_{50},而动物尚未到达半数死亡,表明受试毒物的蓄积作用并不明显,实验也可结束。分次染毒剂量为$1/20$ LD_{50}时,实验时间可长达100天,分次染毒剂量为$1/10$ LD_{50}时,实验亦可长达50天。

2.剂量定期递增染毒法

取实验动物一组(约20只),每天染毒1次,以4天为一期。染毒剂量每期递增一次,开始第一期的剂量为$1/10$ LD_{50},后按等比级数1.5倍逐期递增。每天的染毒剂量如表5-4所示。

表 5-4　剂量定期递增染毒法的染毒剂量

项目	染毒时间序列						
	第1～ 4天	第5～ 8天	第9～ 12天	第13～ 16天	第17～ 20天	第21～ 24天	第25～ 28天
每天染毒剂量	0.1	0.15	0.22	0.34	0.50	0.75	1.12
4天染毒剂量	0.4	0.60	0.88	1.36	2.00	3.00	4.48
累积染毒剂量	0.4	1.00	1.88	3.24	5.24	8.24	12.72

实验期限最长只需 28 天。一般连续染毒 20 天,若动物死亡仍然未达半数,此时染毒总剂量已达一次 LD_{50} 的 5.3 倍,即 K 值已大于 5.0,实验也可结束。若实验期间动物发生半数死亡,则可按表 5-4 查得相应的染毒总剂量,即蓄积系数。

依据实验求得的 K 值与蓄积系数强度分级比较,即可对受试物的蓄积作用做出评估。

3. 连续 20 天蓄积实验法

选用大鼠或小鼠为实验动物,按 LD_{50} 的 1/20、1/10、1/5、1/2 及 0(溶剂对照)随机分成 5 组,每个剂量组雌雄动物各 10 只。每天对动物进行染毒 1 次,连续 20 天,并观察停药后 7 天内的死亡情况。结果评价:$K<3$,为强蓄积性;$K \geqslant 3$,为弱蓄积性。如果 1/20 LD_{50} 组有死亡,且存在剂量-反应关系,则可认为受试物有较强的蓄积性;LD_{50} 组未出现死亡,则认为该化学物质无明显蓄积性。

(四)蓄积率的测定方法

测定蓄积率常用的实验动物为小鼠或大鼠。测定时将动物分为两组,每组 50 只左右。一组为预给组,动物先预给一次一定剂量的毒物,经 24 h 或 48 h 后,按常规测定 LD_{50};另一组为对照组,动物不预给毒物,与甲组同时测定 LD_{50},然后比较两组动物 LD_{50} 的大小,以估计毒物在预给组动物中的蓄积程度。可用如下公式来计算蓄积率,即

$$蓄积率 = \frac{对照组LD_{50} - 预给组LD_{50}}{预给剂量} \times 100\%$$

根据预给毒物 24 h 后测得的 LD_{50} 所计算的蓄积率,称 24 h 蓄积率,其余类推。常用的是 24 h 和 48 h 蓄积率。为了避免这种不合理现象,有时用对照组与预给组 LD_{50} 之差的绝对值表示毒物的蓄积量,计算公式为:

$$蓄积量 = 对照组LD_{50} - 预给组LD_{50}$$

三、亚慢性毒性实验

(一)亚慢性毒性概念

亚慢性毒性(subchronic toxicity)是指实验动物或者人连续较长时间(相当于生命周期的 1/10)重复接触较大剂量的外源化学物所产生的中毒效应。"较长时间"是相对于急性、慢性毒性而言的,并没有统一的、严格的时间界限。一般认为,环境毒理学与食品毒理学中要求的连续接触时间为 3～6 个月,而在工业毒理学中认为 1～3 个月即可。

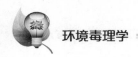

（二）亚慢性毒性实验目的

亚慢性毒性实验以化学物连续反复的染毒、比较充分而适当的接触时间、较大的剂量范围和广泛深入的检测为特点，可以观察受试物在实验动物体内所产生的生物学效应，获得较丰富的毒理学信息。亚慢性毒性实验的目的有以下5个方面。

（1）研究受试物亚慢性毒性剂量-反应（效应）关系，确定未观察到有害作用的剂量（NOAEL）和观察到有害作用的最低剂量（LOAEL），提出安全限量参考值。

（2）观察受试物亚慢性毒性效应谱、毒作用特点和毒作用靶器官。

（3）观察受试物亚慢性毒作用的可逆性。

（4）为慢性毒理学实验的计量设计和观察指标选择提供依据。

（5）为在其他实验（急性、亚急性、其他动物物种的亚慢性实验等）中发现的或未发现的毒作用提供新的信息，比较不同动物物种毒效应的差异，为受试物毒性机制研究提供依据。

（三）实验动物选择

亚慢性毒性实验选用的实验动物，应是急性毒性实验证明的对受试物敏感的动物种属和品系，同时还应该考虑与慢性毒作用实验中预计使用的动物种属和品系相同。亚慢性毒性实验一般要求选择两种实验动物，一种是啮齿类，另一种是非啮齿类，以便全面了解受试物的毒效应。亚慢性毒性实验一般要求选用两种性别，每组雌雄各半。亚慢性毒性实验时间较长，因此一般选择刚断乳不久的动物，大鼠6~8周龄（体重80~100 g）。按随机原则分组，各实验组动物体重均值应相近。同组动物体重相差不应超过平均体重的10%，组间的动物平均体重差不超过5%。大鼠、小鼠每组不少于20只，犬、猴每组不少于6只。若实验要求在实验中期处死部分动物作中期检测，则每组动物数量应相应增加。对照组和剂量组动物数量应相同，体重（年龄）一致。

（四）染毒途径

亚慢性毒性实验接触外源化学物途径的选择，应考虑两点：一是尽量模拟人类在环境中接触该化学物的途径或方式，二是应与预期进行慢性毒性实验的接触途径相一致。具体接触途径主要有经口、经呼吸道和经皮肤三种。具体的染毒途径应根据实验目的和毒物性质的不同，选择不同的染毒途径。染毒频率通常1天1次，连续给予，如实验期为3个月或超过3个月时，也可每周6次。经口染毒途径常用灌胃法、喂饲法、胶囊法。经呼吸道染毒的时间通常为每日2~6 h，根据设计需要可缩短或延长。工业毒物可以缩短至1 h，环境污染物染毒时间可以延长至8 h。实验过程中，应每日定时染毒，使实验动物体液中有准确的血外源化学物浓度水平，保持受试物生物学效应的每日相似性。

（五）剂量选择

染毒剂量的选择是否恰当，是亚慢性实验成败的关键。为了得出准确的剂量反应关系，充分观察受试物亚慢性毒性作用，一般至少应设3个剂量组和1个阴性（溶剂）对照组。高剂量组应能引起明显的毒性或少量动物的死亡（少于10%），低剂量组应无中毒反应，相当于未观察到有害作用剂量（NOAEL），高低剂量组间设置1个中剂量组，比较理想的中剂量组约相当于观察到有害作用的最低剂量（LOAEL）。通常可根据两个参数确定高剂量，急性毒性的阈剂量，或1/20~1/5的LD_{50}剂量。高、中、低剂量组距以3~10倍为宜，一般不少于2倍。

（六）观察指标

对经外源化学物染毒后的实验动物进行全面、系统、深入的观察检测是亚慢性毒性实验必做的工作，检查的时间包括实验过程中、染毒结束时。有些情况下，还需在染毒前和染毒结束后的恢复期做检查。检查的项目包括一般性指标、实验室指标、系统解剖和组织病理学检查、其他特殊指标检查。

（1）一般性指标。是非特异性观察指标，主要指实验动物外观体征和行为活动、粪便形状、食量以及体重变化等，常常能综合反映毒物对机体的毒作用，往往是敏感的综合毒效应指标。

外观体征、行为活动：每日观察实验动物出现的外观体征和行为改变，记录各体征出现的时间和先后顺序，包括食欲、活动、被毛、分泌物、排泄物、呼吸等，尤其要留意动物被毛的光洁度与色泽、眼分泌物、呼吸、神态、行为等。这些资料有助于分析化学物损害机体的部位及程度。

动物体重：动物体重是相当重要且比较敏感、客观的指标，反映了受试物对实验动物的生长发育及一般状态的影响。与对照组处于相同的喂饲条件下，如果受试组动物体重增长比对照组低 10%，可以提示是由受试物引起的毒效应，如果各剂量组体重增长改变有剂量反应关系，则可以肯定是一种毒性效应。一般每周称重一次，3 个月以后也可每 2 周称重一次。

饲料消耗量：亚慢性实验期间必须每周观察并记录动物的饲料消耗量，并计算食物利用率。在经喂饲法染毒时，可计算各组动物实际染毒剂量。比较各染毒组与对照组动物的食物利用率，有助于了解化学物的毒性效应，尤其将体重指标和食物利用率结合起来分析。如果受试物影响食欲，则每日进食量减少，体重增长会受影响，但食物利用率不一定改变。如果受试物干扰了食物的吸收或代谢，虽然不一定影响食欲，但体重增长却减慢，因而食物利用率也会有改变。

（2）实验室指标。通常包括血常规、尿常规和血液生化指标检测。血尿等体液的实验室检查目的是发现受试物所致的器官损伤和功能紊乱，体内生化转化和排泄的重要器官肝脏和肾脏的功能是检查的重点，血液是另一个重要的靶器官。

（3）系统尸解和组织病理学检查。实验结束后，处死所有的实验动物并进行尸检，进行详细的肉眼检查，测定脏器重量并作组织病理学检查。在实验过程中死亡或濒临死亡的动物也应该进行组织病理学检查。

（4）其他特殊指标的检查。在亚慢性毒性实验中，除了上述通常的检查指标外，常根据受试物毒性资料、实验中的观察和受试物的结构等线索增加一些检查项目。如果推测受试物可能对心血管系统有毒性，可进行心电图、血压、眼底检测；对神经系统有影响，可进行神经行为、神经反射等检查；对电解质、微量元素代谢有毒作用，则检测血钙、血磷等含量；还可增加眼科、骨髓象等检查。

四、慢性毒性实验

（一）慢性毒性概念

慢性毒性是指实验动物或人长期（甚至终身）反复接触外源化学物所产生的毒性效应。

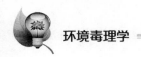

所谓"长期"，一般是指两年。对大鼠相当于终身染毒，对兔相当于生命周期的 36%，对犬相当于生命周期的 20%，对猴子则相当于生命周期的 13%。

(二)慢性毒性实验目的

(1)研究慢性毒性计剂量-反应(效应)关系。确定长期接触造成有害作用的最低剂量(LOAEL)或阈剂量和未造成有害作用的剂量(NOAEL)，为制定人类接触时的安全限量标准如最高容许浓度(MAC)和每日容许摄入量(ADI)以及危险度评价提供毒理学依据。

(2)观察慢性毒性效应谱、毒作用特点和毒作用靶器官。

(3)观察慢性毒性作用的可逆性。

(4)为毒性机制研究和将毒性研究结果外推到人提供依据。

(三)实验动物选择

慢性毒性实验选择实验动物的原则与亚慢性毒性实验相同，应使用两种哺乳动物，有利于研究的连续性。实际工作中常用大鼠、犬和猴，经皮染毒时也可以使用家兔和豚鼠。实验动物的数量要多于亚慢性毒性实验，每组大鼠 40～60 只，犬 8～12 只，雌雄各半。实验动物的年龄应低于亚慢性毒性实验，选用年龄较小的实验动物，以哺乳的动物为宜，即小鼠出生后 3 周(体重 10～15 g)，大鼠出生 3～4 周(体重 50～70 g)，犬一般在 4～6 月龄时开始实验。

(四)染毒途径

染毒途径应选择与人类实际接触相类似的途径，主要有经口、呼吸道及皮肤接触三种。实际工作中多采用经口染毒，每周染毒 5～6 天。研究工业毒物一般认为染毒 6 个月或者更长时间，环境毒物与食品的慢性毒性实验染毒期则要求 1 年以上或 2 年，也有学者主张动物终身染毒，这样求得的阈剂量或 LOAEL 和 NOAEL 更能准确反应化学物的慢性毒性作用。需要注意的是，在染毒期间一定要保持合理饮食及适宜的温度、湿度等环境条件，以防由于外界环境的不适而引起实验动物不应有的死亡，使实验更有说服力。

(五)剂量选择

慢性毒性实验一般设置 3 个染毒剂量组和 1 个对照组，必要时另设 1 个阴性(溶剂)对照组。一般可根据亚慢性毒性实验资料，以亚慢性毒性实验的阈剂量(LOAEL)为出发点，以这一阈剂量的 1/5～1/2 为高剂量组，以 1/50～1/10 为中剂量组，以 1/100 为低剂量组。如果没有亚慢性毒性实验资料，可以以急性毒性的 LD_{50} 为出发点，以 1/10 LD_{50} 为高剂量组，1/100 为中剂量组，1/1000 为低剂量组。各染毒剂量组之间的计量间距应当大一些，组间剂量差一般以 5～10 倍为宜，最低不小于 2 倍。

(六)观察指标

慢性毒性实验的观察指标基本与亚慢性毒性实验相同，即需要进行一般性指标、实验室检查、病理学检查及其他特异性指标 4 个方面的检查，每个方面观察指标的选择应更多更全面。以亚慢性毒性实验所提供的毒效应和靶器官为基础，重点观察在亚慢性毒性实验中已经显现的阳性指标。优先采用亚慢性毒性实验筛选出来的敏感指标或特异性指标。在慢性毒性实验中，组织病理学检查是必不可少的，是最客观和最有说服力的指标。在进行亚慢性

毒性实验时,需要注意以下几点:

(1)在染毒前对实验动物的一些预观察指标,如血、尿、肝、肾常规检查以及某些生化指标进行测定,既有利于染毒后的比较,又可对动物健康状况进行筛选。凡是指标差异过大的动物应废弃。

(2)在染毒期间进行定期指标观察时,对照组和各剂量组应同步进行,同期比较。

(3)实验结束后,最好将高剂量组与对照组的部分动物继续留养1～2个月,以对已显现变化的指标进行追踪观察,有助于探讨受试物对实验动物有无后作用及损伤是否可恢复。

五、致癌性实验

(一)致癌性实验概述

致癌性实验是检验受试物及其代谢产物是否具有致癌作用或诱发肿瘤作用的慢性毒性实验方法,有时可与慢性毒性实验同时进行。利用完整动物进行长期实验,仍是致癌实验的重要方法。这一方法比较可靠,但过程长,费时费力,而且受到许多因素的影响。判断对人群有致癌作用的环境因素或环境致癌物,必须有人群流行病学调查和动物实验的研究资料。致癌实验的工作,目前还是通过整体动物实验来完成的。

(二)致癌性实验目的

考察药物在动物体内的潜在致癌作用,从而评价或预测其对人体可能造成的危害。

(三)实验动物选择

致癌性实验是一种长期动物实验,因此应选择抗病能力强、容易饲养、肿瘤自发率低、寿命长、对受试物敏感的动物。一般正规的实验要求有两种或两种以上的动物,动物年龄一般选择刚断乳动物。可选用大鼠、小鼠,周龄6～8周。实验开始时每个性别动物体重差异不应超过平均体重的±20%。考虑到实验过程中,实验动物会因疾病、中毒等意外事故损失部分,因此使用啮齿类小动物时,每组动物数至少100只,雌雄各半,雌鼠应为非经产鼠、非孕鼠。若计划实验中期剖检,应增加动物数(每组至少20只,雌雄各半)。对照组动物性别和数量应与受试物组相同。应用犬、猴等较大动物作实验时,实验动物数目可以酌情减少。

(四)染毒途径

染毒途径尽量选择类似或接近于人类接触受试物的方式,如经口染毒、皮肤涂敷、注射。

1.经口染毒

测试物拌和的饲料,一般可2周到1月制备1次,但若测试物化学性质不稳定或反应性很强,极易变质,则只能在应用前拌和。拌和的饲料不能久放,或可改用胶囊给药。饲料的混合一定要均匀。

2.皮肤涂敷

大鼠、豚鼠、犬对皮肤致癌物极不敏感,所以皮肤涂敷实验一般采用小鼠或兔。染毒时,用电动剪发刀剃去背颈部的毛发,隔天涂敷测试物,每周1～3次。测试物可配成溶液,选取不同浓度。实验时要同时观察动物有无全身中毒征兆,因为受试物可以通过皮肤吸收、舌舔食及间接污染饲料笼具后再被实验动物摄入。

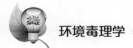

3.注射

本法利用不溶或缓溶的制剂,注射大鼠腋部或腹股沟处皮下或肢体肌肉。易溶制剂会迅速吸收,结果使动物遭受全身作用而不是局部作用,所以不宜使用。

(五)剂量选择

一般设置 3 个剂量组。高剂量组最好采用最大耐受剂量,低剂量组最好高于人类实际能接触剂量。长期动物实验除了不给予特殊处理和仅用辅剂处理的两种阴性对照外,还应设置阳性对照,这是和一般毒性实验的不同之处。阳性对照使用已知的致癌物,测试受试动物在实验过程中能否致癌,要求阳性对照组所获肿瘤率与受试的最高剂量相仿。阳性对照的设置要防止与受试组之间发生交叉感染,最好隔离饲养。为了弥补实验过程中受试动物的早期死亡,可以增设新的受试组,还可以在实验开始时多设阴性对照或阴性对照组的实验动物数目多一些,以做备用。

(六)观察指标

1.常规观察

实验头三个月每周称一次动物体重,以后每两周称一次。每天观察两次实验动物,发现死亡、垂死、临床异常的动物及时记载。

2.肿瘤发生时间

应特别注意肿瘤的发生,记录肿瘤发生时间、发生部位、大小、形状、外形、硬度和发展情况。

3.血液学检查

实验第 3 个、6 个、12 个月进行血液学检查,必要时,实验第 18 个月和实验结束时也可进行,每组至少检查雌雄各 10 只动物,每次检查应尽可能使用同一动物。如果 90 天经口毒性实验的剂量水平相当且未见任何血液学指标改变,则实验第 3 个月可不检查。

4.尿液学检查

实验前、实验第 3 个、6 个、12 个月进行尿液检查,必要时,实验第 18 个月及实验结束时也可进行,每组至少检查雌雄各 10 只动物。如果 90 天经口毒性实验的剂量水平相当且未见任何尿液检查结果异常,则实验第 3 个月可不检查。

5.病理学检查

凡肉眼能辨认的肿瘤或可疑的肿瘤组织均应记录,包括其所在的脏器的部位、大小、形状、颜色、硬度、与正常组织界限及肿瘤组织本身有无出血、坏死,也要注意非肿瘤性病变。对肿瘤组织、可疑肿瘤组织及肉眼不能判断性质的其他病变均做病理组织学检查。

6.肿瘤发生率

肿瘤发生率是在实验终了时患肿瘤动物总数作分母,以有效动物总数作分子,得到的相对数或频数指标。

$$肿瘤发生率 = \frac{实验终了时患肿瘤动物总数}{有效动物总数(最早出现肿瘤时的存活动物总数)} \times 100\%$$

六、致突变性实验

(一)致突变性概念

遗传结构本身的变化及其所引起的变异称为突变。致突变性是指外来因素,特别是化学因子引起细胞核中的遗传物质发生改变的能力,而且此种改变可随细胞分裂过程而传递。突变包括基因突变和染色体畸变。

1.基因突变

基因是遗传信息的贮藏、传递与实现单位,信息内容包含在其核苷酸碱基的线性序列中,核苷酸的置换、增加或缺失都可导致 DNA 序列的改变。这种改变可发生于生殖细胞或体细胞,发生于生殖细胞的突变可以遗传给下一代,发生于体细胞的突变可以遗传给该细胞有丝分裂而产生的子代细胞。基因突变主要有两种类型,即碱基置换(base-pair substitution)和移码突变(frameshift mutation)。

(1)碱基置换。碱基置换是 DNA 多核苷酸链上某个碱基被另一个碱基所取代,引起错误配对。碱基置换有转换和颠换两种形式。如果一种嘌呤被另一种嘌呤取代或一种嘧啶被另一种嘧啶取代则称为转换(transition);嘌呤取代嘧啶或嘧啶取代嘌呤的突变则称为颠换(transversion)。由于 DNA 分子中有四种碱基,可能出现 4 种转换和 8 种颠换。

(2)移码突变。指 DNA 片段中某一位点插入或丢失一个或几个(非 3 或 3 的倍数)碱基对时,造成插入或丢失位点以后的一系列编码顺序发生错位的一种突变。它可引起该位点以后的遗传信息都出现异常。移码突变不但改变产物的氨基酸组成,也可使蛋白质合成过早终止。如果移码突变发生在关键部位,则常常导致发生此类突变的细胞或早期发育阶段的生物体死亡。

2.染色体畸变

当细胞中的染色体受到化学致突变物作用后,以致出现了可用显微镜直接观察到的结构和数目的改变,称为染色体畸变。染色体畸变可分为染色体结构异常和染色体数目异常两大类。

(1)染色体结构异常。染色体在致突变物的作用下,DNA 结构的完整性遭到破坏,染色体或染色单体经过断裂、重换或互换机理可产生染色体畸变(chromosome aberration)及染色单体畸变(chromatid aberration),可引起染色体或染色单体断裂,导致染色体结构异常的化学物质称为断裂剂(clastogen)。

①染色体型畸变。即在染色体两条单体的同一位点上出现的结构异常。

断裂(break)。染色体的两条单体在同一位点上发生断裂而又未发生重接时,可产生一个无着丝点断片(acentric fragment)和一个异常的带着丝点染色体,断片离开原位,和异常染色体无线性关系。

缺失(deletion)。染色体断裂后,由断片的丢失而失去了部分染色质及其携带的遗传信息所引起的结构变化。

倒位(inversion)。如果其中间断片发生 180° 倒转后,又重新接到染色体原来的两个断端上,造成染色体内部遗传物质的重新排列,称倒位。

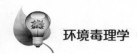

易位(translocation)。即两条非同源染色体同时发生断裂,然后互相交换断片,又重新与断裂节段相接而引起的结构变化。

重排(rearrangement)。即多个染色体发生断裂后的相互交换重接所形成的异常易位。

重复(duplication)。同一条染色体上增加了一个重复片段。

插入(insertion)。当一个染色体发生三处断裂的重接时,一个染色体臂内发生两处断裂所形成的断片插入另一臂断裂处的现象称插入。

②染色单体型畸变。染色单体型畸变的基本表现形式同染色体型畸变。

(2)染色体数目异常。各种生物的染色体都有 $2n$ 个染色体数目。一套完整的染色体组,其染色体数目为 n,称为单倍体(haploid),不同种属的动物,其染色体数目不同。

染色体数目异常称为异倍体(heteroploid),包括整倍体改变和非整倍体改变。以二倍体细胞为标准来命名。整倍体是染色体数目以染色体组为单位的增减,如单倍体、三倍体、四倍体等,三倍体以上的称为多倍体。非整倍体是指染色体数不是染色体组的整倍数,在人类常见为单体、三体和四体。

(二)致突变作用后果

突变本来是生物界的一种自然现象,是生物进化的基础。但由于人类对环境的过度干扰,环境中的致突变因素也随之加强,这些突变往往对大多数生物个体有害。

1.体细胞突变

体细胞的突变可引起各种病变,如肿瘤、畸胎、高血压等。因此,环境污染物如具有致突变作用,即为一种毒性的表现。

2.生殖细胞突变

哺乳动物的生殖细胞如发生突变,可以影响妊娠过程,导致不孕和胚胎早期死亡等,并可传至后代。按突变不同的表达类型,可导致不同的后果。

(1)隐性致死突变。它是指子代从亲代各得一个隐性突变基因,成为可表达的纯合子而引起生殖障碍或死亡。

(2)显性致死突变。它在生殖细胞合子阶段或胚胎发育的早期即行表达,其结果是突变的细胞不能与异性细胞结合,或即使结合,合子也在发育成为成熟胎儿前死亡。它对基因库的影响很小,并可自行消失。

(3)存活突变。显性或隐性(纯合子)存活突变如果不引起胚胎死亡,就可能在后代表达,并使后代出现前述各种可遗传病。隐性存活突变,常以突变基因的杂合子传给后代,由于不表达,难以识别,但对基因库的遗传负荷有较大影响。

(三)常用的致突变实验方法

致突变实验是为了确定某种外源化学物对生物体是否具有致突变作用而进行的实验。致突变实验方法根据终点反应不同,可区分为基因点突变实验、染色体畸变实验和DNA损伤实验等。这些实验有的在体外进行,有的在体内进行,使用的生物系统有微生物(细菌、真菌等)、哺乳动物的细胞、昆虫乃至哺乳动物或植物等。

用微核实验来评价药物、放射线、有毒物质等对人体细胞或体外培养细胞遗传学损伤仍是一个直观有效可行的方法,在遗传毒理、医学、食品、药物、环境等诸多方面得到广泛的应用。微核计数经济、迅速、简便,不需要特殊技能,可以统计更多的细胞并实现计算机自动计数。若采用核型稳定的细胞,确立统一的操作协议,进行实验室间的合作建立数据库,应用探针技术的微核实验很可能被纳入遗传毒理学实验。微核实验技术的种类很多,包括常规微核实验、细胞分裂阻滞微核分析法、荧光原位杂交实验与 DNA 探针与抗着丝粒抗体染色等方法。

1. 微核实验

(1)微核概念。微核是胞浆内的染色质团块,有学者认为,微核是来自细胞分裂后期的染色体迟滞。在有丝分裂中期相,某些成分移向纺锤体极或被纺锤体牵引至纺锤体极,在此过程中,由诱裂剂造成的无着丝粒的染色质、染色体片段的移动迟滞而被包含在子细胞的胞浆中,然后这些迟滞的成分形成一个或几个次级核。由于它们比母核小,被称为微核。纺锤体的损伤也会产生类似的结果。

(2)微核实验原理。一切进行分裂的细胞在染色体断裂剂作用下均能产生微核,因此可用微核率的变化来检测诱变物,例如检测染色体断裂剂(诱裂剂)和纺锤体毒物等。微核在各种骨骼细胞内见到,但作为分析终点的细胞群,是在处理期间经历了最后的染色体复制和有丝分裂的成红细胞。在最后的有丝分裂阶段,成红细胞排出主核成为多染红细胞。这些细胞保持胞浆嗜碱性约 24 h,成为正染红细胞,进入循环的周围血中。在骨髓中大量存在的多染红细胞可用以计数微核的存在与否。

由于这种测定方法比较简便、快速、可靠,目前已成为筛选化学致突变物的常用方法之一。微核检测可以通过哺乳动物体内细胞微核率检测实验和细胞培养微核实验进行。

2. 致死实验

(1)显性致死实验。显性致死实验是检测受试物诱发哺乳动物性细胞染色体畸变所致胚胎或胎儿死亡的遗传毒性实验方法,是哺乳动物生殖细胞致突变体内标准实验之一,检测的遗传学终点是染色体完整性改变及染色体分离改变。显性致死是染色体结构异常或染色体数目增加或减少的结果,但也不能排除基因突变和毒性作用。一般以受试物处理雄性啮齿动物,然后与雌性动物交配,经适当时间后,处理雌性细胞并检查子宫内容物,以确定活胎或死胚胎数。如与对照组比较,处理组平均活胎数有统计学意义的减少或增加,并有剂量-反应关系,则可认为该受试物为哺乳动物性细胞的致突变物。这种方法比较简便,但不太灵敏。

(2)隐性致死实验。以果蝇作为遗传毒理学实验的指示生物有许多优点:①果蝇的染色体特点与人相似,是具有真核特性的生物;②能对分子水平到染色体水平各种遗传损害进行检测,可检测隐性致死突变、缺失、易位、染色体丢失、显性致死、不分离、重组等有关遗传损害;③繁殖期短,一代仅 10~20 天,价廉易培养;④果蝇具有药物代谢能力,可与哺乳动物的代谢相比较。在果蝇各种遗传损害实验中,以果蝇伴性隐性致死(sex-linked recessive lethal,SLRL)实验最为敏感,是最经济的检测生殖细胞突变的体内实验。该实验涉及 600~800 个座位,观察指标比较客观。SLRL 检测的遗传学终点是 DNA 碱基顺序改变(基因正向突变)、多座缺失及染色体畸变。

果蝇的性染色体和人类的一样,雌蝇有一对 X 染色体,雄蝇则为 XY。根据隐性基因在性遗传中的交叉遗传特征,即雄蝇的 X 染色体传给 F_1 雌蝇,又通过 F_1 传给 F_2 雄蝇,位于 X

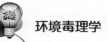

染色体上的隐性基因能在半合子雄蝇中表现出来,据此推断致死突变的存在。隐性致死基因在雄蝇半合子和雌蝇纯合子才表现致死,而在雄蝇异合子时表现型虽正常,但其雄性子代有一半死亡。

Basc 实验是最常用的。该实验是用受试物处理正常的圆、红眼野生型雄蝇,并和 Basc 原种雌蝇进行交配。所谓"Basc",就是 X 染色体带有 B(棒眼、显性)和 Wa(白-黄眼、隐性)的基因标记。据此,利用眼色形状由 X 染色体上的基因决定,并与 X 染色体的遗传相关联的特征作为观察在 X 染色体上基因突变的标记,故以野生型雄蝇(红色圆眼、正常蝇)染毒,与 Basc(Muller-5)雌蝇(淡杏色棒眼,在两个 X 染色体上带有一个倒位以防止 F_1 把处理过的父系 X 染色体和母系 X 染色体互换)交配,如雄蝇被受试物处理后,在 X 染色体上的基因发生隐性致死,则可通过上述两点遗传规则于 F_2 的雄蝇中表现出来,并借眼色形状为标记来判断实验的结果。即根据孟德尔分类反应产生四种不同表现型的 F_2,有隐性致死时在 F_2 中没有红色圆眼的雄蝇。

3. 非程序 DNA 合成实验(unscheduled DNA synthesis, UDS)

化学物质或物理因素引起 DNA 损伤,切除和移除受损片段后进行的 DNA 修复合成。

实验基本原则:体外哺乳动物细胞非程序性 DNA 合成实验(UDS)描述了使用原代哺乳动物细胞或连续细胞系检测 DNA 修复合成的操作方法。非程序性 DNA 合成的终点可以通过放射自显影技术测定放射性标记的核苷,如氚标记的胸腺嘧啶脱氧核苷(^{3}H-TdR)的吸收量来进行,也可通过液体闪烁计数(LSC)法进行测定。UDS 也可以采用体内实验系统进行测定。

化学或物理因素诱发 DNA 损伤后,细胞启动非程序性 DNA 合成程序以切除或移除DNA 受损区域,UDS 实验就是检测受损 DNA 的修复合成过程。实验的原理是检测 ^{3}H-TdR 掺入非 S 期哺乳动物细胞 DNA 的量。通过 DNA 放射自显影技术或液体闪烁计数(LSC)的方法测定染毒细胞中 ^{3}H-TdR 的吸收量。除了采用原代大鼠肝细胞作为靶细胞外,培养的哺乳动物细胞均应在加和不加外源性代谢活化系统两种情况下与受试物作用。

七、致畸性实验

(一)致畸作用概念

1. 致畸作用

畸形(malformation)是指胚胎在发育过程中,由于受到某种因素的影响,胚胎的细胞分化和器官的形成不能正常进行,而造成器官组织上的缺陷,并出现肉眼可见的形态结构异常者。致畸作用(teratogenesis)是指能作用于妊娠母体,干扰胚胎的正常发育,导致先天性畸形的毒作用。畸形仅指解剖结构上可见的形态发育缺陷。具有畸形的胚胎或胎儿称为畸胎(terata)。畸胎学(teratology)是研究胚胎、胎儿和未成熟个体发育异常的原因、机理和表现的科学。广义的畸胎还应包括生化、生理功能及行为的发育缺陷。凡能引起胚胎发育障碍而导致胎儿发生畸形的物质称为致畸物或致畸原(teratogen)。目前已知有 1 000 多种环境因子可引起动物及人的畸胎,例如四氯代二苯并二噁英、西维因、敌枯双、艾氏剂、五氯酚钠和脒基硫脲等。

2.致畸作用机理

许多因素有致畸作用,例如辐射能和某些病毒感染,但主要的是各种化学因素,即外源化学物的致畸作用。致畸的作用机理尚未完全清楚,目前一般认为与下列情况有关:

(1)突变引起胚胎发育异常而致先天性畸形。环境污染物作用于生殖细胞的遗传物质,使之发生突变,导致先天性畸形。生殖细胞突变有遗传毒性。化学物质作用于胚胎体细胞而引起的突变是非遗传性的。体细胞突变引起的发育异常除了形态上的缺陷外,有时还会产生代谢功能的缺陷。

(2)酶的合成受到抑制,从而使核酸合成过程受阻,使某些细胞分裂发生障碍,影响胚胎的正常形成而导致胚胎畸形。

(3)母体正常代谢过程被破坏,使子细胞在生物合成过程中缺乏必要的物质,影响胚胎正常发育,以致出现生长迟缓及畸形。

(4)生殖细胞在分裂过程中出现染色体不离开的现象,即在细胞分裂中期成对染色体彼此不分开,以致子细胞多一个染色体,而另一个子细胞少一个染色体,从而造成发育缺陷。

3.致畸作用的毒理学特点

(1)剂量-效应关系较为复杂

①剂量-效应关系表现为不同的模式:a.多种毒性表现同时存在;b.主要致畸(低剂量即出现);c.仅有胚胎死亡。

②致畸作用的剂量反应曲线较为陡峭。

③物种差异以及个体差异在致畸作用中较为明显。

(2)器官发生期的胚胎对致畸物最为敏感。孕体发育阶段:着床前期、器官形成期、胎儿期、围产期和新生儿发育等阶段。胚胎对致畸作用的敏感期主要在器官发生期,称为致畸危险期或关键期。但不同器官还各有特别敏感的时间。

(二)致畸性实验动物选择

致畸实验中选用的实验动物应该符合实验动物的一般原则,即食性以及代谢过程要与人类接近,体型小、容易驯服、易饲养、易繁殖以及廉价等。一般要求实验动物对受试物的代谢方式和胎盘解剖学结构与人类相近。

实验动物的妊娠过程应尽可能短,以便于观察;每窝产仔数较多,以便获得足够多的样本。多用大鼠、小鼠或家兔,如有条件也可采用犬或猴。对各种动物进行致畸实验的基本方法相同。最常用的是大鼠实验法,因为大鼠受孕率高,每窝产仔 8~10 只,且经验证明,大鼠对大多数外源化学物的代谢过程与人类相似。但大鼠对一般外源化学物代谢速度往往高于小鼠和家兔,以致对化学致畸物耐受性强、易感性低,有时出现假阴性。

大鼠在器官发生期初期,其胎盘具有卵黄囊,称为卵黄囊胎盘,有些外源化学物,例如锥虫蓝可以干扰胎盘对胚胎的正常营养输送过程,并因此致畸,出现阳性结果;而人类胎盘不具有卵黄囊胎盘阶段,不存在同样的问题,所以有时此种结果对人类为假阳性。小鼠自然畸形发生率较大鼠高,但低于家兔,对形成腭裂的致畸物更敏感。家兔为草食动物,与人类代谢功能差异较大,妊娠期不够恒定,有时延长至 36 天,自然畸形发生率也较高。

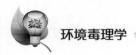

(三)剂量分组与动物交配处理

1.剂量分组

由于致畸作用的剂量-效应(反应)关系曲线较为陡峭,斜率较大,最大无作用剂量与引起胚胎大量死亡以及母体中毒死亡的剂量极为接近。在确定剂量时,一方面要求找出最大无作用剂量以及致畸阈剂量,同时还要保持母体生育能力,不致大批流产和过多胚胎死亡;较多母体死亡也应避免,这在致畸实验中是一个极为关键的问题。

一般应先进行预试,预试的目的是找出引起母体中毒的剂量。

根据预试结果可以确定正式实验剂量。应最少设 3 个剂量组,另设对照组。原则上最高剂量组,即不超过 LD_{50} 的 1/5～1/3,可以引起母体轻度中毒,即进食量减少、体重减轻、死亡率不超过 10%。最低剂量组为 LD_{50} 的 1/100～1/30,不应观察到任何中毒症状。中间剂量组可以允许母体出现某些极轻微中毒症状,其剂量与高剂量和低剂量成等比级数关系。

每组动物大鼠或小鼠为 12～20 只,家兔 8～12 只,犬等大动物 3～4 只。在一般常规实验中,除设有 3 个剂量组和 1 个对照组外,如受试物溶于某种溶剂或介质中给予动物,则另设溶剂对照组。有时为了更好地验证实验结果,另设阳性对照组。

2.动物交配处理

选择一批性成熟、未交配过的雌雄动物,雌雄 1:1 或 2:1 比例同笼交配。每日定期检查,当雌鼠阴道口有阴栓或在阴道黏液中检出精子时,便可确定雌鼠受孕的确切日期。此日定为孕期 0 天,次日为第 1 天,依次推算孕龄。准确确定受孕日对精确掌握动物接触受试物时间、最后处死动物及确定进行检查的日期非常重要。

由于致畸作用有极为明确的敏感期,应精确掌握动物接触受试物的时间。如提前在着床前接触,将影响受精卵的着床。如在胚胎发育的最初阶段,例如裂卵期和囊胚期接触受试物,往往可使胚胎死亡,不能造成畸形。如在器官发生期以后接触受试物,则各种器官已发育成熟,致畸作用不易表现。只有器官发生期的胚胎对致畸物最为敏感,易出现畸形。

(四)染毒方式

1.染毒途径

接触受试物的方式与途径应一般多经口给予,也可采用灌胃方式。在特殊情况下,也可采用腹腔注射法,效果与经口染毒近似。为使剂量精确便于操作,一般多用灌胃或腹腔注射方式对实验动物染毒。

2.给药时间

给药时间一定要精准,过早可影响受精卵着床,过迟则对发育成熟的胚胎往往不能显示致畸作用。染毒的给药时间应选择胚胎对致畸原的易感期,即组织和器官分化早期。一般小鼠取受精后的 5～14 天,大鼠 7～15 天,兔 7～18 天。为了研究毒物对发育某一阶段的作用,可视实验要求采用不同染毒时间。

(五)畸形检查

主要包括受孕动物检查、胎仔外观检查、胎仔骨骼检查和胎仔内脏检查。

1.受孕动物检查

受孕动物处死以后立即从腹中线剖开,暴露子宫角,辨认子宫角内的活胎、死胎及吸收数,并从左侧子宫角上方开始,按顺序编号依次检查记录,直至子宫角右侧顶端。大致辨认后,取出子宫进行称重,从左侧子宫角开始,向右侧子宫角顶端依次取出其中活胎仔、死胎、吸收胎,并检查记录黄体数。

2.胎仔外观检查

将活胎仔从子宫取出,按编号顺序逐个检查性别、称重、测定身长和尾长以及全窝胎盘总质量。然后仔细检查是否出现畸形,包括头部和脑、眼、鼻、耳、腭、颌、唇的畸形,四肢和趾的畸形,躯干和尾部的畸形等。

3.胎仔骨骼检查

骨骼是重点检查项目,通常将每窝活仔数目的 2/3 或 1/2 留做胎仔骨骼检查。其具体做法是:

(1)将留做骨骼检查的胎仔放入 75%～90%乙醇溶液中固定 3～5 天。

(2)将固定好的胎仔置于 1% KOH 溶液中 3～10 天,直至肌肉透明,可见骨骼为止。

(3)用茜素红溶液处理后的胎仔进行染色,直至骨骼染成桃红色或紫红色为止。

(4)经染色后的胎仔骨骼,再置于透明液中进行透明脱水,若透明度不理想,可适当延长透明时间。

(5)用放大镜或解剖显微镜依次观察头颅骨、椎骨、肋骨、尾骨和肢骨,记录有无缺损、增减、融合、骨化迟缓等异常。

4.胎仔内脏检查

胎仔内脏检查是将经外观检查后的活胎仔,按随机法将胎仔总数的 1/2 或 1/3 置于 Bouin 液(由饱和苦味酸溶液、40%甲醛溶液和冰醋酸按一定比例配制而成)中固定 2 周以上。之后先用自来水冲去固定液,将鼠仰放在石蜡板上,剪去四肢和尾,用刀片从头部到尾部逐段横切或纵切。按不同部位的断面观察器官的大小、形状和相对位置。

(1)经口从舌与两口角向枕部横切,观察大脑、间脑、延髓、舌及腭裂。

(2)在眼前面作垂直纵切,可见鼻部。

(3)从头部垂直通过眼球中央作纵切。

(4)沿头部最大横位处穿过作横切。

(5)沿下腭水平通过颈部中部作横切,可观察气管、食管和延脑或脊髓。以后自腹中线剪开胸、腹腔,依次检查心、肺、横膈膜、肝、胃、肠等脏器的大小、位置,查毕将其摘除,再检查肾脏、输尿管、膀胱、子宫或睾丸位置及发育情况。然后将肾脏切开,观察有无肾盂积水与扩大。

(六)致畸性结果评定

在做致畸实验结果评定时,主要计算畸胎总数和畸形总数。在计算畸胎总数时,同一个活产幼仔出现 1 种或 1 种以上畸形均作为 1 个畸胎。在计算畸形总数时,在同一幼仔每出现 1 种畸形即作为 1 个畸形,依此类推。计算时还要对剂量-效应(反应)关系加以分析。更重要的是按下列指标将各剂量组与对照组结果进行比较。

活产幼仔平均畸形出现数:即根据出现的畸形总数,计算每个活产幼仔出现的畸形平均数。对较为重要的畸形,还可分别单独进行计数。在评定实验结果和进行实验组与对照组

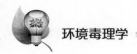

对比时,应该以每个母体为单位,即按每窝计算。在致畸实验中,每个母体或每窝是实验单位。

常用的评价指标主要有

$$活产幼仔平均畸形出现数 = \frac{畸形总数}{活产幼仔总数}$$

$$畸胎出现率 = \frac{出现畸形的胎仔总数}{活产幼仔总数} \times 100\%$$

$$母体畸胎出现率 = \frac{出现畸胎的母体数}{妊娠母体数} \times 100\%$$

计算出现畸形母体数时,同一母体无论出现多少畸形胎仔或多少种畸形,一律按一个出现畸胎的母体计算。

除了上述 3 种指标,还可以计算活产幼仔数、死胎率、吸收胎率等。根据上述指标,进行初步计算后,确定受试物是否具有致畸作用的最后结论时,尚需注意以下几点:

(1)任何结果必须通过统计计算方法进行剂量组与对照组对比,必须具有统计学意义才能认为是阳性结果。此外,还应充分注意到剂量-效应关系是否较为明显,较为明确者才可确定其致畸作用。

(2)致畸作用中动物物种和品系差异较为显著,因此要求在两种动物中进行实验。如果在一种动物观察到致畸作用,而另一种未观察到,从毒理学安全角度,可以认为该受试物仍具有潜在致畸可能性,尚需认真对待,尽量减少人类与其接触的机会。即使两种动物都未观察到致畸作用,也应对实验方法和实验过程进行认真检查,必须绝对可靠,才能做出不具有致畸作用的结论。对此应格外慎重。

(3)由于物种差异,对动物不具有致畸作用的外源化学物对人是否致畸的问题,即将动物实验结论推论到人,尚无理想可靠的方法,亦应格外认真对待。凡代谢情况及毒物动力学参数相近者,将动物实验结果推论到人,较为可靠。此外,还可利用流行病调查方法进行人群调查,掌握在人群致畸作用的实际情况。在这种情况下,应特别注意人体的实际可能接触的剂量。

(4)应该掌握所用实验动物品系的自然畸形发生率。它与畸形之间有时较难明确区分。如出现长期以来在该品系实验动物未曾出现过的畸形,则应特别认真对待。但即便是实验动物出现的重要畸形类型在该品系实验动物中过去也常出现,也不能认为此项结果不具有阳性结果的意义,轻易做出不具有致畸作用的结论。若畸形出现率高,又有特异性(如同部位发生率高)且有剂量-效应与剂量-反应关系,应作致畸论。

然而目前,由于种种原因,由动物实验结果直接推导于人受到很大限制,这是因为有数百种化学物质可引发胚胎死亡、畸形、生长迟缓和娩出后功能异常,然而人体临床资料与之相符的例子却并不多。例如,某些动物实验证明有致畸作用的药物,如咖啡因、乙酰水杨酸和磺胺类药物等,人已经长期应用,但未发现有明确的致畸作用。一种可能的解释是,人所用的剂量未达到可引发致畸作用的程度。鉴于还没有一种动物能够完全反映人母体、胚胎和胎儿对致畸的敏感性,许多学者强调在环境化学物致畸实验中应采用多种动物。

(七)致畸物以及发育毒性作用物的危险度评定

1. 致畸物

目前,4 000 多种化学物质经过动物致畸实验检测,其中至少 1 000 种有致畸作用,引起人类发育异常的毒物约 40 种,其原因可能是人群暴露剂量没有达到阈值水平,或可能是物种之间的差异,动物模型不完全合适。美国毒理学家 Wilson 曾提出确定人类新致畸物的标准:①一种特殊的缺陷或几种缺陷并发(综合征)的概率突然增加。②缺陷增加与某种已知环境改变(如一种新药的广泛使用)相关。③在妊娠的特殊阶段已知暴露在某种环境的改变,产生有特征性缺陷的综合征。④缺少妊娠时引起特征性缺陷婴儿的其他共同因子。

在发育毒物危险性评价过程中,发育毒性实验资料主要用于:①药物对人体的危险性(暴露多是自愿、剂量较高)的评价;②环境物质对人体的影响(暴露多是被动、剂量较低)的评价。

2. 危险度评定

化学物发育毒性机制尚未完全明了,故无完全统一的危险度评定方法。环境化学物发育危害一般参考致畸性大小,实际应用中可根据具体情况选择以下评价和分类方式。

(1)按致畸指数评价和分类:致畸指数是指化合物对母体动物的 LD_{50} 与胎体最小致畸剂量的比值。通过致畸指数可判断致畸带宽窄和致畸性大小。致畸指数小于 10 为一般不具致畸作用;10～100 为有致畸作用;大于 100 为强致畸作用。

$$致畸指数 = \frac{母体LD_{50}}{胎仔最小致畸作用剂量}$$

(2)按致畸潜力和安全系数评价和分类:1989 年,国际生命科学学会(ILSI)根据动物实验中发育毒性的效应类型、致畸严重性和发生率,将化学物的致畸作用分为 A、B、C 和 D 共 4 类。具体分类标准如表 5-5 所示。

表 5-5　化学物致畸作用参考分类标准

分类	最小母体中毒剂量与最小致畸量的比值	畸胎率	较低剂量时畸形类型	靶细胞	安全系数范围
A	≫1	高,与剂量有关	有特定的器官系统	特定细胞	～400
B	>1 或两剂量间有很大重叠	高,与剂量有关	一般为多发性,也可能有特定的特点	特定细胞	～300
C	<1	低,与剂量有关	无特异性,广泛多发	泛化,非特定细胞	～250
D	母体中毒时无致畸	—	—	不详	～100

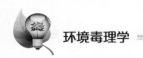

体外污染物毒性研究

使用正常动物的实验在毒理学研究的应用中存在着不敏感、周期长、所需受试物样品多、所需实验动物量大、难以揭示毒作用位点和毒作用机制以及结果可靠性差等问题,而活体动物也存在着制造价格昂贵、受世界动物保护法限制等不足之处。因此,在"3R"原则的指导下,一些发达国家率先开展了替代方法的研究。"3R"原则,即代替替代(replacement alternative)、减少替代(reduction alternative)以及优化替代(refinement alternative)。目前体外替代方法的研究已成为实用性毒理学领域研究的新方向。这类方法的应用一方面解决了整体动物实验中大量使用实验动物且以动物濒死或死亡为终点的伦理问题,另一方面增加了实验过程中的可控因素,提升了实验结果的可靠性。随着生物组织、细胞、生物大分子的分离、培养和检测技术的发展,体外方法开始应用于污染物的生物毒性效应研究。相较于活体动物实验而言,体外方法耗时短、成本低、操作简便,可以减少动物的使用,还可特异性选择不同的靶器官和细胞,具有快速高效的优点,弥补了体内毒性实验在污染监测上的不足。

体外实验是指利用分离的原代细胞及已构建的细胞株、细菌、离体器官和一些生物模拟系统等在体外的无菌、适当温度和一定营养条件下,生存和生长并维持其结构和功能的方法。毒理学利用体外实验可进行毒作用的初步筛检、作用机制和代谢转化过程的深入研究等。体外实验取材范围很宽,可取哺乳动物的离体脏器灌流、脏器切片温育、细胞培养、亚细胞器组分以及提纯的某些酶分子或 DNA 分子等。

一、毒理学体外实验系统

毒理学体外实验系统主要分为哺乳动物组织细胞实验和微生物实验两大类,除了选择合适的细菌菌株和细胞系外,在这两大类实验中,均需在加有体外代谢活化酶的条件下进行。

(1)脏器灌流。剥离动物某脏器之后,体外灌流方式保持脏器的生理活性功能,将化学物注入器官的血流中,然后分析测定流出液中代谢产物或生理活性物质,用于研究化学物在此器官中的代谢或损伤变化。肝脏灌流方法较为成熟,也是毒理学中研究外源化学物对肝脏损伤及代谢的常用方法之一。一般是以下腔静脉和门静脉为插管灌流通路,结扎肝动脉、上腔静脉,在恒温条件下灌流,肝灌流时间以 4 h 之内为宜,否则肝细胞的功能与生存不能维持。肝脏灌流最接近体内状态,其最大优势在于保持了肝组织结构和功能的完整性,可进行短期的代谢动力学实验。但相对于其他体外模型而言,脏器灌流没有减少使用的动物数。有报道用肝灌流方法研究四氯化碳及其氢取代衍生物三氯甲烷与二氯甲烷对肝脏的毒性,结果发现随着灌流时间延长(在 4 h 之内),灌流液的上清液中 K^+、谷丙转氨酶(SGPT)、山梨醇脱氢酶(SDH)、谷氨酸脱氢酶(GDH)增加,提示三种化合物对肝细胞均有损伤,以四氯化碳为甚,其次为三氯甲烷及二氯甲烷。此外还有心脏灌流、肠灌流和大鼠膈肌-膈神经灌流液,分别用于研究外源化学物的心脏毒性吸收动力学过程和神经毒物对神经传导功能的损伤及强度。

(2)脏器切片。肝脏、肾脏、脑部及心均可以制备切片。例如,脑片和心肌条等是将组织片置于恒温的孵育液中进行有关实验研究,但需注意切片中的细胞需保持完好的细胞基质和细胞之间的交流。切片厚度一般在 250 μm。不同研究孵育时间有别,如肝切片研究 Cyt P-450 不应超过 8 h,脑切片一般在 6 h 左右。此系统的优点是保持了细胞之间的结构,其操作也比脏器灌流容易。不足之处是切片内的细胞易于缺氧,且受试物也不易均匀到达细胞内。与其他体外实验模型相比,脏器切片功能异质性和代谢能力比较接近整体器官,该方法大大减少了使用的动物数。可以用人肝切片进行实验,避免了结果由动物向人外推的过程。

(3)细胞培养。细胞培养为细胞毒理学提供了快速、简单、准确的检测系统,利用细胞培养技术可以观察研究细胞毒性,毒物代谢,异常增殖,致突变、致畸、致癌效应,细胞恶性转化等,是目前应用最广泛的基本实验技术方法。从细胞的来源可分为原代细胞和细胞株。原代细胞(primary culture cell)是指从机体取出后立即培养的细胞。可把培养的第 1 代细胞与传 10 代以内的细胞统称为原代细胞培养。毒理学研究常用的有肝细胞、巨噬细胞、淋巴细胞等原代培养。利用原代培养的肝细胞可以进行多种毒理学研究,用于筛检与鉴定化学物是否具有肝脏毒性。有报道以肝细胞损伤后某些酶释放为指征,研究了 30 个化学物,结果除少数化学物在肝细胞培养中表现毒性比体内实验低之外,多数化学物内外毒性是一致的。

细胞系(cell line)可泛指一般可能传代的细胞,其中能够连续传代的细胞被称作连续细胞系或无限细胞系,不能连续培养的称为有限细胞系。人体的正常组织多数可以建立有限细胞系,如间充质来源的成纤维细胞,牙髓细胞和牙周膜细胞等。通过选择法或克隆形成法从原代培养物或细胞系中获得具有特殊性质或标志物的培养物称为细胞株(cell strain),也就是说,细胞株是用单细胞分离培养或通过筛选的方法,由单细胞增殖形成的细胞群。细胞株的特殊性质或标志必须在整个培养期间始终存在,不同的细胞株有其特定的标志物。肿瘤细胞系是现有细胞系中最多的一类。肿瘤细胞系多由癌瘤细胞构建,常可传几十代或百代以上,并具有永生化特征和异体接种致瘤性,丧失接触抑制能力。

对已建成的各种细胞系或细胞株习惯上都给以名称,但是细胞的命名无严格统一规定,大多采用有一定意义缩写字或代号表示。如 Hela 细胞为供体患者的姓名(来源于宫颈癌);CHO 来源于中国地鼠卵巢细胞(Chinese hamster ovary);宫-743 取名于宫颈癌上皮细胞,1974 年 3 月建立;NIH3T3 由美国国立卫生研究所(National Institutes of Health)建立,每 3 天传代,每次接种 3×10^5 个细胞/mL。利用哺乳动物细胞进行毒理学体外实验有两种方法:一是建立正在迅速生长的细胞株,用以观察受试物对整体细胞的一般毒作用和正在分裂组织的毒作用;二是利用已高度分化的细胞,无论是原代培养或是特定的细胞株,研究受试物对已分化成熟的细胞或其功能的特殊毒作用;毒理学实验中常用的细胞系有 CHO、CHL(中国仓鼠肺细胞)、V79(中国仓鼠肺成纤维细胞)、NIH3T3 以及一些肿瘤细胞系,比如人肺癌细胞系 H1299,人肝癌细胞系 HepG2、MHCC97 等。利用 300 次传代培养的 LLC-PK1(猪肾近端小管上皮细胞)细胞系进行铅的肾毒性实验,观察铅对细胞的损伤、对细胞膜脂流

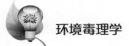

动性的影响、对细胞膜相变温度的影响、脂质过氧化效应、胞内钙浓度变化及形态学改变等，对铅的肾脏毒性机制提供了依据。

近年来分子生物技术的发展，在体外细胞培养研究领域开发建立了更多的研究平台，如转染技术的兴起和发展。转染（transfection）是真核细胞在一定条件下主动或被动导入外源DNA片段而获得新的表型的过程。稳转细胞（stable transfected cells）：转染技术是指通过生化或者物理方法将具有生物功能的目的基因转移或运送到细胞内染色体DNA中，并使目的基因在细胞内维持生物功能，形成的新的细胞被称为转染细胞，稳定转染或持久的转染是用于建立克隆的细胞系。通常需要使用遗传标记物将转染细胞与非转染细胞区分出来。该技术广泛用于基因组功能研究和基因组治疗研究，在毒理学领域也具有广阔的应用前景。瞬转细胞（transiently transfected cells）：瞬时转染也是将DNA导入真核细胞的技术。在瞬时转染中，重组DNA导入感染性强的细胞系即瞬转细胞，在瞬转细胞中，转染的DNA不必整合到宿主染色体，目的基因可以暂时地高水平表达。可在比稳定转染较短时间内收获转染的细胞，并对溶解产物中目的基因的表达进行检测。

（4）胚胎干细胞（embryonic stem cells，ESCs，简称ES、EK或ESC细胞）。胚胎干细胞是从哺乳动物早期胚胎（原肠胚期之前）或原始性腺中分离、经体外培养并分离克隆出来的一种原始、高度未分化细胞，它具有体外培养无限增殖、自我更新和多向分化的特性。比如人胚胎干细胞（human embryonic stem cell，hESC）逐渐成为毒性测试体外替代法的新工具。hESC的体外替代模型可用于预测外源化学物对人体各种靶器官的毒性及毒作用机制，如生殖毒性测试模型、神经发育毒性测试模型及体外代谢模型等，结合基因组学、蛋白质组学和代谢组学等组学技术快速高效地分析多条代谢通路，寻找潜在的毒性生物标志物，在毒理学研究中具有更广泛的应用前景。胚胎干细胞实验主要应用领域是环境污染物、研发药品及农药等化学制剂对人体及动物胚胎致畸性、细胞毒性等潜在损伤的研究。胚胎干细胞能发展为胚体后的生物系统，可模拟体内细胞与组织间复杂的相互作用，这在毒性研究领域有广泛的用途。与体内毒性实验相比，具有更高的灵敏性和准确性，并间接减少了实验动物数量。除了能评估毒性以外，通过受试物对胚胎干细胞的早期胚胎阶段到最终分化成特定细胞的全过程的检测，可以对受试物是否具有胚胎毒性正确的判断，提高预测的准确性。利用胚胎干细胞进行毒理学体外实验主要有2种方法：一是利用干细胞迅速生长的特性，用以观察受试物对正在分裂细胞的毒性作用；二是利用胚胎干细胞在体外一定条件下诱导分化成特殊的细胞，用以研究受试物的特殊毒性作用。与不同时间获取的原代细胞相比，干细胞模型的毒性检测结果更具有可比性，数据更可靠。以胚胎干细胞为基础的预测毒性检测方法虽不会完全取代在整个动物及人体上的实验，但会使对毒性的预测更为精确。

但技术和条件的限制，胚胎干细胞在体外培养的条件从理论上讲还不可能与体内胚胎的多功能细胞的生长条件完全一致，所以在受试物的作用下，对于干细胞发育的干扰因素及其机制的判断与体内结果将出现差异，影响到体外结论向体内的推断，降低了实验结果的可靠性。目前，胚胎干细胞的细胞体外分化为特定类型细胞大多采用诱导剂诱导的方法，但是诱导剂本身可能具有毒性作用，同时诱导剂和诱导方法的使用也因人而异，这对于正确判断受试物可能作用的靶器官，以及对敏感组织细胞产生细胞毒性和抑制分化能力的检测产生偏差,因而如何达到分化细胞特异性与检测结果准确性的平衡,仍需进一步的研究。

(5)亚细胞组分。分离和纯化细胞中各亚细胞组分,可深入研究外源化学物的靶位点,探讨化学物毒性效应的机制等。现代毒理学中使用最多的亚细胞组分是细胞膜、微粒体及线粒体。在体外毒理学中则主要是定量研究外源化学物对靶酶作用的特征、性质和机制。如能获得纯化酶,可在体外精确地控制各种因素,对纯化酶作用的体征、性质和机制进行研究,如细胞色素 P450 重组系统。

二、毒理学体外实验设计注意问题

(1)细胞或细菌类型的选择。细胞类型的选择取决于实验的目的。一般性筛选系列化合物的一般毒性时,应选择生长迅速且易于处理的细胞系。选用的细胞系或菌株应有本底资料证实其在实验系统中稳定,且对致突变物等受试物敏感,对处理因素产生的效应具有一定的特异性且反应较稳定。每个实验应设 3～5 个及以上受试物剂量水平,另设空白、溶剂对照和阳性对照等。每个剂量水平和对照应有足够的生物学重复,并应包括有无代谢活化系统两种情况。

(2)受试物和溶剂。应了解受试物水溶性和脂溶性等理化特性,尤其是受试物在介质中的溶解性对细胞(细菌)的毒性和 pH 或渗透压可能的影响。出现沉淀的最低浓度可认为是溶解性的极限。对实验中所用溶剂的基本要求是对细胞或细菌无影响,且与受试物不发生反应。最好的溶剂是水。不溶于水则首选二甲基亚砜(DMSO)。如用 DMSO 作溶剂,其在培养基的浓度应低于 1%,且溶剂在所有剂量组和对照组培养基中的浓度应保持一致。如果采用不常用的溶剂或赋形剂,应有资料表明其对细胞(细菌)存活率、活性等无影响。此外,受试物应新鲜制备,除非稳定性资料证实可以长期储存。

(3)剂量设置。体外实验的剂量设置需综合考虑受试物的溶解性和对细胞或细菌的毒性。细胞毒性实验的目的是在无代谢活化条件下利用细胞完整性和细胞生长(如融合程度、存活细胞计数或有丝分裂指数)等指标获得受试物细胞毒性和溶解性。细菌毒性可通过回变菌落数减少、背景菌苔减少或消失,或细菌存活率下降等指标来确定。代谢活化系统可能改变受试物的细菌/细胞毒性。大多数情况下,对可溶的、无细胞(细菌)毒性的受试物的最高剂量推荐是:①对哺乳动物细胞实验为 10 mmol/L 或 5 mg/L。②对细菌实验为每皿 5 mg(每皿 5 μL)。③当受试物供应困难或非常昂贵(如生物制剂),则最高剂量可低于上述推荐剂量。

关于不溶性受试物的最高剂量的推荐仍有争议。一般认为,无毒性且不溶于介质(培养液等)中的受试物,最高剂量应是溶解性限制浓度(即产生沉淀的最低浓度),但不应干扰终点的观察计数。对于有毒性的受试物,在细菌实验中的最高剂量应该是其产生细菌毒性的最低剂量;对哺乳动物细胞实验的最高剂量也应该是有细胞毒性的剂量,如基因突变实验应达到 10%～20% 的细胞存活率,而染色体畸变实验和 UDS 实验细胞则应达到 50% 存活率。对于没有适当溶剂、完全不溶的受试物,则可按照 10 mmol/L 或每皿 5 mg 进行实验,或采用溶剂提取物进行实验。

体外实验的分组可因靶标生物不同而定。细菌实验受试物应至少设 5 个剂量组,组间距可为半对数。研究剂量-反应关系时,可以选较小间距。哺乳动物细胞实验受试物至少应设 5 个剂量组,浓度范围应覆盖 2 个 10 倍稀释系列;基因突变实验至少设 4 个剂量组,组间距可为 2～$\sqrt{10}$ 之间。每个剂量检测点至少应有 2～3 个平行样本。

(4)关于代谢活化。细胞(细菌)实验应在有或无代谢活化的条件下暴露于受试物。代谢活化系统的选择和条件依赖于受试物的类别。对于体外哺乳动物细胞实验,可利用大鼠肝原代培养细胞或 S9(体外活化系统)。大鼠肝微粒体酶 S9 混合液作为体外代谢活化系统是经典的方法。S9 的制备最常用的是经酶诱导剂 Aroclor1254(多氯联苯 1254)或苯巴比妥/β-萘黄酮联合诱导的雄性成年大鼠肝匀浆 9 000g 离心上清液(S9)及相应的辅因子,即 NADPH 再生系统(葡萄糖-6-磷酸脱氢酶、葡萄糖-6-磷酸和 NADP)。S9 在培养液中终浓度范围一般为 1‰～10‰(体积分数)。与原代肝细胞进行复合培养时也可采用其他不同的细胞系,如 V79、中国地鼠肺成纤维细胞和人成纤维细胞。

(5)对照组的设定。对照组的设置在体外遗传毒性实验尤为重要,为实验结果的判定提供前提和质量保证。每一次实验都应包括在有和无代谢活化条件下同时进行的阳性对照和阴性对照。在有代谢活化系统时,阳性对照应是间接致突变物,即需要代谢活化才呈现致突变反应的物质。阳性对照的剂量应选择其剂量-反应关系的直线部分。例如在代谢活化研究中常选择环磷酰胺为阳性对照物,在细胞毒性筛检时可选二甲基环己基烃乙基戊二酰亚胺和二硝基苯酚为阳性对照物。

(6)毒性指标的选择。依据不同的实验目的和实验条件,可选择不同的观察指标。通过光学显微镜和电子显微镜观察,可了解受试物对培养细胞的形态改变情况。半数抑制浓度(IC_{50}):细胞培养时引起生长速率减至对照组一半时所需受试物的浓度,IC_{50} 可用于细胞毒性的常规筛检。细胞膜损伤可选择台盼蓝摄取、胞浆酶漏出、Ca^{2+} 的释放以及钙泵的变化等指标来评价其损伤。代谢能力除可选择 ATP 浓度、NADP/NADPH 比、谷胱甘肽含量、氧消耗量等指标外,此外,毒物代谢酶的活性、细胞膜脂质过氧化作用及[^{14}C]-葡萄糖氧化代谢成 $^{14}CO_2$ 的速率,均可反映出细胞的代谢能力。

第三节 体内污染物毒性研究

体内实验也称整体动物实验,是指利用整体动物进行的实验。体内污染物毒性研究是环境毒理学研究的重要手段之一,环境污染物的毒性、剂量-反应关系、毒作用机制等方面的资料很大一部分来源于对实验动物的观察和分析。

动物实验设计的要素包括:实验动物、剂量与分组、染毒途径与方法、实验期限、观察指标和结果分析等。

一、实验动物

整体动物实验一般采用大鼠、小鼠、兔、猫、犬、猴,根据不同情况不同品系动物进行研究。除了动物物种和品系的要求,动物数量的确定也很重要,因为个体数量越多越能减少个体差异所引起的误差,但也应注意尽量避免浪费以及动物保护和伦理等方面的问题。动物数量过少,所得指标不够稳定,结论也缺乏充分依据;数量过多,会增加实际工作量,并造成不必要的浪费。

二、染毒及方式

染毒的途径和方法根据实验目的、实验动物种类和药物剂型等情况确定。不同途径的吸收速率,一般是静脉注射＞吸入＞肌肉注射＞腹腔注射＞皮下注射＞经口＞皮内注射＞其他途径(如经皮等)。

(1)经口染毒。经口染毒多用灌胃、饲喂和吞咽胶囊的方法。在进行灌胃时,灌胃量一般以动物体重的 1％～3％折算。一次灌胃体积:小鼠为 0.1～0.3 mL/(10 g 体重),大鼠为 0.5～1.5 mL/(100 g 体重)。将灌胃针安在注射器上,吸入药液,左手抓住鼠背部及颈部皮肤将其固定,右手持注射器,将灌胃针插入动物口中,沿咽后壁徐徐插入食管,固定针头并开始注射。针插入时应无阻力,若感到阻力或动物挣扎,应停止进针或将针拔出重新插入,以免刺破食管或误入气管。大鼠的饲料摄入量通常按体重的 8％～10％折算。

(2)呼吸道染毒。如果是粉尘、气体、蒸气或毒气以及以雾态存在的药物,一般采用呼吸道染毒方法。经呼吸道染毒可分为吸入染毒和气管内注入。

①静式染毒。此法适用于急性毒性实验,一般可采用染毒瓶或染毒柜进行染毒。采用静式染毒要保证染毒瓶(柜)内有足够的氧气,并保持一定的温度和湿度。染毒时间一般为 2～4 h。要求受试物在 10 min 内蒸发完毕。静式吸入染毒时应根据染毒柜容积和染毒时间,确定放置的实验动物数,以保证动物的最低需气量。染毒柜所需容积也可按实验动物总体重(kg)×100×染毒时间(h)来估算,相当于动物每千克体重每小时所需空气体积为 100 L。

染毒柜内的毒物浓度计算公式为:

$$c = \frac{a \times d}{L} \times 1\,000$$

式中:c 为染毒柜中毒物的质量浓度,mg/L;a 为加入的毒物量,mL;d 为受试化学物质的密度,g/ml;L 为染毒柜容积,L。

静式染毒的缺点是气体容积有限,毒物浓度不稳定,时间过长可因动物毛、排泄物的吸附以及动物吸入消耗,可使毒浓度逐渐下降。

②动式染毒。慢性中毒实验多采用此方法。动式吸入染毒设备由染毒柜、机械通风系统和配气系统三部分构成。对设备的要求较高,优点是在染毒过程中染毒柜内氧分压及受试物浓度较稳定,缺点是消耗受试物的量大,并易于污染环境。适用于较大动物,如兔、豚鼠、大鼠等的慢性中毒实验。在染毒柜中受试物浓度达平衡后,每天的染毒时间应为 6 h。从实际考虑,每周染毒 5 天是可接受的。动式吸入染毒柜中受试物的浓度应实际监测。

(3)经皮肤染毒。其目的是确定毒物经皮肤的吸收作用、局部刺激作用、致敏作用和光感作用。分为定性实验和定量实验。定性实验中浸尾法较常用,具体操作为:将大鼠或小鼠放入特制的固定盒内,使其尾巴通过固定盒底部的圆孔全部露出,然后插入装有受试物液体的试管内(鼠尾应浸入 3/4),浸泡 2～6 h,观察中毒症状。定量实验是在实验动物已脱好毛的部位涂布受试化合物,求出该化合物经皮吸收的剂量-反应关系、吸收速度及 LD_{50} 等指标。

(4)注射染毒。对非啮齿类可模拟人拟用注射途径,而啮齿类的尾静脉和肌肉注射难以多次染毒,必要时可改为皮下注射或腹腔注射。注射染毒,应调整受试物的 pH 及渗透压,pH 应为 5～8,最好是等渗溶液,动物对高渗的耐受力比低渗强。静脉注射应控制速度,大鼠尾静脉注射最好控制在 10 s 以上。腹腔注射在遗传毒理学实验中有时也用,但在致畸实验、肝 UDS 研究不适宜用腹腔注射,以避免可能的损伤和局部的高浓度对靶器官的影响。此外,在注射前应注意局部消毒。

三、体内实验的对照设置

毒理学研究中设立对照的目的是消除和控制非实验因素的影响,以减少实验操作的误差,并对实验质量进行控制和评价。因此,设立对照时应注意,为使组间具有"可比性",除处理因素不同外,要求对照组与处理组其他实验条件均相同。如动物的年龄、性别、体重、窝别、品系和种属等要一致;动物的饲养条件要一致,如温度、湿度、通风等;操作熟练程度和主观的观察要一致。还应注意在整个实验过程中,处理组与对照组在空间和时间上保持同步。一般情况下,对照组例数不能少于处理组。在统计学上,当各组的例数相等时,组间合并误差最小,效应差值的显著性也最高,能更好地发现处理因素引起的效应。

毒理学实验常用的对照有:

(1)未处理(空白)对照组。即对照组不施加任何处理因素,不给受试物,无相应的操作。以确定受试动物的生物特征本底值,进行质量控制。

(2)阴性(溶剂)对照组。除处理因素外需给予必需的试险因素(如溶剂或赋形剂),以排除此因素对实验结果的影响。阴性对照或空白对照组是必须设立的对照。例如,在实验中,受试物各剂量组实验动物出现某些异常,甚至死亡,如果阴性/空白对照组没有相应的表现,即可认为这种异常和死亡是由受试物的毒作用所致。反之,如果阴性/空白对照也出现同样的表现,则可能是由其他实验因素所致,应重新进行实验。

(3)阳性(标准、有效)对照组。用已知的阳性物(如致突变物,有效的治疗药物或拮抗剂等)以评价实验体系的有效性。阳性对照组的给予途径和采样时间等最好与受试物组相同。遗传毒实验、致畸实验等必须设立阳性对照组,且阳性对照组应获得肯定的阳性结果,而同时进行的阴性对照应为阴性结果,否则实验无效。

(4)历史性对照组。由本实验室以往多次实验的对照组数据构成,上述三种对照都可构成相应的历史性对照。历史性对照的用途是通过同质性检验来评价实验体系的稳定性和实验质量。毒理学实验的许多参数至今尚没有一致公认的参考值,因此历史性对照均值及其范围在评价结果时有重要意义。

四、剂量与分组

剂量-反应关系是毒理学的核心。剂量-反应关系是指当受试物剂量增加,实验动物的毒性反应随之增强。剂量-反应关系的有无是确定受试物与有害作用的因果关系的重要依据，同时也可反映实验结果的可靠性。为了获得满意的剂量-反应关系，毒理学体内实验一般至少设 3 个剂量组。

剂量设计应根据循序渐进的原则，即急性毒性实验为短期毒性实验提供剂量设计依据，而后者又为亚慢性、慢性实验提供剂量设计依据。在设置 3 个剂量组的实验中，一般要求高剂量组应出现明确的有害作用，但不会引起动物死亡（急性毒性与致癌实验例外），即使有死亡，也应少于 10％动物数，或高剂量组达到可操作的极限剂量（如大鼠或小鼠灌胃的最大容量）；而低剂量组应不出现任何可观察到的有害作用（相当于 NOAEL）。低剂量组也应高于人的可能接触剂量，或至少等于人接触剂量。中剂量组介于高剂量组和低剂量组之间，应出现轻微的毒性效应，即相当于 LOAEL。高、中、低剂量组剂量一般按等比计算，剂量间距应为 2 或 $\sqrt{10}$。

在急性毒性实验测定 LD_{50} 或 LC_{50} 时，剂量组数应根据所选的设计和统计学方法而定。亚慢性毒性实验设计可以急性毒性的 LD_{50} 或 LC_{50} 为依据设计剂量，一般原则是可在 $1/20 \sim 1/5$ LD_{50} 或 LC_{50} 范围内。药品和食品往往已提供了人体拟用剂量，这也可作为长期毒性实验的剂量设计依据。毒物代谢动力学也有助于确定实验剂量。

五、实验动物生物材料的收集方法

1. 动物血液的收集

在毒理学实验中，检查受试动物的血液，不仅可了解受试物对血液系统的作用，而且反映受试物对全身各器官系统功能及受试物代谢过程的影响。因此，可依据实验目的及质量要求和动物的种类，而选定适当的采血部位和采血量。常用实验动物的最大安全采血量与最小致死采血量见表 5-6。采血过于频繁，可影响动物健康，造成贫血甚至死亡。

表 5-6　实验动物的采血量

动物品种	最大安全采血量/mL	最小致死采血量/mL
小鼠	0.10	0.30
大鼠	1.00	2.00
豚鼠	5.00	10.00
兔	10.00	40.00
猴	15.00	60.00

2. 尿液的收集

在毒理学体内实验中，常需要收集实验动物的体液，以进行外源化学物及其代谢产物的含量和尿液中异常成分的检验。实验动物的尿液收集方法大体上可分为连续收集法和一次收集法两种。

尿液收集需要注意以下几个问题。

（1）尿液成分的浓度随尿量和毒物排出特点、膳食性质而改变。在不同时间内采集的尿液,分析结果往往不一致。因此,在动物实验时,除特殊需要外,实验期间膳食要求成分一致,并且必须在特定时间内完成尿液的收集。

(2)尿液收集器必须保证能把粪、尿分开,防止粪便污染尿液。标本容器必须洁净,其容量视动物而定。

(3)标本收集后,须在新鲜时进行检验,若需放置时间较久,则须贮放在冰箱或加入适当的防腐剂。

(4)分析尿中金属离子时,代谢笼等应避免用金属材料制成,集尿容器最好选用聚乙烯材质。

(5)为了满足实验所需尿量,可以在收集尿液前,灌喂适量的水及青菜。

3.粪便的收集

动物粪便是毒理实验中经常需要采集的分析样本,其目的是分析粪便中的毒物及其代谢产物的含量,或测定蛋白质和脂肪经肠道的吸收率,以了解毒物对消化器官功能的影响。

采集粪便时,要选择粪块外观形态新鲜、完整的,装入清洁容器。分析前把被污染的表层粪剔去,取内层粪分析。收集的粪便应是新鲜的,不可混有尿液或其他物质。若粪便中出现黏液、脓血等,则必须全部采集。盛粪容器需洁净,不可有任何化学消毒剂存在,一般用涂蜡纸杯比较适宜。如有必要,也可用灌肠法收集粪便,但粪便标本过度稀释或混有灌肠用液,常常影响分析结果,故不宜作为常规方法。

4.呼出气的收集

在毒理实验中,常需收集动物的呼出气进行毒物浓度、呼出气中氧和二氧化碳含量的分析,以研究毒物在动物体内的吸收和代谢以及毒物对肺功能的影响。例如,收集暴露于乙醇、二硫化碳、三氯乙烯、氟烷烃等易挥发性化学物的动物呼出气,并分析其组分,可以用来反映机体与毒物的接触程度以及了解毒物的吸收和代谢情况。

5.其他体液的收集

(1)精液的采集。研究毒物对雄性动物生殖系统的作用时,精液的观察非常重要。常用采集精液的方法有人工阴道法、按摩法、刺激法及麻醉法等,亦有人采用阴道内精液吸取法、海绵吸收法和瘘管法等。

(2)唾液的采集。一般可用食饵诱使唾液分泌,再从口腔内收集。如研究唾液质量的微变化,可用手术造瘘,引出唾液。

(3)胃液的采集。一般用插胃管吸取胃液,但需要在禁食 6 h 后抽取。

(4)胆汁、胰液、肠液的采集。胆汁、胰液、肠液的采集均需手术造瘘后采集。

6.实验动物组织匀浆的制备

组织匀浆的制备是在匀浆技术的基础上发展起来的亚细胞结构分离技术,如线粒体、微粒体和溶酶体等的分离及制备,是毒理学实验中非常重要的技术之一。制备组织匀浆的常用设备有:匀浆器、电动搅拌器、常速(0～6 000 r/min)制冷(0～4 ℃)离心机和高速冷冻离心机。匀浆器又可分为全玻璃制成的和研磨头由聚四氟乙烯制成的两种,后者比较适用于分离亚细胞结构。

(1)应用于酶活力分析的组织匀浆制备。动物断头后,立即取出组织并置于干冰内保存。如不需保存,可将取出的组织直接置于表面皿上,轻轻除去表面的凝血及结缔组织等附属物,再经冰冷生理盐水洗涤几次,然后滤干水分并称取一定质量的组织。接着,在表面皿上将其剪成碎块并置于盛有一定量预冷后的缓冲液管中,然后加以研磨。匀浆管在研磨时需用冰水浴夹套。研磨后经离心机分离,取上清液测定肝组织匀浆的酶活力,如对谷丙转氨酶(GPT)和谷草转氨酶(GOT)活力的测定。

(2)应用于组织毒物萃取的组织匀浆制备。组织的预处理与用于酶分析的匀浆制备相同,但匀浆不一定在冷冻条件下操作,与适宜比例的无离子水研磨成匀浆,匀浆不必离心。但有时需要水解,使其转变为游离状态,再加入萃取剂,振荡、抽提,使毒物或代谢产物进入萃取剂,从而达到组织与之分离的目。

六、观察指标

选定观察指标和测定方法是科研设计中至关重要的问题,通常应从以下几方面考虑:

1.指标的有效性

选用的指标与研究目的之间应有本质联系,能确切地反映出处理因素的效应。通常根据专业知识,并通过查阅文献或理论推导来确定指标的有效性,较可靠的办法是通过预实验或用标准阳性对照来验证指标的有效性。预实验一般需要完成以下几个任务。

(1)选择合适的实验动物。不同动物种属对各种毒物敏感性可有较大差异,例如,研究苯胺类衍生物对血红蛋白的影响,采用小鼠为实验动物可能难以见到血红蛋白的变化,而猫、犬或豚鼠的变化较灵敏。在预备实验中如发现所选动物不敏感,应及时进行调换。

(2)设计染毒剂量及其分组。在预备实验中可根据实验要求摸索适宜的染毒剂量。还应观察所用指标在预备实验中的初步反应,并了解指标的变动大致范围,一般认为个体差异大时,每组动物应多些,反之,动物可少些。

(3)操作技术的检验和训练。因为操作技术是否严密、熟练,可直接影响实验结果的准确性,所以在正式实验前,必须对采用的观察指标和操作方法,通过预备实验加以检验和熟练。

(4)发现新线索、新指标。仔细观察实验动物在预备实验中的反应,常可发现某些有意义的变化。根据这些有意义的变化,补充正式实验的观察指标。

2.指标的客观性

客观指标不易受主观影响,而主观指标易受研究人员的心理状态、启发暗示和感官差异等影响,故应尽量选用客观的指标,如体重和脏/体比值、血液学指标和血生化指标等实验室检查数据,尽量少用主观指标。此类指标看似客观,如细胞形态学检查、动物行为观察等检查人员掌握程度不同,结果也可能有较大差异。为了消除和减少在指标观察过程中的偏移,可采用盲法。

3.指标的准确度和精确度

准确度是指实验结果与真实值相符合或接近的程度。实验结果越接近真实情况,准确性就越高。精确度是指重复进行多次实验,所获得结果间彼此接近或符合的程度,即观察值与其平均值的接近程度。无论是准确度还是精确度,都可反映实验体系的质量,一般都需要

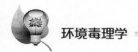

将其控制在适当的容许范围内。

4.指标的灵敏性

尽量使用高灵敏性的指标,能如实地反映研究对象体内出现微量变化效应的指标。提供指标的灵敏性是能否检出微量效应变化的关键环节。提高指标灵敏性的主要手段是改进检测方法和实验仪器的性能。

5.指标的特异性

特异性可表明特定处理因素与所检测效应的关联程度。特异性高的指标易于揭示事物的本质,且不易受其他因素的干扰,这样的指标往往是多个非特异性指标代替不了的。如胆碱酯酶活性的检测在有机磷农药毒理学研究中是其他检测指标所不能替代的。

6.选择指标的数目

指标的多少,要依据研究目的而定。指标过多,抓不住主要矛盾;指标少,又可能遗漏重要的信息,降低研究的效能。一般要求所选的指标应能反映实验效能的本质,并可从不同的角度描述实验效能。

7.指标的标准化

对实验涉及的取样部位、取样时机、检测方法和结果判断等,都应进行标准化,即在研究之前就规定好观察各指标的以上"标准程序和方法",以使所获得的资料能准确反映实验效能,保证该研究的可比性和推广性,并获得可靠结论,也有利于重复验证处理因素与研究结果之间的关系。

七、实验期限

经典的体内毒理学实验的期限基本是固定的。急性毒性实验一般是一次或24 h内多次给予受试物,观察14天;亚慢性实验规定为持续性给受试物至实验动物的10%寿命期,大鼠和小鼠为90天,犬为1年。慢性毒性实验/致癌实验一般规定为持续至实验动物寿命的大部分或终身。某些实验(如致畸实验和多代繁殖实验)期限是由受试实验物种或品系而决定的。

第四节

分子毒理学技术的应用

分子毒理学是在毒理学的发展过程中,受到分子生物学理论和技术的促进而发展起来的,它是从分子水平上研究外源化学物与生物机体相互作用的一门学科。一方面,它要探讨众多的外源化合物对生物机体组织中的各种分子特别是生物大分子的作用机制,从而阐明外源化学物的分子结构与其毒效应的相互关系,另一方面则是要从分子水平上表述生物体对外源化学物的效应。分子毒理学的发展势必将对多种中毒性疾病的防治以及化合物危险度的评价提供重要的理论根据。

常用的分子毒理学技术包括核酸印迹杂交、蛋白质印迹杂交、PCR 技术、RNA 干扰技术（RNAi）、转基因动物、基因芯片、DNA 加合物检测技术。

一、核酸印迹杂交

（一）核酸杂交的基本原理

核酸的变性和复性：在化学和物理因素的影响下，维系核酸二级结构的氢键和碱基堆积力受到破坏，DNA 双螺旋解旋成为单链的过程称为核酸的变性（denaturation）。加热变性是实验室最常用的方法，它是将 DNA 溶液加热到 80 ℃左右，双螺旋结构受到破坏，氢键断裂，两条链彼此分开形成无规则线团。核酸分子都存在共轭双键，因而在 260 nm 都有一个特定紫外吸收峰，吸收值因为变性程度而急剧升高，该现象称为高色效应或增色效应。在热变性过程中，通常将增色效应达一半时即双螺旋被解开一半时的温度称为变性温度或解链温度（melting-temperature，T_m）。每一种 DNA 都有一个解链温度，通常 T_m 值在 $85\sim95℃$ 之间。解链温度受下列因素影响。

（1）DNA 碱基的组成。DNA 的 T_m 值主要与组成 DNA 分子中的碱基对成分有关，G—C 碱基对含有 3 个氢键，而 A—T 只含有 2 个氢键，因此 G—C 含量越多，T_m 值就越高，A—T 含量越多，T_m 值就越低。在标准条件下，T_m 值与碱基对组成之间的经验公式是：

$$T_m = 69.3 + 0.41(G+C)\%$$

（2）溶液的离子强度。DNA 双链骨架上磷酸基团带有较多的负电荷，它们之间的静电排斥作用是使双链不稳定的因素之一。同一种 DNA 分子在不同离子强度溶液中其 T_m 值不同。在低离子强度溶液中，T_m 值较低，解链的温度范围较宽；在高离子强度溶液中，T_m 值较高，解链温度范围较窄。这是由于溶液中离子与 DNA 分子中磷酸基团形成离子键，即正离子可以封闭磷酸基团的负电性使 DNA 比较稳定，需更多能量才能使其变性，故 T_m 值升高。

（3）pH。核酸溶液的 pH 在 $5\sim9$ 范围内，T_m 值变化不明显。当溶液 pH＜4 时，碱基 A、G、C 上的氮原子质子化；当 pH 大于 11 时，碱基 G 和 C 上的氮原子去质子化，这些均不利于氢键的形成。

（4）变性剂。各种变性主要是干扰碱基堆积力和氢键的形成，从而降低 T_m 值。核酸在变性过程中，其物理和化学性质也发生一系列变化，除紫外吸收值变化之外，还有黏度下降、沉降系数增加、比旋度降低、生物活性丧失、细菌 DNA 失去转化能力等。

变性的 DNA 两条互补单链，在适当条件下重新结合成双链的过程称为 DNA 复性（renaturation）或退火。DNA 复性后，理化性质和部分生物活性恢复。复性过程并不是变性反应的简单逆过程，变性过程可以在一个很短时间内完成，而复性则需要相对较长时间才能完成。复性开始时，两条 DNA 单链随机碰撞形成局部双链，若在此时局部双链周围的碱基不能配对则会重新解离，继续随机碰撞，一旦找到了正确的互补区形成一定长度的碱基对即称成核。一个稳定的成核区有 $10\sim20$ 个碱基对。在此基础上两条单链的其余部分碱基就像"拉链"那样完成整个复性过程。

DNA 的复性速度受多种因素的影响：①DNA 的大小：小的 DNA 片段比大的容易复性，反之亦然；信息含量少的比多的容易复性。这是因为片段大、信息含量大的 DNA 单链分子

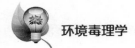

在溶液中相互碰撞概率相对较少，因而寻找互补链的机会也少，往往不能准确地重新结合从而影响复性速度。②DNA浓度：DNA浓度越大，两条互补链彼此相遇的可能性越大，复性的速度也就越快。DNA复性的速度服从二级动力学，即重结合的速度与两条反应单链浓度成正比。变性的DNA在一定条件下重新缔合不仅可以在同源的两条互补链之间进行，也可在不同源的两条DNA单链之间或DNA和RNA之间进行。因为复性是以互补碱基序列为基础，只要两条单链之间存在全部或部分碱基序列就可以相互结合形成双链。

DNA变性和复性的过程即是核酸杂交的基本原理。核酸分子单链之间在一定条件下通过碱基互补序列，以非共价键形成稳定的双螺旋区，是核酸分子杂交的基础。杂交分子的形成并不要求两条单键的碱基序列完全互补，只要有一定同源序性(不同来源)的单链彼此间有一定程度的互补序列就可以形成杂交链。因而，杂交分子可在DNA和DNA、DNA和RNA、RNA和RNA以及人工合成的寡核苷酸单链与RNA或DNA单链之间进行。

探针(probe)：广义上讲是指能与特定靶分子发生特异性相互作用，并能被特殊方法检测的分子即称为探针。人们应用核酸探针就可以用于待测核酸样品中特定基因序列的测定。为实现对探针分子的有效检测，将探针分子用一定的标记物(示踪物)进行标记。这种标记物可分为两大类，即放射性核素标记和非放射性核素标记。被标记的核酸分子探针是核酸分子杂交技术的基础，广泛应用于克隆筛选、基因点突变分析以及某些临床诊断等方面。

设计寡核苷酸探针的原则如下：①探针长度。一般要求在$10\sim50$ bp之间，过长的探针合成困难，杂交时间也长，过短则特异性受影响。②G+C含量为$40\%\sim60\%$，超出此范围会增加非特异性杂交。③探针分子内部无互补序列，即不应有>4 bp的碱基反向互补碱基对，否则探针内部会形成"发夹"结构。④避免同一碱基重复出现，一般不能多于4个，如—GGGG—或—CCCC—。⑤选定某一寡核苷酸序列后，最好利用基因库软件进行分析，与已录的各种基因序列进行同源性比较，若与非靶基因序列有70%以上的同源性时，应重新设计探针。一个理想的探针标记物应具有以下4个特性：①具有高度灵敏性；②标记物与探针结合后，绝对不影响杂交时碱基配对，也不影响探针分子的主要理化特性，尤其是对杂交特异性、稳定性和T_m值无太大影响；③检测方法除有高灵敏性、高特异性、假阳性率低外，尚需考虑对环境污染少，价格低廉；④若用酶促方法标记，应对酶的K_m值影响不大，以保证标记反应的效率和标记产物的比活性，也不影响下一步酶促反应。

(二)常用的核酸分子杂交

核酸分子杂交按其反应环境大致可分为液相杂交和互相杂交两类。液相分子杂交是最早使用的杂交方法。其原理是将参加液相杂交的两条核酸链都游离在溶液中，在一定条件下(溶液离子强度、温度、时间等)进行杂交，然后再将未杂交的探针除去，即得到杂交后的核酸分子。该方法的优点在于两条链杂交效率高于固相杂交，操作也较简便。但因杂交后难以将过量未杂交的核苷酸链全部除尽，也无法防止靶DNA分子的自我复性，因而误差较大。现已逐渐被固相杂交法所替代，使用范围没有固相杂交广泛。固相分子杂交是将待测的靶核苷酸链预先固定在固体支持物上，而标记的探针则游离在溶液中，进行杂交反应后，使杂交分子留在支持物上，故称固体杂交。固体杂交的优点是通过漂洗能将未杂交的游离探针除去，留在膜上的杂交分子容易被检测，能防止靶DNA的自我复性，故被广泛应用。固体支持物种类较多,有硝酸纤维素膜、尼龙膜、化学激活膜、乳胶颗粒、磁珠和微孔板等,以前两种使用最为广泛。常用的固相杂交类型有 Southern 印迹杂交、Northern 印迹杂交和组织原位杂交等。

(1)Southern 印迹杂交。将电泳变性后的 DNA 转移至固体支持物上,再与探针进行杂交。

(2)Northern 印迹杂交。将 RNA 从琼脂糖凝胶中转移到固体支持物(硝酸纤维膜)上,然后进行杂交的方法,此方法可用于测定细胞的总 RNA 或 mRNA 分子量大小。基本原理与 Southern 印迹杂交相似。

(3)组织原位杂交。是在细胞保持基本形态的情况下将探针注入细胞内与 RNA 或 DNA 杂交,杂交反应在载物片上的细胞内进行。所用探针可以是单链或双链的 DNA 或 RNA 探针。一般用 50～300 bp 长度的探针更为合适。该法可以用来确定细胞内被检测对象在细胞内的位置。

二、蛋白质印迹杂交

蛋白质印迹杂交(Western blotting)是将 SDS-聚丙烯酰胺凝胶电泳分离的非标记蛋白质转移到固相载体上,再用特异性的抗血清或单克隆抗体对蛋白质进行鉴定及定量的技术。检测蛋白质的敏感性为 1～5 ng。

Western blotting 的基本原理:当蛋白质被高分辨率的聚丙烯酰胺凝胶电泳分离后,可被分离成许多不同的蛋白质区带,蛋白质的各个组分被固定于凝胶的网状结构之中,为了进一步检测它们的免疫活性,将电泳后的蛋白质带经电转移技术,转到固相的硝酸纤维素膜上,再和特异性的抗体结合,经直接或间接抗原-抗体反应法显示特异性的阳性条带。

三、PCR 技术

PCR 是在试管中进行 DNA 复制反应,基本原理与体内相似,也是以 DNA 为模板,需要引物,需 DNA 聚合酶,需要 dNTP 为前体。不同之处是耐热的 TaqDNA 聚合酶取代 DNA 聚合酶,用合成的 DNA 引物替代 RNA 引物,用加热(变性)、冷却(退火)、保温(延伸)等改变温度的办法使 DNA 得以复制,反复进行变性、退火、延伸循环,就可使 DNA 无限扩增。

PCR 的引物决定 PCR 扩增产物的特异性与长度。因此,引物设计决定 PCR 反应的成败。PCR 反应中有两种引物,即 5′端引物与 3′端引物。5′端引物是指模板 5′端序列相同的寡核苷酸,3′端引物是指与模板 3′端序列互补的寡核苷酸。对引物的基本要求如下:①引物的长度:引物过短会影响 PCR 的特异性,要求有 16～30 bp,才能保证特异性结合;引物过长使延伸温度超过 TaqDNA 聚合酶的最适温度 74℃,亦会影响产物的特异性。②G+C 的含量一般为 40%～60%。③4 种碱基应随机分布,不要有连续 3 个以上的相同嘌呤或嘧啶存在。尤其是引物 3′端,不应有连续 3 个 G 或 C,否则会使引物与核酸的 G 或 C 富集区错误互补,而影响 PCR 的特异性。④引物自身不应存在互补序列而引起自身折叠,起码引物自身连续互补碱基不能大于 3 bp。⑤两引物之间不应互补,尤其是它们的 3′端不应互补。一对引物之间不应多于 4 个连续碱基有互补性,以免产生引物二聚体。⑥引物与非特异靶区之间的同源性不要超过 70%或有连续 8 个互补碱基同源,否则导致非特异性扩增。⑦引物

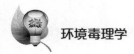

3′端是引发延伸的点,因此不应错配。ATCG 引起错配有一定规律,以引物 3′端 A 影响最大,因此,尽量避免在引物 3′端第一位碱基是 A。引物 3′端也不要是编码密码子的第三个碱基,以免因为密码子第 3 位简并性而影响扩增特异性。⑧引物 5′端可以修饰,包括加酶切位点,用生物素、荧光物质、地高辛等标记,引入突变位点,引入启动子序列,引入蛋白质结合DNA 序列等。引物的设计一般以电脑软件进行指导。

PCR 反应中变性这一步很重要,若不能使模板 DNA 和 PCR 产物完全变性,PCR 反应就不能成功,DNA 分子中 G+C 含量越多,要求的变性温度越高。太高的变性温度和时间又会影响 Taq DNA 聚合酶的活性。通常的变性温度和时间分别为 95 ℃、30 s,有时用97 ℃、15 s,虽然 DNA 链在变性温度时两链分离只需几秒,但反应管内部达到所需温度还需要一定的时间,因此要适当延长时间。为了保证模板 DNA 能彻底变性,最好为 7～10 min,然后在以后的循环中,将变性步骤设为 95 ℃、1 min。扩增 100～300 bp 片段时,还可以用快速的两步 PCR 法,即变性(94～97 ℃)、退火及延长(55～75 ℃)。

复性温度决定 PCR 的特异性,合适的复性温度应低于引物 T_m 值的 5 ℃。退火温度过低,会引起非特异性扩增;增高退火温度,可提高扩增的特异性。因此要严格规定退火温度。退火反应时间一般为 1 min。

延伸温度一般为 72 ℃左右,此时 Taq DNA 聚合酶活性为每秒钟掺入核苷酸 35～100 个,2 kb 的片段用 1 min 已足够,若 DNA 片段较长,扩增时间可适当延长。延伸时间过长又可引起非特异性扩增。

循环次数主要取决于最初靶分子的浓度,过多的循环次数会增加非特异性产物量及碱基错配数。PCR 反应后期,扩增产物的增加并不成为指数方式,称为平台效应。平台效应可能与下列因素有关:dNTP 与引物浓度降低,酶对模板的比例相对降低,多次循环后酶活力降低,产物浓度增高后变性不完全而影响引物延伸等。

四、RNA 干扰技术(RNAi)

(一)RNAi 作用机制

RNAi 作用机制可概括为两个阶段。

(1)启动阶段。dsRNA 被 Dicer 酶(RNase Ⅲ 家族中特异性识别 dsRNA 的酶)以一种ATP 依赖的方式逐步切割成 siRNA。这种双链 siRNA 包括约 20 个 bp,且每条链的 3′末端都悬垂着 2 个未配对碱基。

(2)效应阶段。siRNA 聚集到一种包含着核酸内切酶、外切酶和解旋酶的复合物上,形成诱导沉默复合体(RISC,RNA induced silencing complex),然后 siRNA 经历一个 ATP 依赖的解双链的过程激活 RISC。在 siRNA 反义链的指导下,RISC 与目的 mRNA 互补结合并特异性切割 mRNA,mRNA 断裂的部位大约在 siRNA 互补结合的中部,mRNA 进一步降解,导致不能进行翻译过程,从而引起目的基因沉默。

也有人将 RNAi 的作用机制界定为准备阶段、起始阶段和效应阶段。RNAi 作用时,外源性(如病毒)或内源性的 dsRNA 在细胞内与 Dicer 结合,随即被切割成带有单链 3′端及磷酸化的 5′端的 21～23nt 的短链 dsRNA,是 RNAi 的起始诱导物,即 siRNA。siRNA 与Dicer 形成 RISC。siRNA 作为引导序列,识别靶基因转录出的 mRNA 并引导 RISC 结合

mRNA。随后 siRNA 与 mRNA 在复合体中换位,Dicer 将 mRNA 切割成 21～23 nt 的片段,特异性抑制靶基因的表达。新产生的 dsRNA 片段可再次形成 RISC 复合体继续降解mRNA,从而产生级联放大效应。此外,siRNA 还可以在 RNA 依赖性 RNA 聚合酶的作用下进行大量扩增并转运出细胞,使 RNAi 扩散到整个机体并可以传代。

(二)RNAi 作用特点

(1)21～23 nt dsRNA 为降解靶基因的中介分子。小片段 RNA 由长 dsRNA 切割而来,而不是 dsRNA 针对的靶基因 mRNA 的产物。21～23 nt dsRNA 为降解靶基因的介质分子,决定切割位置。

(2)细胞 RNAi 装置具有饱和性。RNAi 反应中特异性 dsRNA 到达一定浓度后不可再增加。有研究还发现,随着非特异性 dsRNA 浓度增加,特异阻抑反应逐渐减弱。

(3)RNAi 作用广泛。在新小杆线虫中发现 dsRNA 介导 RNAi 不仅在导入部位产生阻抑效应,而且可以跨越细胞界限弥散到其他腔道和组织发挥阻抑作用。

(4)RNAi 需要 ATP 参与。当 ATP 水平由 250 μmol 降至 10 μmol 以下,加入外源性ATP,针对靶基因的 dsRNA 没有阳抑基因的表达。因此在体外 RNAi 是需要 ATP 合成的,外源性 ATP 不可取代。在 ATP 合成缺失的裂解物中不能发生 RNAi。

(5)RNAi 过程不需蛋白质辅助。

(6)RNAi 作用的靶基因有一定的选择性。保守基因更易产生 RNAi 效应,而且神经元细胞较其他类型细胞对 RNAi 不敏感,参与精子运动的基因也很少能够发生 RNAi 效应。

(三) RNAi 技术的应用

(1)RNA 在基因表达调控方面的应用。可针对病毒致病基因设计短片段的 dsRNA,对植物进行预处理,引发植物对病毒 RNA 的干涉,降解病毒的 mRNA,使植物对病毒具有一定的抗病性。对转基因引发的 RNAi,则可以利用各种 RNA 干涉缺失、压制缺失和共抑制缺失突变体抑制 RNAi,使外源基因得以充分表达,培养更多更好的转基因动植物。

(2)用于功能基因组分析。RNAi 具有高度的序列专一性和有效的抗干扰活力,可使特定基因沉默,获得功能丧失或降低突变,协助功能基因组学研究。将功能未知的基因编码区或启动子区,以反向重复的方式由同一启动子控制表达。转录出的 RNA 可形成 dsRNA,产生 RNA 干涉,使目的基因沉默,进而研究目的基因的功能。

(3)用于基因治疗。针对有害基因序列设计 dsRNA,将 dsRNA 导入生物体内,或让dsRNA 在生物体内转录,利用 dsRNA 引发其同源内源有害基因的 mRNA 序列的降解,从而可达到抑制该有害基因表达的目的,包括各种人类疾病,特别是肿瘤和遗传病的相关基因。

五、转基因动物

(一)转基因动物的产生

转基因动物(transgenic animal)是指体内基因组中稳定地整合有外源基因的动物,其外源基因可遗传给后代。用此种方法可建立转基因动物模型,以研究外源基因在整体动物中的表达调控规律;可改变动物基因型,使其表现型更符合人类需要;也可用转基因动物产生人类所需的生物活性物质。现在转基因动物模型广泛应用于生物医学各个领域,其中应用最多的是转基因小鼠。

(二)转基因动物模型的构建

建立转基因动物首先要构建欲研究的目的基因,通过原核显微注射法、反转录病毒感染法与胚胎干细胞植入法导入基因建立转基因动物。

(1)原核显微注射法。①准备假孕动物。以输精管结扎的雄性动物与可育雌性动物交配,交配后雌性动物不会受精,但能产生一系列妊娠变化而成为假孕动物。②收集受精卵。用妊娠的马血清及绒毛膜促性腺激素(HCG)使雌性动物排卵并与可育雄性动物交配,次日从输卵管内收集受精卵以备显微注射,正常情况下小鼠每次排卵 6～7 个,用激素诱发每次可排卵 30～50 个。③用显微注射的方法将外源基因直接注入受精卵的雄性原核内。受精卵的直径一般是 70 μm,用于注射的玻璃针的直径是 0.75 pm,通常向每个受精卵注入的溶液中含 100～200 个 DNA 拷贝的外源基因。④将注入目的基因的受精卵植入假孕动物的输卵管内,使其生长发育。注射过的受精卵应稍加培养,确定其仍存活后方植入假孕母鼠的输卵管或子宫中。每只假孕母鼠一次可植入 25～30 个注射过的受精卵,孕 19～20 天后产仔。

(2)反转录病毒感染法。重组反转录病毒内含有目的基因、病毒 LTR(长末端重复序列)和包装序列(Ψ),但没有病毒蛋白的基因。Ψ-2 细胞是经辅助病毒感染后的 NIH3T3 细胞。辅助病毒内无 Ψ 序列而有病毒蛋白基因。当重组反转录病毒进入 xlt-2 细胞后,不仅含有目的基因,而且两组缺陷的序列相互补充,此时的重组反转录病毒具有完整序列,可以形成完整的病毒颗粒。用这样的病毒再去感染受体细胞就可以实现基因转移的目的。

(3)胚胎干细胞植入法。胚胎干细胞是指胚胎囊胚期的内细胞团中未分化的胚细胞,这种细胞具有高度分化的潜能。将携带外源基因的具有高度分化潜能的胚胎干细胞注入受体囊胚,所发育成的个体一部分组织中可整合外源基因并可在特异组织中表达。

(三)转基因动物模型在毒理学中的作用

(1)致突变检测模型。转基因啮齿类动物突变测试系统在致突变机制研究中有潜在应用价值。现在国内外已建立了十多种转基因突变检测模型。与经典的 Ames 实验比较,转基因动物突变测试体系有许多优点,它是在活体内测试,可动态观察突变率,且在小剂量范围内进行,结果可靠;可测定包括生殖细胞在内的器官或组织的突变率和突变类型。但是,由于用转基因动物进行突变测试研究的时间不长,积累的实验资料少,要成为常规的突变筛选方法尚有许多工作要做。需建立一套标准的操作规程,如确定给药至测试突变的时间、应计数的菌斑数、确定测试的器官和组织、每组的动物数等。还需建立可测试大片段 DNA 损伤的测试体系,并尽可能降低费用以利于推广。为了降低靶基因的自发突变率,亟待设计更好的靶基因,从而提高转基因动物突变测试体系的敏感性。

(2)致癌检测的模型。利用该类模型可了解基因的改变与肿瘤的关系,进而了解外来物质的致癌作用机制。利用转基因动物将是此种研究的一个有力工具,且已应用于实际的环境化学物的致癌物评价。

(3)其他毒理学机制研究模型。CYP3A7 为胎儿肝脏细胞色素 P450 的主要形式,是导致化学物质具有致畸性和致癌性的催化酶之一。中国仓鼠肺细胞导入 CYP3A7 的 cDNA

后,对霉菌毒素的敏感性升高。把 CYP3A7 转基因小鼠与剔除了 p53 基因小鼠交配,培养出带有 CYP3A7 基因/p53 缺陷的小鼠,其肝细胞具备不死性,且具有 CYP3A7 酶的催化活性,提示这些细胞不仅可用于化学物质的人胚胎毒性研究,同时还为研究生物转化酶在中毒过程中的作用提供了有效的工具。3-硝基丙酸(3-NP)是一种作用于线粒体、选择性地损害纹状体的毒素,利用上述转基因小鼠揭示了氧自由基在 3-NP 的神经毒病理变化中起着重要作用。用乙型肝炎病毒(HBV)转基因小鼠进行黄曲霉毒素 B1(AFB1)诱癌实验,结果表明 HBV 有与 AFB1 协同致肝癌作用。

(四)转基因动物应用于毒理学研究的特点

(1)可根据需要导入目的基因。毒理学研究的目的之一就是要揭示毒物危害的本质,可以筛选对毒物敏感的目的基因,在分子水平上研究毒物的危害。

(2)敏感性高。因为导入的外源基因对遗传损伤敏感性高,导入动物体内后其敏感性仍高,可在低剂量下检测,特别适宜于观察慢性低水平接触时的 DNA 损伤。

(3)结果真实可靠。因为转基因动物是一完整生命体系,繁殖多代后仍能带有目的基因,某些特性与人类接近,这就从根本上优于以前的体外检测系统,所得到的结果具有很高的真实性。

(4)可回收导入的基因。可从动物基因组中回收导入的基因以进行突变的精细研究,如测序、测定突变谱等。

(5)节省实验开支。传统致癌实验一般需一年以上,以带有某种致癌基因的转基因动物致癌实验 3 个月左右就能完成,而且比较敏感,因此可以节省人力物力。随着科研用途转基因动物的商品化,这一检测体系必将日益推广。

六、基因芯片技术

(一)基因芯片技术基本原理及其制作

基因芯片(gene chip)又称为 DNA 芯片,是指将许多特定的寡核苷酸片段或基因片段作为探针,有规律地排列固定在支持物上,然后与待测的标记样品的基因按碱基配对的原理进行杂交,再通过激光共聚焦光检测系统等对芯片进行扫描,并配以计算机系统对每一探针上的荧光信号做比较和检测,从而迅速得出所需的信息,分析待测样品 DNA 序列。近年来,该技术又称作 DNA 微阵列(DNA microarray),是生物芯片的一种。生物芯片还包括正在研制的蛋白质芯片或肽芯片、组织原位芯片等类型。

基因芯片利用核酸杂交原理检测未知分子。它是由核酸片段以预先设计的排列方式固定在载体或尼龙膜上而组成的密集的分子排列。其技术制作主要有两种方式:一种方式是在固定面上按设计方式固定不同的靶分子(DNA 或 RNA)与游离的探针杂交。另一方式是在固定面上化学合成一系列寡核苷酸探针与游离的靶分子杂交。杂交信号的检测是根据杂交分子或未杂交分子所发出的不同波长的荧光实现的。荧光信号是由激发探针或靶分子上的荧光素放出的荧光信号被检测器及处理器处理从而得知分子杂交情况。检测器及处理器由激光共聚焦显微镜及电脑组成。

第一种基因芯片的制作方式也称离片合成法(off-chip synthesis)。首先制备出单个探

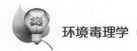
针,这些探针可以是克隆探针,如 DNA 探针,cDNA 探针等,也可以是化学合成的寡核苷酸探针。然后将这些探针按一定顺序固定在经过衍生化处理的固相载体表面,所用的固相载体一般为载玻片或聚丙烯酰胺膜等。载玻片用多聚赖氨酸等包被,经过分区然后用电脑控制的机械手点上靶 DNA 分子,点样量很小,约为 $0.005~\mu L$。靶分子的排列按设计顺序,不同靶分子点在不同区域内。每块芯片为 $1 \sim 2~cm^2$,上样可达数千至 10 000 个,自动化程度的提高可使芯片上 DNA 密度更高,即芯片密度更大。可将玻片上覆盖薄层聚丙烯酰胺凝胶作为支持,将化学方法合成的探针点于各个区域内制成 DNA 芯片,然后与荧光标记的靶 DNA 杂交,区域大小为 $40~\mu m \times 40~\mu m$ 和 $100~\mu m \times 100~\mu m$,间隔分别为 $80~\mu m$ 和 $100~\mu m$。

第二种基因芯片制作方式也称为在片/原位合成法(on-chip/in situ synthesis)。即在固相支持物上直接合成探针。采用这种方法时,可以在常规的 DNA 合成技术基础上,采用特制的多通道自动加样系统,直接在活化过的固相载体表面合成众多寡核苷酸探针。Fodor 于 1991 年及 Pease 于 1994 年等采用了光刻技术,在固相合成载体表面合成高密度的寡核苷酸探针阵列,这种方法合成寡核苷酸芯片具有快速、高效、芯片上的探针密度高等优点。合成反应是在光导下完成的,具体方法是在经过处理的玻片表面铺上一层连接分子(linker)、其羟基上加有光敏保护基团,可因光照而除去。用特制的光刻掩膜(photolithographic mask)保护不需要合成的部位,而暴露需合成部位,在光作用下去除羟基上的保护基因,游离羟基,利用化学反应加上第一个核苷酸。所加何种核苷酸及部位经事先设定,可一次多个部位引入同样核苷酸。所引入核苷酸带有光敏保护基团。然后按上述方法加上另外三种核苷酸,则完成探针上第一位核苷酸的合成。探针上每一个核苷酸的延伸则需四步反应,每一步反应均需新的特制的光刻掩膜,以利暴露合成部位,保护不合成部位。利用这种光导的合成反应,几乎可得到全部可能序列组成的探针,按预先设计好的顺序排列在玻片上。例如,一个 10mer 的探针按此方法合成可达 100 万种。每一种独特序列的寡核苷酸所占据的空间称为"feature",其中包含了百万个以上的同种寡核苷酸探针。一个 $1.6~cm^2$ 的芯片可有几十万至上百万"feature",间隔为 $20~\mu m$。随着科学技术的进步,可有更大容量的芯片出现。

芯片上已知序列的核酸探针通过碱基互补配对来检测分析未知序列,即杂交测序。制备好的芯片经过几步化学处理便可与目标分子或探针杂交。完全杂交则发出强的荧光信号或特殊波长的信号,不完全杂交信号较弱,若不能杂交则检测不到荧光信号或只测到芯片上原有的荧光信号,这取决于探针和目标分子的荧光标记情况。这些不同区域的荧光信号在芯片上组成荧光分布的谱型可被激光共聚焦显微镜激发和检测,经电脑应用特制的软件处理而得出 DNA 的序列及其变化情况。

(二)基因芯片的主要类型

基因芯片可分为以下几种主要类型。

(1)无机片基和有机合成片基基因芯片。按基因芯片的片基或支持物的不同,可以分为无机片基和有机合成片基。前者主要有半导体硅片和玻璃片等,其探针主要以原位聚合的方法合成;后者主要有特定孔径的硝酸纤维膜和尼龙膜,将预先合成的探针通过特殊的微量点样装置或仪器滴加到片基上。

(2)原位合成和预先合成然后点样的基因芯片。此种分类即在片/原位合成法制作的芯片以及离片合成法制作的基因芯片。

（3）基因表达芯片和 DNA 测序芯片。根据基因芯片的功能可分为基因表达芯片〔或称基因表达微阵列（gene expression microarray）和 DNA 测序芯片〔或称重述 DNA 测序芯片（interactive DNA sequencing chip）两类。前者可以将克隆到的成千上万基因的特异探针或其 cDNA 片段固定在一块 DNA 芯片上，对来源于不同的个体（正常人或患者）、组织、细胞周期、发育阶段以及外源有毒污染物质诱导下的细胞内 mRNA 或反转录的 cDNA 进行检测，从而对这些基因表达的个体特异性、组织特异性、发育阶段特异性、有毒污染物质诱导特异性等进行综合的分析和判断，迅速将某个或几个基因与疾病联系起来，极大地加快这些基因功能的确定，同时可进一步研究基因之间相互作用的机制。DNA 测序芯片则是基于杂交测序（sequencing by hybridization，SBH）发展起来的。

另外，也可以根据所用探针的类型不同分为 cDNA 微阵列和寡核苷酸芯片，根据应用领域不同而制备的专用芯片如毒理学芯片、病毒检测芯片、P53 基因检测芯片等。

（三）基因芯片技术的应用

1998 年底美国科学促进会将基因芯片技术列为该年度自然科学领域十大进展之一，可见其在科学史上的重要意义。现在基因芯片已被迅速应用到生物科学的各领域中，它以其可同时、快速、准确地分析数以千计基因组信息的优势而显出极大的魅力。这些应用主要包括基因表达检测、突变检测、基因组多态性分析和基因文库作图以及杂交测序等方面。

基因芯片技术是一种高效准确的 DNA 序列分析技术，将基因芯片应用于检测基因突变，不仅可以准确地确定突变位点和突变类型，更主要的是它的快速高效而为目前应用的直接测序法所无法比拟，它可以同时检测多个基因乃至整个基因组的所有突变，是对基因突变检测技术的次重大突破。Hacia 等于 1996 年用含有 96 000 个寡核苷酸探针的基因芯片来检测遗传性乳腺癌基因 BRCA1 第 11 个外显子 3.45 kb 长度内的所有可能的杂交性突变，包括碱基替换及小的插入、缺失等，并借此确定发病风险。在所分析的 15 个病例标本中，14 例为阳性，而 20 例对照均未出现假阳性。研究时也同时检测了 8 个单核苷酸多态性。基因芯片也可用于前列腺癌、结肠癌等多种肿瘤的研究，为肿瘤基因组解剖计划的完成提供重要的技术支持。

在毒理学研究方面，Incyte 公司的微阵列技术结合 Zooseq 数据库中存有的小鼠和 Cynomolgus 猴等的基因组序列，能够在研究不同生物基因表达差异的同时，对新药的药理学和毒理学进行研究，于 1998 年推出一种大鼠毒理学微阵列，使研究者能够研究外源性污染物质对大鼠基因表达的影响，从而节省大量研究经费和时间。Nuwaysir 等（1999）研制出包括涉及细胞凋亡、DNA 复制和修复、氧化应激/氧化还原内稳态、过氧化物酶体增殖反应、二噁英/多环芳烃反应、雌激素反应、细胞周期调控、热休克蛋白、受体、细胞色素 P450 等共 2 090 个基因的毒理芯片（Tox Chip V1.0），该芯片既可用于有毒污染物质的检测和遗传多态性的检测，又可用于污染物质毒性机制的研究。最近，Holden 等从小鼠基因文库中选择大约 600 个与毒理学相关基因的 cDNA 克隆，制备了种属特异的毒理基因学芯片，可研究肝脏毒性、内分泌干扰、致癌作用等毒性终点的作用机制，也可用于确定以基因表达模式为基础的污染物的毒性。

1998 年 Brown 等报道了用基因芯片杂交进行基因表达变异和有毒污染物质关系的研究。他们就正常人和病人的 T 细胞标本对表达的变异与数千个遗传、遗传流行病和污染物的图像进行比较,以确定与二噁英和汞接触的关系。这样用表达方法补充基因型的方法,就是系统测试基因组中 10 万个基因的每一个变异。他们认为若干年后通过提高基因芯片技术,最终能在几千个不同遗传、环境和疾病影响的人类大多数基因和在多种类型的细胞中获得表达水平的确切信息。这种生物体对有毒污染物质诱导的基因表达反应的系统研究,将提供环境污染敏感的原位生物检测的策略路线。其主要目的是进行环境应答基因的多态性研究,并探讨基因与环境的相互作用。1998 年美国环保局组织专家研讨会,讨论毒理学芯片的发展策略,组织力量进行毒理学相关芯片的研究和开发。目前,Affymetrix 公司已经开发出商品化的 DNA 芯片,如用于检测 HIV 反转录基因耐药性突变的 HIV 芯片,用于检测 P53 基因突变的 P53 芯片以及细胞色素 P450 芯片等。

尽管基因芯片技术发展时间不长,迄今在医学研究领域和毒理学研究领域的实际应用尚处于起步阶段,但由于芯片技术与传统的杂交技术相比,有检测系统微型化、对样品的需要量非常少、效率高、能同时分析数千种作为遗传、基因组研究或诊断用的 DNA 序列,更好地解释基因之间表达的相互关系及检测基因表达变化的灵敏度高等优点,基因芯片技术在医学、毒理学上的应用前景是非常广阔的。目前这一技术的研究与应用正处在一个不断发展、完善阶段,亟待进一步提高 DNA 芯片的探针密度以及检测系统的分辨率与灵敏度,同时基因芯片技术有待实现常规化与自动化。随着这一技术的逐步完善与广泛应用,直接测序法将可能成为检测基因突变的常规方法。

七、DNA 加合物检测技术

DNA 加合物是亲电性的化合物或其代谢产物与生物体内的 DNA 形成的共价结合产物,是 DNA 化学损伤的最重要和最普遍的形式。目前认为外源化合物与 DNA 发生共价结合,形成的结合物一旦逃避自身的修复,就可能导致某些特异位点的基因突变,因此 DNA 加合物的形成被认为是形成肿瘤的一个重要阶段。它可以作为接触生物标志来反映毒物到达靶位的内接触剂量;又可以作为一种效应标志物反映 DNA 受到有毒化学物损伤的效应剂量。近年来 DNA 加合物的研究已成为现代毒理学领域的热点,并且具有重要的应用价值,其检测技术的研究也引起了人们越来越大的兴趣,并取得了极大的进展。

(一)^{32}P 后标记法

^{32}P 后标记法测定 DNA 加合物是目前最常用的一种方法,其基本原理为:①含有加合物的 DNA 链在内外切酶的作用下降解为 3′单磷酸核苷。②通过消除正常的核苷酸来富集加合的核苷酸。③在特异的 T_4 多核苷酸激酶的作用下,将具有高度特异活性的 ^{32}P-ATP 的磷酸根基团转移到加合的核苷酸的 5′端,使其形成 3′,5′-二磷酸核苷。④将标记的加合物通过薄层层析技术分离。⑤放射自显影及定量分析。经过逐步改进,在 ^{32}P 标记前利用各种方法来浓缩富集被加合的核苷,从而使该方法的灵敏度提高。归纳起来有标准法、强化法(限量 ATP 法)、丁醇富集法、核酸酶 P′/S:富集法、双核苷酸/5′-单磷酸法、高效液相色谱富集法。在这些方法中标准法和限量 ATP 法目前仅在加合物不能充分富集的情况下使用,双核苷酸/5′-单磷酸法只在用标准富集法收集不完全的情况下使用,高效液相色谱富集法还需要改进,回收率需要进一步提高,其中以丁醇富集法和核酶富集法使用广泛。

（二）免疫学方法

用免疫学方法检测 DNA 加合物始于 20 世纪 70 年代，其基本原理是基于抗原和抗体的反应，主要用多克隆抗体和单克隆抗体检测法。Poirier 等 1977 年首先报道了用放射免疫法（RIA）、测定 DNA 加合物，即利用放射性核素标记的化学物修饰的核苷酸与未标记的核苷酸竞争结合特定的加合物抗体，通过测定标记的抗原抗体复合物的放射性进行定量。经过改善和发展已经建立的方法包括放射免疫法（RIA）、固相竞争或非竞争酶联免疫吸附法（ELISA）、放射免疫吸附法（RIST）和超敏酶促放射免疫法（USERI-A）。ELISA 利用固相结合的抗原和一种与酶结合的二级抗体，此二级抗体由于其所携带的每一个酶分子能水解许多底物分子而使得该方法具有高的灵敏度。而单克隆抗体方法的发展使免疫测定法的灵敏度极大提高，使免疫学法同 ^{32}P 后标记法一起成为检测人类 DNA 加合物的常用敏感方法。

此外，DNA 加合物的检测方法还有荧光测定法、色谱-质谱法、核磁共振法、碱洗脱法及序列测定法等，在此不做逐一详述。总之，DNA 加合物的检测对毒理学、职业病学和流行病学的发展日趋重要，分子生物学理论和技术的迅速发展已经并将继续给毒理学带来崭新的研究契机，这种革新给疾病的预防及控制带来了无穷的潜力。

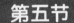

第五节　污染物的检测分析

一、重金属检测分析技术

重金属污染具有较强的长期性、累积性、潜伏性和不可逆性，而且治理成本高。在我国，随着工业化和城市化的快速发展，土壤中的重金属污染变得越来越严重和普遍，2014 年，《全国土壤污染调查公报》表明，我国大部分土壤污染物为无机污染物，其中 82.8% 超过国家标准水平。重金属 Cd、Hg、As、Cu、Pb、Zn、Cr、Ni 分别超标 7.0%、1.6%、2.7%、2.1%、1.5%、0.9%、1.1% 和 4.8%。重金属生物毒性显著，不仅可以影响植物的生长发育和土壤生物的活动，还可以经呼吸和饮食等多种途径进入人体，引起"三致"作用，同时也是破坏生态平衡的一大危害因素。为了消除重金属污染的影响，必须加强对重金属离子相关检测技术的应用，结合土壤污染实际，对检测手段进行改进，对于我国环境中重金属污染的水平监测和防控至关重要。

重金属含量的测定主要有以下几种方法：原子吸收光谱法（atomic absorption spectrometry，AAS）、原子荧光光谱法（atomic fluorescence spectrometry，AFS）、电感耦合等离子体原子发射光谱法（inductively coupled plasma optical emission spectrometry，ICP-OES）和电感耦合等离子体质谱法（inductively coupled plasma mass spectrometry，ICP-MS）。近年来，随着科学技术的发展以及对于应急监测技术的需求，涌现出许多快速检测的方法，虽然这些快检方法尚存在许多技术瓶颈，需要学者们进一步优化并经使用者验证，但由于所需设

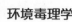
备简单、成本低廉、响应迅速、可用于现场检测,对于大规模、高通量重金属筛查展现了良好的应用前景。

(一)原子吸收光谱法(AAS)

1. 简介

原子吸收光谱法是近几十年来迅速发展起来的一种新的分析微量元素的仪器分析技术。用于这种分析的仪器叫作原子吸收分光光度计或原子吸收光谱仪。AAS 原理是利用原子蒸气对特征谱线的吸收作用,基于从光源辐射出具有待测元素特征波长的光通过试样蒸气时被其中的待测元素基态原子所吸收,由辐射谱线被减弱的程度来测定试样中待测元素含量的方法。

2. 分类

根据原子化器的不同可以分为火焰原子吸收光谱法(FAAS)和石墨炉原子吸收光谱法(GFAAS)等。FAAS 现阶段应用比较广泛,在原子吸收中使用氧化亚氮与乙炔火焰时,其温度满足要求,除了能解决沸点和熔点均较高的元素原子化问题,还能提升实际的原子化效率,减少化学干扰。但这种方法易受到雾化效率及原子化效率等因素的影响,导致它的定量分析还停留在 ppm 级,灵敏度有待提升,对目标元素含量相对较低的样品还不能做到直接测定。GFAAS 这项技术的应用有效提高实际的原子化效率,分析灵敏度与火焰原子化相比得到大幅提高。该方法进样量相对较少,通常只需 $5\sim100\ \mu L$ 即可完成 1 次完整的测定;能对原子化时的温度进行自由调节;整个实验操作中都有着很高的安全系数。然而,也存在一些缺点,如分析范围相对较小、测定需要较长的时间、成本高、精度有待提升、重现性比火焰法差等,有时会因为样品基体复杂程度较高导致背景对吸收造成很大干扰,进而影响到最终的测定结果。

3. 样品处理

原子吸收光谱法具有灵敏度高、选择性强、测定元素范围广、操作简便、快速、重现性好等优点,已经得到广泛的应用。样品处理对原子吸收光谱而言至关重要,采用简单且有效的处理方法是相关工作人员的重要任务。可用于样品处理的方法有很多,以下提出三种目前较为常用的方法。

(1)湿法消解。称取样品放在消解罐当中,添加混合酸后利用电热板开始加热消解,其中混合酸常用类型包括三种:一是盐酸、硝酸、氢氟酸和高氯酸的混合酸;二是硝酸、氢氟酸和高氯酸的混合酸;三是硝酸、硫酸和磷酸的混合酸。这一处理方法是现在最为常用,同时也是最传统的处理方法,其优势是操作简单、容易控制,缺点是在消化时需要很长的时间。因此,在样品消化时,需添加一定量浓度极高的强酸,由于试剂的体积很大,容易带入一定量的杂质,会对测定结果造成影响,并且消化时还会有酸性气体产生,危害检测人员身体健康与环境。

(2)干灰化法。称取样品放在坩埚当中,利用可调节式的电炉以小火使样品碳化,然后采用马弗炉以 $550\,^{\circ}\mathrm{C}$ 的温度连续灰化 $8\sim10\ \mathrm{h}$,直到样品变成灰白色,待样品自然冷却后使用稀酸将灰分溶解。该方法基本上能处理任何一种样品,和湿法消解相比,不需要使用很多试剂,避免了杂质引入,但消解需要很长的时间,其称样量也相对较大,灰化时元素容易损失,一旦操作不当,极易导致样品被污染。

(3)微波消解法。微波消解是分析化学领域常用的溶解样品方法,和传导加热等传统方法完全相反,采用微波加热,即内加热,样品和酸混合物在吸收了微波能以后,将实现即时及深层的加热,在相对较短的时间范围内即可达到要求的温度,迅速对样品进行分解,缩短整个样品处理的时间。

另外,采用密闭的容器进行微波消解,还能防止目标元素产生损失,有利于结果准确性的保证。该方法主要具有溶样时间相对较短、耗能少、不会造成太大的污染的优势,在容易挥发的匀速的检测中尤为适用。

(二)原子荧光光谱法(AFS)

原子荧光是指基态原子吸收合适的特定频率的辐射而被激发至高能态,再跃迁回基态时以光辐射的形式发射出特征波长的荧光。AFS具有谱线简单、灵敏度高、成本低、易操作、检测迅速等优点。但该方法也有一定缺陷:一是受方法原理的限制,能有效适用AFS分析的元素较少,目前主要应用于测定砷、锑、铋、汞、硒和碲等元素;二是会出现散光干扰、饱和荧光、荧光猝灭等问题,对复杂样品分析尚有一定困难。

(三)电感耦合等离子体原子发射光谱法(ICP-OES)

原子发射光谱中最常用的是ICP-OES法,它利用电感耦合等离子体使试样中的金属离子原子化,其中的激发态原子跃迁到基态时辐射出特征光谱,通过分析特征光谱信息来实现试样中的重金属的测定。ICP-OES这一过程的基本特征是每个元素以特定波长的化学性质释放能量。虽然每个元素都以多种波长发射能量,但在ICP-OES技术中,最常见的情况是为一个给定的元素选择一个波长。在所选波长下发射的能量强度与所分析样品中元素的量(浓度)成正比。该技术对植物样品(组织或颗粒)中的土壤污染物(Al、Cr和Ti)的检测和定量具有高灵敏度,以估计铁和锌微量营养素的浓度。因此,这些结果被保证不受污染。ICP-OES测量动态线性范围宽,通常情况下5～6个数量级,具有较低的检出限和较高的精密度,且分析速度快、检测时间短、操作简便。该方法可以实现对多种元素同时进行定量分析和定性分析,既可适用于低含量元素分析,也适用于高含量元素分析,较AAS和AFS更快捷、高效。

(四)电感耦合等离子体质谱法(ICP-MS)

ICP-MS是以电感耦合等离子体作为离子源,将无机元素电离成带电离子后进入质谱仪,再根据质荷比不同,通过质量分析器进行检测的多元素分析方法[19]。ICP-MS的特点主要有:可实现多种元素的同时分析;灵敏度高;检出限低;分析速度快;检测模式灵活多样,可进行定量、半定量、定性分析;操作自动化程度高;与不同进样技术与分离技术联用简便。

(五)其他

除以上方法外,还可用溶出伏安法、离子选择电极法、电化学传感器法等电化学分析方法,生物传感器法、酶抑制法等生物化学分析方法以及环境磁学进行重金属的检测分析。电化学分析方法是根据溶液中物质的电化学性质及其变化规律,建立电学量与被测物之间的计量关系,具有仪器简单、灵敏度高、易于微型化等优点,适合用于在线、实时检测水环境,在某些特定场合可以发挥灵敏度高、设备简单、成本低廉、操作灵活的特点。生物化学分析法

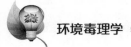
是利用生物大分子对待测物的特异性识别能力，特异性识别能力强，且反应迅速、分析成本低。纳米材料区别于宏观系统和微观系统，它的光、热、电、磁等性质与宏观物质有很大的差异。将纳米材料应用于电化学、光学、磁学可以制成各种纳米传感器，推动了重金属分析技术的发展。同时，为了应对环境重金属分析样品量大、前处理复杂以及信息获取时效性急的需求，快检技术在近年来得到了快速发展。表面增强拉曼光谱、酶抑制法、生物传感器及部分电化学方法在重金属快检方面大有可为，但目前需要做的是解决快检方法存在的可靠性和稳定性方面的技术难题，加强方法学的开发、验证和标准化。

二、农药检测分析方法

农药是用于防治危害作物及农副产品的病虫害、杂草以及其他有害生物的化学、生物药剂以及控制作物生长的调节剂等。许多农药在农业生产中的应用增加了农产品的产量。然而，农药的过度使用不仅对环境造成严重的污染，而且大量农药残留在植物中，通过食物链进入人体，对人类健康产生极大的影响。因此，快速有效地检测农产品中农药残留已成为农业生产环境中的迫切要求。以下对几种常用的农药检测分析方法进行介绍。

(一)高效液相色谱

高效液相色谱(high performance liquid chromatography，HPLC)又称作高压液相色谱(high pressure liquid chromatography，HPLC)，是将液体作为流动相的色谱系统，其通过高压输液泵进行压力的增加提高效率，所以被称为高效，需要进行检测的样品随着流动相进入盛有固定相的色谱柱，在柱中通过液-液分配或吸附作用将需要检测的组分进行分离，然后通过检测器进行检测，最后在工作站内获取结果。HPLC可以分离检测极性强，分子量大的离子型农药，尤其适用于对不易汽化或受热容易分解的农药检测，例如对氨基甲酸酯类、取代脲类、苯氧乙酸类农药的分析。目前应用于农药残留检测最多的是紫外吸收检测器，其次是荧光检测器。紫外吸收检测器（UV）的优点是灵敏度高，流量和温度的变化影响小，是梯度淋洗的一种比较理想的检测器，但只能检测对紫外光有吸收性能的农药。荧光检测器（FD）是一种灵敏度高，选择性强的检测器，比UV灵敏度高1～2个数量级。但由于大多数农药本身不发射荧光，经衍生化反应又较麻烦，限制了FD的应用。

高效液相色谱是吸收了普通液相层析和气相色谱的优点，经过适当改革发展起来的。它既有普通液相层析的功能(可以在常温下分离制备水溶性的物质)，又有气相色谱的特点(即高压、高速、高分辨率和高灵敏度)；它不仅适用于很多不易挥发、难热分解物质(如金属离子、蛋白质、肽类、氨基酸及其衍生物、核苷、核苷酸、核酸、单糖、寡糖和激素等)的定性和定量分析，而且也适用于对上述物质的制备和分离。特别是近年来出现的一种与HPLC相近的快速蛋白液相色谱(fast protein liquid chromatography，FPLC)，能在惰性条件下，以极快的速度把复杂的混合物成百上千次层析分开。如果连续进样，一天内可以制出大量的欲纯化物质。目前，HPLC在污染物残留量的研究中已经得到广泛应用。

(二)气相色谱

气相色谱(gas chromatography，GC)也称作气相层析。GC法的分析对象是气体和可挥发性物质，它与一般层析法的区别是气体代替液体作为展层剂或洗脱剂，因此，同样也有吸附气体层析法(气-固层析法)与分配气体层析法(气-液层析法)。GC 作为禁用农药残留检测的主要分析手段,可根据待测农药的结构及其所含元素的不同选择相应的检测器,如电子捕获检测器(ECD)对含卤素的化合物敏感,氮磷检测器(NPD)对含氮和磷的有机物敏感,火焰光度检测器(FPD)则对含硫和磷的物质敏感。气相色谱在农药和兽药残留分析方面展现了强大的功能,大大提高了农药残留量的检测水平,曾是最典型、应用最广的农药残留分析手段,至今在农药残留检测方面仍不断有工作涌现。气相色谱法与适当的固相萃取技术结合可用于测定养殖水产品、稻谷、蔬菜、水果、绿茶、食用菌等食品中的多种农药残留。

气相色谱与一般柱层析相似。混合物样品随固定流速的载体(即流动相,常用惰性气体)进入层析柱。此时,样品必然是气态的,如果样品原来是液态或固态,要使它在进入层析柱的刹那间变成气态。层析柱内装有称为担体的颗粒惰性支持物,其表面由一类具有高沸点的有机化合物(称固定液)均匀地包裹着,使担体表面形成一层很薄的液膜。当样品气体进入层析柱遇到这种固定液时就能溶解在固定液中,它遇热能挥发到载体里去,并随载气的定向流动而向前推进,遇到新的固定液又被吸收。如此交换地吸收和挥发,使样品蒸气所经过的每一点上都进行着固定相和流动相之间的分配平衡。由于样品中各组分在固定相和流动相的溶解度不同(即分配系数不同),在层析柱内向前移动的速度也不相同。分配系数大的组分易溶于固定液内,在固定液中停留的时间就长一些,移动速度也慢一些;分配系数小的组分不易溶于固定液内,移动速度就快一些。经过一段时间后,原来均匀混合的样品组分彼此便分开了,被分离的组分按先后次序被载气带入鉴定器中,在鉴定器中把样品浓度转换成电压,经过放大后在自动记录仪上记录下来。从进样到每一组分出现层析峰的时间称为保留时间。在一定条件下不同化合物有其特定的保留时间,还可以根据峰面积来计算各种化合物的含量,这就是气相色谱法中气液层析的简单道理。至于气固层析的原理与此大致相似,所不同的是利用不同物质对同一吸附的亲和力不同而分离。

气相色谱仪的主要部件是气体源、层析柱和检测器三个部分,其他附件以及自动化分析的辅助装置是为了分析结果的稳定、可靠。如果没有精密的定型气相色谱仪,只要有气体源、送入样品的装置层析柱和收集鉴定流出物的部分也可以进行工作。

使用气相色谱法,多种农药可以一次进样,得到完全的分离、定性和定量,再配置高性能电子捕获、火焰光束和热离子等选择性的检测器,使分析速度更快,结果更可靠。气相色谱具有操作简便、分析速度快、分离效能高、灵敏度高以及应用范围广等特点。目前多达 70%的农药残留量检测是使用气相色谱法来进行的。用气相色谱法测定关键是如何选择检测器。理想的检测器应具备灵敏度高,稳定性和重复性好、线性范围宽、响应速度快以及结构简单、造价低、操作安全、应用范围广等特点。该方法主要用于定性和定量地测定某些化合物。定性测定混合物是以柱子末端出现色谱峰所需要的时间为依据,而定量测定则是通过计算色谱峰的面积得到的。如果气相色谱和质谱仪联用,不仅可以测定混合物中的组分,而且还可以测出各组分的相对分子量或官能团。另外,要确定样品的性质和数量必须具备标准品,否则测定工作无法开展。

(三)色谱-质谱联用技术

由于单一的色谱技术无法满足农药异构体、同系物、代谢物及多类农药残留同时分析的需要,近年来色谱-质谱联用技术逐渐成为农药残留分析的常用方法。该方法结合了色谱的高分离能力及质谱准确鉴定化合物结构的特性，适用于多农药残留的同时定性、定量分析。目前，应用于多禁用农药残留的色谱-质谱联用检测技术主要为气相色谱-串联质谱法（gas chromatography-tandem mass spectrometry，GC-MS）和液相色谱-串联质谱法（liquid chromatography-tandem mass spectrometry，LC-MS）。

GC-MS 是将气相色谱仪和质谱仪串联起来，成为一个整机使用的检测技术。主要针对难以区分的热稳定且易挥发的同分异构体的分离鉴定，根据农药分子的特征结构碎片，准确鉴别未知的农药化合物。它具有气相色谱高分离性能，又具有质谱准确鉴定化合物结构的特点，可达到同时定性、定量的检测目的。用于农药代谢物、降解物的检测和多残留检测具有突出的优点。

LC-MS 是一种内喷射式和粒子流式接口技术将液相色谱与质谱连接起来，用于分析对热不稳定、分子量较大、难以用气相色谱分析的化合物的新方法。它具有检测灵敏度高、选择性好、定性定量同时进行，结果可靠等优点。LC-MS 对简单样品可进行分析前净化并具备多残留分析的能力，用于对初级监测呈阳性反应的样品进行在线确证，其优势明显。另外，研究开发毛细管液相色谱与离子捕获检测器的配合会大大拓宽液相色谱用于高灵敏度分析的范围。

（四）酶抑制法

酶抑制法较为成熟，开始于 20 世纪 60 年代，80 年代得到了快速发展。它源于昆虫毒理学原理，是利用有机磷与氨基甲酸酯类农药对某些酶（胆碱酯酶和植物酯酶）的抑制作用，通过酶促底物反应中显色的程度来确定检测样品中的农药残留量。中国十多年前就颁布了此类方法的国家和行业标准，如 GB/T 5009.199—2003《蔬菜中有机磷与氨基甲酸酯类农药残留量的快速检测》、GB/T 18630—2002《蔬菜中有机磷及氨基甲酸酯农药残留量的简易检验方法（酶抑制法）》和 NY/T 448—2001《蔬菜上有机磷和氨基甲酸酯类农药残毒快速检测方法》。基于这种原理开发的速测卡（显色纸片法）和速测仪（分光光度法）目前在国内市场上得到了广泛的应用。

酶抑制法对检测人员技术水平要求较低，操作简单，易于在基层推广；但这种方法存在检测盲区，只能对样品中有机磷和氨基甲酸酯类农药的总量进行定性检测，无法识别农药的具体种类和残留量。此外，使用的酶源、底物、显色剂有一定的特异性，需控制的条件比较多，对一些农产品的内容物易发生干扰，出现假阳性或假阴性现象。因此，主要用于农残普查和防止农残引起的急性中毒，其灵敏度、重复性、回收率还有待提高。

（五）免疫分析法

免疫分析技术（immunoassay，IA）主要利用抗原与抗体的高特异性，对样品中农药残留进行分析，实现农药残留的现场快速检测。在禁用农药残留分析中常用的免疫分析方法有酶联免疫分析技术、荧光免疫分析技术、化学发光免疫分析技术和免疫色谱技术几种。

1.酶联免疫分析技术

酶联免疫分析技术（enzyme linked immunosorbent assay，ELISA）是目前禁用农药残留分析检测中应用最为广泛的免疫分析技术，该方法基于抗原或抗体与固相载体（如聚氯乙烯或聚苯乙烯板）的结合及酶（辣根过氧化物酶等）的标记，检测灵敏度较高。根据待测物不同可分为非竞争型和竞争型 ELISA,农药作为小分子主要采用竞争型 ELISA 进行测定,如有机磷、有机氯、氨基甲酸酯等类禁用农药。其中竞争 ELISA 又包括了间接竞争 ELISA(icELISA)和直接竞争 ELISA(dcELISA)。dcELISA 可以标记抗原和抗体,操作简便,但方法需要的抗体量往往较多。icELISA 直接用标记二级抗体来识别,可以加强信号,能够保留较多的免疫反应性。在禁用农残检测中,dcELISA 及 icELISA 都有应用。

2.荧光免疫分析技术

荧光免疫分析技术(fluorescent immunoassay,FIA)主要借助不同的荧光素作为标记物修饰在抗原、抗体上进行分析检测。主要包括荧光标记免疫分析(fluorescence labeled immunoassay,FLISA)、时间分辨荧光免疫分析(time resolved fluorescence immunoassay,TRFIA)和荧光偏振免疫分析(fluorescence polarization immunoassay,FPIA)等。FLISA 原理与 ELISA 类似,将标记物换成了荧光物质,具有较高的灵敏度且操作简单。但目前该方法的应用仍存在一定局限性,在禁用农药残留检测方面少有报道。TRFIA 在有机磷和氨基甲酸酯类禁用农药检测中应用较多,该方法有效地降低了本底瞬时荧光的干扰,灵敏度和准确性较其他荧光免疫方法更高并可实现多标记检测。FPIA 主要用于小分子化合物的检测,反应速度较快,但灵敏度较低,仍有很大的发展空间。

3.化学发光免疫分析技术

化学发光免疫分析技术(chemiluminescent immunoassay,CLIA)主要将免疫分析的特异性与化学发光的高灵敏性相结合,将发光物质或酶标记在抗原或抗体上,通过测定化学发光强度对待测物进行定量分析,灵敏度较高。该方法特异性强,检测速度相对较快,操作简单,可实现自动化且费用较低,但需要找到合适的发光标记物。根据标记物的不同,CLIA 可分为发光物质直接标记的化学发光标记免疫分析、化学发光酶免疫分析(CLEIA)和电化学发光免疫分析(ECLIA)。CLIA 法相较 ELISA 法灵敏度更高,在农药检测领域已得到广泛应用,且具有良好的发展前景。然而,由于发光标记物在发光达到顶峰衰减后发光值不稳定,CLIA 法的批内批间变异系数较高。因此,有效解决化学发光标记物发光稳定性问题将进一步推动 CLIA 法在禁用农药残留检测领域中的应用。

4.免疫色谱技术

免疫色谱技术(immunochromatography assay,ICA)为一种将抗原与抗体的特异性与色谱技术相结合的检测技术。以待测物溶液为流动相,反应后标记物会在显色带聚集显色,通过显色情况进行定性定量,标记物的灵敏度对于免疫色谱技术十分重要。根据使用的标记物不同将免疫色谱技术分为胶体金免疫技术、荧光免疫色谱技术、量子点色谱技术、荧光微球色谱技术、时间分辨荧光免疫色谱技术、磁珠免疫色谱技术、适配体色谱技术。与其他免疫技术相比,胶体金免疫技术在禁用农药中应用较多,其操作简单,不需要特定的检测设备,检测速度快,一般点样后 15 min 以内即可判定结果,因此特别适用于现场快速检测。但是与 ELISA 等方法相比,其灵敏度较低,目前多以定性或半定量检测为主。

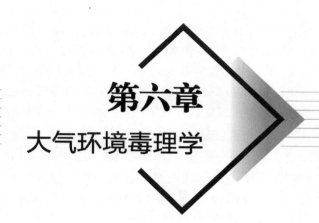

第六章
大气环境毒理学

概　述

一、大气环境毒理学概念

大气环境毒理学主要是研究大气污染物对人类身体健康的相关生物损害效应及其规律的一门科学。大气污染是指大气中污染物质的浓度达到有害程度,以至破坏生态系统和人类正常生存和发展的条件,对人和物造成危害的现象。其成因有自然因素(如火山爆发、森林灾害、岩石风化等)和人为因素(如工业废气、燃料、汽车尾气和核爆炸等),尤以后者为甚。早在 14 世纪以前,针对大气污染的研究较少,人们还没有广泛地意识到大气污染会引起健康问题。而到了 18 世纪 60 年代初期,英格兰率先进行工业革命,为人类社会带来了巨大的生产力,然而大规模工厂化生产造成的环境问题也日益严重。为了满足工厂运作的动力需求,煤被大规模开采利用,煤烟与雾形成的烟雾导致城市居民死亡率上升。18 世纪工业化时期,伦敦上空多次出现烟雾现象,大气能见度降低,即使白天也需要灯光照明,大量动、植物死亡,"世界雾都"因而得名。自第二次世界大战结束后,随着世界人口的增加、工业生产与交通运输的迅速发展,对于自然能源的需求也与日俱增,煤炭、石油、天然气等过度利用,各种废气排放量增多,大气污染使人类的健康和物质财富遭受直接或间接的危害。

二、大气污染的来源与类型

大气污染的来源十分广泛,主要来源有人为污染源和天然污染源。天然污染源主要包括:火山爆发、森林火灾等。由于人为污染源存在较为普遍,相比于天然污染源更加受到人们的关注。大气污染源是由于人们的生产和生活活动而形成的,可分为固定污染源和移动污染源两种类型。固定污染源包括:烟囱、工业排气筒、生活炉灶、锅炉等;移动污染源包括:

汽车、飞机、火车、轮船等交通运输工具。以石油化工厂、树脂厂、纺织印染厂、皮革制造厂、制药厂、农药化肥厂、造纸厂、电子产品厂、火力发电厂及钢铁厂对大气污染较为严重。

由于燃料种类不同,如煤、石油、天然气、合成汽油及合成石油等,其性质又各不相同,可将大气污染分为三种类型。一类是以煤为主要的能源,由煤炭燃烧排放出的以烟尘、二氧化硫(SO_2)为主的大气污染,称为煤烟型污染(coal-burning pollution)。煤烟型污染又称"煤炭型""还原型""伦敦型"污染,其典型的代表是1952年在英国伦敦发生的烟雾事件。另一类是以石油为主要的能源,形成的石油型大气污染,其又称为"氧化型""洛杉矶型"污染。据我国公安部交通管理局2018年7月16日发布,截至6月底,全国机动车保有量达3.19亿辆。由此可见,汽车数量的逐渐增多成为空气质量安全的首要隐患。汽车废气中含有80多种污染物,如高浓度的氮氧化物(NO_x)、碳氢化合物(HC)、SO_2、一氧化碳(CO)、铅和烟尘等。汽车、工厂等污染源排放的HC和NO_x在紫外线作用下生成光化学烟雾(photo-chemical smog)。其典型的代表是1943年在美国洛杉矶发生的光化学烟雾事件。而第三类大气污染称为混合型大气污染,是以煤和石油为主要的能源形成的大气污染。随着新型能源的发展,新的大气污染物也随之出现,不断探索大气污染物不同类型的转化规律,发现新型大气污染物并探究其对人体危害,提出有效的防治对策,是大气毒理学研究者未来工作的重点。

三、一次污染物与二次污染物

现在,科学界广泛认同地将大气污染物分为两大类:一次污染物和二次污染物。一次污染物(primary pollutants)又称原发污染物,是指由污染源直接排入环境的,其物理和化学性状尚未发生变化的污染物。一次污染物一般可归纳为以下几种:①悬浮颗粒物:与气体污染物二氧化硫的协同影响,削弱了日光的照射和能见度,使空中多云、多雾。其主要来源为燃煤、施工。②飘尘:飘尘随呼吸进入人体,均有一半可附着在肺壁上,是构成或加重人类呼吸疾病的重要原因。其主要来源为燃煤、施工。③二氧化硫:二氧化硫对人的结膜和上呼吸道黏膜具有强烈刺激。长期接触低浓度二氧化硫,会出现倦怠、乏力、鼻炎、咽喉炎、支气管炎、味觉障碍、感冒不易康复等症状;二氧化硫会形成酸雾或酸雨,还会腐蚀金属、器材,沉降到地面会破坏土壤和水质。其主要来源为燃煤、工业。④一氧化碳:与血红蛋白的亲和力为氧的300倍,形成碳氧血红蛋白,削弱血红蛋白向人体各组织输送氧气的能力,神经中枢受损最大。其主要来源为燃煤、汽车尾气。⑤碳氢化物:碳氢化物中包含多种烃类化合物,进入人体后会使人体产生慢性中毒,有些化合物会直接刺激人的眼、鼻黏膜,使其功能减弱,更重要的是碳氢化物和氮氧化物在阳光照射下,会产生光化学反应,生成对人及生物有严重危害的光化学烟雾。其主要来源为汽车尾气、工业。⑥氮氧化物:氮氧化物中的一氧化氮与血液中血红蛋白的亲和力比一氧化碳还强。通过呼吸道及肺进入血液,使其失去输氧能力,产生与一氧化碳相同的严重后果。氮氧化物能够侵入肺脏深处的肺毛细血管,引起肺水肿等。其主要来源为燃煤、汽车尾气。

二次污染物(secondary pollutants)又称继发性污染物,是指排入环境中的一次污染物在物理、化学或生物因素的作用下发生变化,或与环境中的其他物质发生反应所形成的物理、化学性状与一次污染物不同的新污染物。二次污染物可能比形成其的一次污染物毒性更大,例如SO_2转变成硫酸雾、NO_2转变成硝酸雾以及烃类和NO_2转化成光化学烟雾等,后者均比前者的毒性大。二次污染物形成后,可能通过各种氧化作用和光化学反应发生改变,生成三次、四次等多次污染物(表 6-1)。

表 6-1 光化学烟雾与硫酸烟雾对比

名称	类型	发生季节	温度	湿度	臭氧浓度	日光	发生时间
洛杉矶烟雾	光化学烟雾	夏、秋	高	低	高	强	白天
伦敦烟雾	硫酸烟雾	冬	低	高	低	弱	日夜连续

四、室外与室内空气污染

"室外"主要是指居室外的大气环境,2017 年 10 月 27 日,世界卫生组织国际癌症研究机构公布的致癌物清单初步整理,室外空气污染在一类致癌物清单中。由于室外空气污染前文已经系统地阐述,在此不再过多赘述。

与之相对应的是室内空气污染,"室内"主要指的是居室内,室内空气污染是指由于人类的活动造成住宅、学校、办公室、商场、宾(旅)馆、各类饭店、咖啡馆、酒吧、公共建筑物(含各种现代办公大楼)以及各种公众聚集场所(影剧院、图书馆、交通工具等)的污染。

人们对室内空气中存在的传染病病原体研究较早,而对存在着的其他有害因子则认识较少。有趣的是,早在 5 000 年前的石器时代,人类居住在洞穴中并在其内烧火烤食的时期,就有烟气污染了。随着人类科学技术的高度发展,尤其是近 20 年来,由于民用燃料的消耗量增加、进入室内的化工产品和电器设备的种类和数量增多,为了保证室内温度,房屋建造得较为封闭,有限、封闭的室内空间造成了室内污染物不能及时排出室外,氧气无法正常进入室内,导致室内的氧气含量较低,污染物大量聚集。目前,室内空气污染已经引起世界各国研究人员的重视,针对室内空气污染的研究已经展开了大量的工作。未来研究污染物对人体健康的影响及对策,将成为大气毒理学不可或缺的部分。

第二节 有害气体毒性作用与机制

一、二氧化硫

二氧化硫(SO_2)是最为常见的大气污染物之一,无色,有强烈刺激性气味。由于它具有酸性,能在空气中与其他物质发生反应生成微小的硫酸盐和亚硫酸盐颗粒,这些颗粒被吸入人体时会在肺部聚集,从而导致呼吸系统疾病和肺病。世界上发生的由 SO_2 引起的大气污染事件如英国伦敦烟雾事件、比利时马斯河谷烟雾事件、日本四日市哮喘事件等。SO_2 的源头主要是含硫石油、煤、天然气的燃烧,硫化矿石的熔炼和焙烧,各种含硫原料的加工生产过程均能产生 SO_2。如今,煤和石油占据着能源中主要的部分,我们生活中几乎处处离不开煤与石油,而它们的燃烧产生的 SO_2 占大气中 SO_2 污染的 70%。

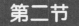

世界卫生组织（WHO）建议 SO_2 年平均容许浓度为 $0.06\ mg/m^3$。我国《大气环境质量标准》规定：自然保护区、风景游览区等执行一级标准，SO_2 日平均浓度值不得超过 $0.05\ mg/m^3$，任何一次采样测定值不得超过 $0.15\ mg/m^3$；居民区、文化区等地区执行二级标准，SO_2 日平均浓度值不得超过 $0.15\ mg/m^3$，任何一次采样测定值不得超过 $0.50\ mg/m^3$；工业区等地区执行三级标准，SO_2 日平均浓度值不得超过 $0.25\ mg/m^3$，任何一次测定值不得超过 $0.70\ mg/m^3$。

（一）SO_2 的理化性质

SO_2 为无色透明气体，具有辛辣、刺激性臭味的气体，属于中等毒性物质；相对分子量为 64.06，液态相对密度为 1.434，熔点 $-72.7\ ℃$，沸点 $-10\ ℃$，易溶于水，常温下在水中的溶解度为 8.5%。气态二氧化硫加热到 $2\,000\ ℃$ 不会分解，液态的二氧化硫较稳定，不活泼。

有研究表明，SO_2 主要以分子状态存在于有机溶剂中，其在有机溶剂中的溶解度要比水中的大，而脂/水分配系数（K_{ow}）却很低。虽然 SO_2 易溶于水，但是很难与水反应生成亚硫酸，所以在水溶液中 SO_2 主要发生物理的溶解，即以 $SO_2 \cdot nH_2O$ 的形式存在，仅极少量以 HSO_3^- 的形式存在。只有在水溶液呈碱性（$pH>7$），SO_2 才主要转化为亚硫酸盐（sulfite）和亚硫酸氢盐（bisulfite）两种衍生物，因此在这种情况下把这两种衍生物作为 SO_2 供体（SO_2 donor）是错误的。生物体内大多数体液是呈微碱性的，碱性溶液中亚硫酸盐和亚硫酸氢盐不能生成 SO_2。由于体外细胞和组织的培养液也呈碱性，并且 SO_2 与其衍生物（SO_2 derivatives）是不同的化学物质，它们的理化性质不相同，生物学效应也大不相同。因此在进行内源性气态 SO_2 生理或毒理作用研究时，不可以用 SO_2 的衍生物来替代 SO_2 的作用。

SO_2 既溶于水又溶于脂质，所以人体所吸入的 SO_2 很容易透过气管与支气管的黏膜进入血液；血液的 pH 一般为 $7.35\sim7.45$，所以进入血液的 SO_2 会立即转变为亚硫酸盐和亚硫酸氢盐，并通过血液遍及全身。由此可知，在一定条件下，外源性 SO_2 污染对机体的作用实际上是通过其衍生物来发挥作用。所以，我们研究外源性 SO_2 对机体内不同组织器官的作用，可以应用亚硫酸盐和亚硫酸氢盐中性溶液（二者的摩尔比约为 $3:1$）来代替气态的 SO_2 进行体内或体外试验，但不能把 SO_2 衍生物所产生的效应说成是 SO_2 对机体的直接作用。

气态 SO_2 在 $290\sim400\ nm$ 的光作用下可以发生光氧化反应（photo-oxidation reaction）形成三氧化硫（SO_3），其反应如反应式（1）～（3）所示：

$$SO_2 \xrightarrow{h\nu} SO_2 \cdot \tag{1}$$

$$2SO_2 \cdot + O_2 \longrightarrow 2\,SO_3 \tag{2}$$

$$SO_3 + H_2O \longrightarrow H_2SO_4 \tag{3}$$

空气和体内的 SO_2 也可在亚铁和锰等金属离子的催化作用下氧化，形成 SO_3，其反应如式（4）～（5）所示：

$$2\,SO_2 + O_2 \xrightarrow{Mn^{2+}/Fe^{2+}} 2\,SO_3 \tag{4}$$

$$SO_3 + H_2O \longrightarrow H_2SO_4 \tag{5}$$

SO_3 化学性质活泼，极易溶于与空气中的水分，形成硫酸雾气溶胶存在于空气中。此外，

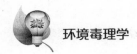
硫酸雾还具有腐蚀作用,可与 NH_3 和金属阳离子形成对应的盐,硫酸及其盐可通过尿液排出体外。

(二)转运过程

因为 SO_2 易溶于水,且易与黏膜表面的水层相结合,所以 SO_2 在呼吸道中主要被鼻腔上呼吸道的黏膜吸收,不易进入肺部。但是 SO_2 可吸附于大气颗粒物如 $PM_{2.5}$ 表面,进而进入到呼吸道深部。

SO_2 被呼吸道吸收后,随血液分布全身。由于大部分体液呈碱性,SO_2 易与碱性物质反应形成其衍生物,并以亚硫酸根离子和亚硫酸氢根离子动态平衡的形式存在,在中性溶液中二者的摩尔比约为 3:1。离子态的亚硫酸根与亚硫酸氢根易与血浆蛋白结合,故在低浓度下一般不以游离态形式存在于血浆中,使之难以被红细胞吸收。亚硫酸盐和亚硫酸氢盐在肺门淋巴结和食管中含量最高,其次为肝、脾、肾等器官,在体内经过氧化,变为硫酸及其盐类再被排出体外。体内 SO_2 的衍生物也可来自食物、药物及体内含硫氨基酸的代谢转化。由口摄入的亚硫酸盐约 50% 在消化管内被氧化成硫酸排出体外。

亚硫酸盐氧化酶(sulfite oxidase)是一种含钼酶,可以催化亚硫酸盐汽化成硫酸盐,并使硫酸盐随尿液排出。所以,亚硫酸盐氧化酶是体内 SO_2 及亚硫酸盐和亚硫酸氢盐的解毒酶。有研究表明,大鼠体内的脏器均含有亚硫酸盐氧化酶,在肝、肾中活性最高,其次为胃、脑、肺、心及动脉血管,最低的是脾。肝中的亚硫酸氧化酶活性与机体年龄呈正相关,而在肾和动脉血管组织中呈负相关。由此可以推测,亚硫酸氧化酶活性的降低可能是一种衰老的生化标志物。细胞内亚硫酸盐氧化酶存在于线粒体内,该酶的合成不受进入体内亚硫酸盐或亚硫酸氢盐的诱导。不同机体对 SO_2 及其衍生物敏感性有所差异,在一定程度上与机体内亚硫酸盐氧化酶活性和含量差异有关。

(三)生物化学转化

SO_2 在碱性体液中可以发生反应并以亚硫酸根离子(SO_3^{2-})和亚硫酸氢根离子(HSO_3^-)动态平衡的形式存在。这些衍生物化学性质较活泼、反应性较强,可与蛋白质、多肽及含硫氨基酸的巯基发生反应,生成 $R—S—SO_3^{2-}$,也可与 DNA 中的胞嘧啶反应,使之脱氨生成尿嘧啶,当 DNA 复制时,原先的 C—G 对变成了 U—A 对,再复制就变成了 T—A,发生 C—G 到 T—A 的转换。

(四)毒性作用

SO_2 作为一种中等毒性的毒物,其在大气中广泛存在,所以其毒理学和生理学特性备受关注。孟紫强课题组针对 SO_2 及其衍生物的毒理学和生理学作用进行了长达 20 余年的一系列研究,发现 SO_2 及其衍生物不仅对呼吸器官有危害,而且可以引起生物体内多种脏器细胞超微结构受损伤、DNA 单链的断裂、蛋白质氧化损伤以及脂质的过氧化损伤,是一种全身性毒物,其毒性作用是多方面的。此外还发现了 SO_2 及其体内衍生物具有多种生理学作用,是一种具有多种生理功能的生物小分子。

1.对动物呼吸道的毒性作用

(1)短期接触。接触时间在 24 h 以内的称为短期接触。SO_2 短期接触对呼吸道有强烈的刺激作用,还会引起器官和支气管的反射性收缩、分泌物增加和局部炎症反应。经研究,

SO_2 高浓度急性接触会导致动物喉头水肿、喉痉挛和支气管痉挛从而导致死亡。SO_2 对大鼠的急性致死浓度约为 2 800 mg/m³，对猫约为 1 400 mg/m³，对犬和豚鼠约为 1 680 mg/m³；小鼠吸入 SO_2 1 h 后，LC_{50} 约为 1 570 mg/m³。同等条件下硫酸烟雾比 SO_2 刺激作用更强。

（2）长期接触。接触环境化学物在 24 h 以上为长期接触。当小鼠暴露于浓度为 28 mg/m³ 的 SO_2 24 h，鼻腔黏膜发生炎症反应，72 h 后鼻上皮细胞开始坏死脱落。大鼠接触浓度为 2.8 mg/m³ 的 SO_2 170 h 后，呼吸道对进入其的微粒清洁能力显著降低；在接触 4.8 mg/m³ 的 SO_2 65 天，会出现气管炎、呼吸道上皮细胞的脱落和局部炎症，豚鼠在 3.08 mg/m³ 的 SO_2 浓度下会出现上述反应。然而有研究观察到相反的变化，豚鼠接触高浓度 SO_2 长达一年的时间，除了其肝细胞有轻度胞质空泡形成外，未见其他变化。哺乳动物同时接触 0.15 mg/m³ 的 SO_2 和 0.1 mg/m³ 的 NO_2 3 个月，发现二者存在协同作用。

2. 对人体呼吸道的毒性作用

SO_2 在一定浓度下对人体的上呼吸道有刺激作用，并且对呼吸功能造成损伤。此外，SO_2 对眼结膜也存在刺激作用并可以引起炎症的发生。上呼吸道的平滑肌内存在末梢神经感受器，在与 SO_2 接触后引起平滑肌反射性收缩，使气管和支气管的管腔缩小，气道中的阻力增加。也有研究认为 SO_2 或 SO_3^{2-} 刺激化学感受器——肥大细胞，使得其释放化学介质组织胺，间接地导致支气管平滑肌反射性收缩，最终使得呼吸道阻力增加。

不同的人对 SO_2 反应不同，个体差异较大，所以敏感性不同。一般患有肺功能不全及呼吸循环系统疾病的患者、老年人和儿童对 SO_2 较为敏感。一般情况下，大气中 SO_2 浓度为 0.28~0.84 mg/m³ 时气味很难被闻到，仅能通过味觉感知；在 1.4 mg/m³ 的 SO_2 下暴露 10 min 能引起轻度哮喘患者呼吸功能的改变；急性吸入 2.8 mg/m³ 便可产生轻微的呼吸道症状，同时细支气管收缩和呼吸道气流改变。在 9.8 mg/m³ 以上时，可以闻到刺鼻的臭味；14 mg/m³ 时可引起呼吸道阻力增加，暴露 3 h 后肺功能轻度减弱，但是未见黏液的分泌和纤毛的运动能力有所改变，而在 28~42 mg/m³ 时上述活动受到了抑制；56 mg/m³ 时鼻腔和上呼吸道受到明显刺激，引起咳嗽和眼睛的不适感；280 mg/m³ 时支气管与肺组织明显受损，可引起急性支气管炎、肺水肿和呼吸道麻痹，其症状表现为咳嗽、胸闷、胸痛、呼吸困难；1 120~1 400 mg/m³ 时，可以危及生命安全；及高浓度会导致反射性声门痉挛、声门水肿而引起窒息死亡。

长期吸入低浓度的 SO_2 气体，对呼吸道的毒理作用主要在三个方面：①引起气管收缩、呼吸道阻力增加。②肺功能受损。③影响纤毛运动和黏液的分泌。短期吸入低浓度 SO_2 气体，可以促进支气管的清除作用。原因是 SO_2 刺激副交感神经反射性地引起黏液分泌增加，促进了清除作用；相反，若长期吸入低浓度 SO_2 则会使黏液清除减慢。这可能是因为高浓度或长期低浓度 SO_2 的暴露，会抑制纤毛运动，进而使得黏液变稠，上皮细胞受到损伤坏死，呼吸道防御功能降低，最终导致慢性鼻炎、慢性支气管炎等慢性疾病的发生。流行病学调查表明，大气 SO_2 的平均浓度超过 0.28 mg/m³ 时，城市中的居民患慢性支气管炎的概率上升。SO_2 和烟尘的年平均浓度超过 100 μg/m³ 时，居民呼吸道疾病症状加重，儿童呼吸道疾病发病率增加；SO_2 和烟尘的 24 h 平均浓度为 250 μg/m³ 时，呼吸道患者的病情会加重；当达到 500 μg/m³ 时，中老年人和慢性病患者中可出现超额死亡。

由于呼吸道的收缩、阻力增加和进发炎症引起的通气障碍，同时与 SO_2 刺激共同作用，

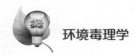

会引起肺泡壁蛋白质受到破坏,导致肺气肿与支气管哮喘等疾病。慢性阻塞性呼吸道疾病(chronic obstructive pulmonary diseases,COPD)包括慢性支气管炎、支气管哮喘和肺气肿,它们可以继发地引起心脏疾病。上海市分析了 1974—1982 年大气污染与呼吸道疾病死亡率的关系,得出大气中 SO_2 浓度每增加 10 $\mu g/m^3$,呼吸系统疾病死亡人数将增加 5%。

3. SO_2 的细胞遗传毒性与致癌作用

SO_2 及其衍生物可以通过肺毛细血管进入血流,并可发生自氧化和酶促氧化,产生超氧阴离子自由基等活性氧(ROS)引起细胞及其遗传物质损伤。

近年来有研究指出:①接触 SO_2 的工人,其外周血淋巴细胞染色体畸变(chromosome aberration,CA)、姐妹染色体互换(sister chromatid exchange,SCE)及微核(micronucleus,MN)率增高,用 SO_2 衍生物处理体外培养的血液淋巴细胞,也可使 CA、SCE、MN 增高,表明 SO_2 是人血淋巴细胞染色体断裂剂和基因毒性因子。②SO_2 衍生物可引起仓鼠的卵巢细胞的衍生株(CHO-AS52)发生细胞突变,并引起该细胞 gpt 基因(黄嘌呤-鸟嘌呤磷酸核糖基转移酶的编码基因)的缺失和转码突变。③低浓度 SO_2 及其衍生物可引起大鼠肺、干细胞还有人体支气管上皮细胞的原癌基因 C-fos、C-jun、C-myc、ras 等表达显著上调,而对抑癌基因(如 Rb,p53,p16)的表达有抑制作用,使原癌基因与抑癌基因表达失去平衡,这可能是由于 SO_2 及其衍生物引发或促进细胞突变或癌变的机制之一。④SO_2 可引起大鼠肺和肝细胞中细胞色素 P-450 家族中的 CYP1A1、CYP1A2、CYP2B1、CYP2E1 等代谢酶基因表达、活性和蛋白质表达的抑制,这表明,SO_2 不仅不能促进外来物质的氧化代谢,而且还有可能抑制其氧化作用。所以 SO_2 对苯并[a]芘(B[a]P)等需要在体内发生氧化反应生成间接致癌物,这一过程可能是通过氧化代谢之外的其他途径完成的,如通过对原癌基因与抑癌基因表达的影响等途径。⑤SO_2 对致突变剂丝裂霉素(MMC)诱发小鼠骨髓嗜多染红细胞(PCE)微核效应有促进作用,而对环磷酰胺(CP)诱发 PCE 细胞微核效应和对氨基甲酸乙酯诱发小鼠肺腺瘤的效应均有抑制作用。表明 SO_2 与化学物联合作用的性质因化学物种类的不同而异。

有研究指出,SO_2 促进癌症发生可能与其抗营养作用有关,SO_2 能吸收紫外线,从而导致暴露于其的人群对维生素 D 缺乏,由于维生素 D 可减少大肠癌和乳腺癌的发病率,SO_2 污染间接增加了这两种癌症的危险性。

4. SO_2 对酶活性及脏器细胞的损伤

SO_2 能影响多种酶的活性。如 SO_2 可使肺组织腺苷三磷酸(ATP)含量显著下降,糖分解酶活性增加,使蛋白质代谢发生紊乱。一些研究指出,SO_2 及其衍生物是一种全身性毒物,SO_2 对呼吸系统有损害作用,此外还可以通过呼吸道进入人体,借由血液输往全身,进而导致脏器细胞的超微结构破坏和生物化学损伤。比如引起小鼠肺、脑、心、肝、脾、胃肠、肾及睾丸等组织细胞的膜、核、线粒体、内质网、高尔基体等超微结构破坏,不同组织细胞 DNA 损伤、DNA-蛋白质交联、蛋白质氧化和脂质过氧化水平增高,以及抗氧化物质谷胱甘肽含量减少,使抗氧化酶(如超氧化物歧化酶、谷胱甘肽过氧化物酶、过氧化氢酶等)的活性改变,抗氧化能力降低。

5. SO_2 的病理生理和生理作用

人们普遍认为 SO_2 是一种有毒有害气体,然而 SO_2 也是一种与体内含硫氨基酸通过酶促代谢转化而产生的内源性生物小分子,同时具有多种生理作用。研究发现:①内源性二氧化硫具有抗氧化、抗炎、抗高血压和抗动脉粥样硬化作用,并调节哺乳动物的血管张力和心脏功能。②内源性 SO_2 可调节血管平滑肌细胞、内皮细胞、心肌细胞、神经元、肺泡巨噬细胞、多形核中性粒细胞和视网膜感光细胞的凋亡,可能参与高血压、肺动脉高压、心肌损伤、脑损伤、急性肺损伤和视网膜疾病。③SO_2 可以在各种器官和血管组织中内源性产生,调节血管张力、血管平滑细胞增殖和胶原蛋白合成。④SO_2 可降低大鼠血压,抑制平滑肌细胞增殖和胶原蛋白积聚,促进胶原蛋白降解,并改善血管重塑。⑤SO_2 可以通过增强抗氧化作用和上调 NO 和 NO 合成酶与 H_2S 和胱硫醚-γ-裂解酶途径来减少心脑血管动脉粥样硬化斑块。⑥SO_2 还可以通过转化生长因子 TGF-β1/Smad 来改善血管钙化。

6. SO_2 对机体的其他作用

(1)对机体大脑皮质机能的影响。$0.9\ mg/m^3$ 的 SO_2 可使脑电波阻断,对光的敏感度增加,对暗环境适应性减弱。

(2)对机体内维生素代谢影响。SO_2 可以与血液中维生素 B_1 结合,使体内维生素 C 的平衡失调,进而影响机体的新陈代谢。在正常情况下,维生素 B_1 和维生素 C 结合能生成不容易被氧化的结合性维生素 C,以满足自身维生素 C 的需求。维生素 B_1 与 SO_2 结合后,则不能再与维生素 C 相结合,并且会加速维生素 C 的氧化失活过程,破坏在机体内的平衡。

(3)对细胞生长的抑制作用。将体外培养的人血淋巴细胞经过 SO_2 体内衍生物处理后,其分裂指数减少和细胞分裂缓慢。SO_2 衍生物对体外培养的人体细胞株 HEp-2 细胞的生长存在抑制作用。

7. SO_2 与颗粒物的作用

SO_2 与颗粒物存在很强的联合作用,SO_2 与颗粒物常共存于大气中。SO_2 易溶于水,所以进入鼻腔和呼吸道 95% 的 SO_2 被黏膜所吸收,很少到达呼吸道的深部。但如果 SO_2 与可吸入颗粒物相结合,便可随颗粒物进入肺部深部敏感部位(细支气管和肺泡)。颗粒物不单单可携带 SO_2 进入呼吸道深部,颗粒物还可能含有铁、锰等金属氧化物,与 SO_2 发生催化氧化反应生成 SO_3 进而形成硫酸。硫酸的刺激和腐蚀作用比 SO_2 大 $4\sim20$ 倍。

SO_2 随着颗粒物进入呼吸道深部,其中一部分可进入毛细血管,随血液分布于全身并对全身器官造成损害。另一部分则沉积在肺泡内或黏附在肺泡壁上,产生刺激和腐蚀作用,对细胞进行破坏和纤维断裂,进而形成肺气肿;在长期吸入 SO_2 的作用下将引起肺泡壁纤维增生从而导致肺纤维变性。

此外,吸附有 SO_2 的颗粒物也是一种变态反应原,能够引起哮喘发作,日本四日市是石油工业区,曾发生严重的群体性哮喘病事件。对其毒理研究发现,40 岁以上人群发生哮喘可能与硫酸雾损伤呼吸道黏膜,从而引发感染导致自身免疫有关;11 岁以下的儿童可能与高浓度的 SO_2 诱发的过敏反应有关。

8. SO_2 对植物的毒性作用

SO_2 会对不同植物造成程度不同的损伤。SO_2 可以刺激叶片的气孔开放,导致水分大量蒸腾、叶绿素被破坏、细胞质壁分离、原生质凝固变性、叶肉细胞死亡、叶片的栅栏组织和海绵组织解体死亡,在叶片的脉间形成大小不同的板块或斑状伤斑。伤斑的颜色随 SO_2 引起

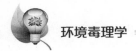

伤斑中植物色素的破坏情况而不同。如果伤斑内叶绿素被破坏了,但叶黄素、类胡萝卜素和花青素仍存在,则伤斑呈紫褐色;如果叶绿素和其他色素被破坏了但叶黄素还未被破坏,伤斑则呈黄色;如果所有的色素都被破坏了,则呈白色。

不同植物对 SO_2 敏感程度不同,一般针叶树比阔叶树对 SO_2 的耐受性较强。对 SO_2 反应敏感的植物可作为指示植物监测 SO_2 对环境的污染。植物叶片也可以从大气中吸收 SO_2 来净化空气。

(五)酸雨成因与危害

大气中的酸性气体如 SO_2 和 NO_x 浓度增高,在大气颗粒物所含的 Fe、Cu、Mg、V 等金属氧化物的催化作用下,生成了 SO_3 和 NO_2,可溶于雨雪中生成 H_2SO_3、H_2SO_4、HNO_2、HNO_3,使降水呈酸性,pH 为 5.6 以下的降水称为酸雨。我国的 SO_2 污染十分严重,我国的酸雨为硫酸型,主要来自 SO_2 和 SO_3 的云下洗脱。

1.酸雾对健康危害

空气中的酸雾可以被吸入肺,引起肺部炎症和肺水肿;酸雾对婴儿影响更严重,甚至会引起死亡。经研究,含酸雾的水液可以引起体外培养的家兔肺泡巨噬细胞死亡,抑制了细胞的吞噬能力和酸性磷酸酶的活性,还减弱了呼吸道的免疫功能。

2.对水生生物影响

酸雨可使水体的 pH 降低,影响鱼类孵化与生长,使水中鱼类种群减少,影响了食物链中的生物。鲢、鳙、鲤鱼三种鱼的 96 h LC_{50} 分别是 pH 5.34、4.51 及 3.80,不同生长发育期的敏感性为受精卵>鱼苗>成鱼。大型蚤的 24 h LC_{50} 和 48 h LC_{50} 分别为 pH 4.66 和 4.94。当水体的 pH 为 3.6、3.8、4.0、4.2 时,椭圆萝卜螺的 96 h 累计死亡率分别为 100%、60%、20%、10%。水体酸化后,水生植物也受到严重伤害,进而影响了水体的自净作用。

3.对土壤的影响

如果酸雨的 pH 过低,会使得土壤呈酸性,进而抑制了土壤硝化和反硝化细菌的生长与繁殖,降低了腐殖质的合成与分解,抑制了生物固氮作用。土壤酸化也会导致土壤中 Ca^{2+}、Mg^{2+}、K^+ 等无机养分淋溶,还可以抑制植物的根系生长,最终导致农作物产量降低甚至枯死。此外,酸雨对建筑物和金属物体,如输电装置、无线电发射塔及天线等产生腐蚀作用,严重影响了建筑物安全、供电安全和通信活动。

二、氮氧化物

氮氧化物(NO_x)是大气中常见的污染物,其主要种类包括 NO 和 NO_2。NO_x 主要来自石油、煤、天然气等燃料的燃烧。在燃烧过程中,高温条件下,燃料中含氮化合物与空气中的氧生成 NO_x。汽车尾气是城市中 NO_x 的重要来源。工业生产过程也存在 NO_x 的排放。室内排放源主要是炉灶和吸烟。在自然界中,雷电、森林失火、土壤中的硝酸盐还原也能产生 NO_x。据估计,全球每年人类产生的 NO_x 量可高达 53×10^6 t。

我国大气质量标准规定:一级标准 NO_x 年平均浓度不允许超过 $0.05 \ mg/m^3$,二级标准为 $0.05 \ mg/m^3$,三级标准为 $0.10 \ mg/m^3$;一级标准日平均浓度不允许超过 $0.10 \ mg/m^3$,二级标准为 $0.10 \ mg/m^3$,三级标准为 $0.15 \ mg/m^3$;一级标准任何 1 h 平均不允许超过的浓度

限值为 $0.15\ mg/m^3$，二级标准 $0.15\ mg/m^3$，三级标准为 $0.30\ mg/m^3$。

（一）理化性质

NO_x 作为大气污染物，通常是指一氧化氮（nitric oxide，NO）和二氧化氮（nitrogen dioxide，NO_2）。大气中还有 N_2O、N_2O_3、N_2O_4、N_2O_5 等氮氧化物。N_2O（笑气）毒性较低，可作为吸入型麻醉药。N_2O_3、N_2O_4 和 N_2O_5 易分解为 NO 和 NO_2，在毒理学上意义不大。NO 无色、无味、无刺激性且难溶于水，相对分子量 30.01，熔点 $-163.6\ ℃$，沸点 $-151.7\ ℃$。在空气中与氧气或臭氧（O_3）生成 NO_2。NO_2 是红棕色、有刺激性、难溶于水的气体，相对分子量 46.01，熔点 $-9.3\ ℃$，沸点 $22.4\ ℃$。NO_2 在空气中的浓度为 $0.002\ mg/m^3$，一般较稳定，但在阳光紫外线的作用下能与 O_2 生成 NO 和 O_3。NO_x 和烃类大气污染物在强烈日光照射下，经一系列光化学反应可生成 O_3、过氧乙酰硝酸酯（PAN）、醛类等二次污染物，蓄积于大气中形成一种浅蓝色光化学烟雾。

（二）吸收、分布和排泄

NO 与 NO_2 难溶于水，故不易在上呼吸道被吸收，容易进入下呼吸道至肺的深部。当 NO_2 到达肺泡时，缓慢地溶于液体中，形成亚硝酸和硝酸及其盐类，以亚硝酸根和硝酸根离子的形式通过肺部进入血液，随血液分布于全身，引起肾、肝、心等脏器损伤，最后通过尿排出。

（三）毒性作用

1. NO 的毒性作用

一般情况，健康的男性吸入浓度为 $2.1\sim2.7\ mg/m^3$ 的 NO_2 会引起气管阻力增加，而吸入浓度约为 $27\ mg/m^3$ 的 NO 才能引起呼吸道阻力增加。NO 可作用于动物的中枢神经系统，在极高浓度（$3\ 057\ mg/m^3$）下几分钟就会造成麻痹和惊厥，严重者会导致死亡。在较高浓度下暴露两周，肺组织、肺小动脉内皮和内皮下间隙会出现明显的水肿现象。NO 还能和血红蛋白结合形成亚硝基血红蛋白，使血液中高铁血红蛋白含量增加，导致红细胞携氧能力下降。NO 与 CO 相比，对血红蛋白的亲和力约为 CO 的 1 400 倍，约为氧的 30 万倍。NO 难溶于水，不易被吸收，所以只有暴露于一定浓度下才能够引起毒性作用。

2. NO_2 的毒性作用

NO_2 对上呼吸道及眼结膜的刺激作用较小，主要是作用于呼吸道深细支气管及肺泡。当 NO_2 经上呼吸道到达肺泡时，溶于肺泡表面的液体中，形成亚硝酸和硝酸及其盐类，对肺组织产生强烈的刺激和腐蚀作用，引起毒性作用甚至肺水肿。

（1）对呼吸道的毒性作用。NO_2 的毒性是 NO 的 $4\sim5$ 倍。在 $4.1\sim12.3\ mg/m^3$ 时即可嗅出味道；浓度为 $20.6\ mg/m^3$ 时暴露 10 min 可使呼吸道阻力增加；浓度为 $53.4\ mg/m^3$ 时对鼻和上呼吸道产生明显的刺激作用；在 $411\sim617\ mg/m^3$ 下暴露 $30\sim60min$，可以引起喉头水肿，呼吸困难甚至窒息。不同个体对 NO_2 忍耐能力不同，一般人在 NO_2 浓度为 $70\ mg/m^3$ 时能耐受数个小时；$140\ mg/m^3$ 能够耐受 30 min；在 $1\ 460\ mg/m^3$ 将很快致死。机体健康状况不同，对低浓度的 NO_2 的敏感性也不同。健康人群在 $10\ mg/m^3$ 下暴露 2 h，慢性支气管炎患者在 $6.6\sim8.2\ mg/m^3$ 下暴露 15 min，哮喘患者在 $0.4\ mg/m^3$ 暴露 1 h，可引起呼吸道阻力增

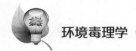

加,呼吸道纤毛运动有所减弱,肺泡吞噬细胞吞噬能力也减弱,对感染的敏感性增加,长时间会引起上呼吸道黏膜和支气管慢性炎症。

NO_2 对呼吸道的毒性作用还与时间暴露长短有关。吸入高浓度 NO_2,初期反应为鼻和上呼吸道的轻度刺激症状,如头痛、咽喉不适、干咳。暴露几小时甚至几天后,会出现肺炎和肺水肿症状,表现为胸闷、呼吸短促困难、体温升高、昏迷甚至死亡。NO_2 引起肺水肿的主要原因是亚硝酸和硝酸对肺黏膜的腐蚀,引起肺部毛细血管壁的通透性增加,还使血浆蛋白从血管中渗出,一方面使血管内胶体的渗透压下降,另一方面使过多的液体流入组织间隙会导致化学性肺炎和肺水肿。

动物试验表明,大鼠吸入(4 h)NO_2 的 LC_{50} 为 220 mg/m³,兔吸入(15 min)LC_{50} 为 592 mg/m³。大鼠在 NO_2 浓度 5.6 mg/m³ 下暴露 3 天,纤毛运动减弱,有的表现为消失,支气管上皮细胞发生改变;在浓度 14 mg/m³ 下暴露 4 天,可引起肺泡壁肿胀、肺泡腔增大等肺气肿样病变。这些病变与 NO_2 能引起肺脂质过氧化,导致肺泡表面活性物质(脂蛋白、磷脂质等)破坏、肺泡胶原纤维变性、上皮细胞内酶活性抑制、细胞代谢紊乱等有关。

(2)生物化学影响。接触 NO_2 均能引起动物体内生物化学的改变。小鼠暴露于浓度为 16.4 mg/m³ 的 NO_2 中,检测到肝功能受到损害,其表现为血清碱性磷酸酶、谷氨酸草酰乙酸转氨酶升高,总胆固醇降低。大鼠分别在 1.9 mg/m³、4.3 mg/m³ NO_2 条件下暴露 4 天,可引起谷胱甘肽过氧化物酶活性升高;在 12 mg/m³ 时,还可引起谷胱甘肽还原酶和葡萄糖-6-磷酸脱氢酶活性明显增加。大鼠接触浓度为 1.9 mg/m³ 的 NO_2 4h,可减少肺磷脂的合成及增加肺脂质的过氧化作用。豚鼠长期接触 28 mg/m³ NO_2 或短期接触 75 mg/m³ NO_2 均可引起脾和肾的耗氧量增加,肺、肝和肾中乳酸脱氢酶活性增加,以及组织中醛缩酶活性增加。引起这些变化的机制尚未阐明,可能与机体对环境污染物的应激反应有关。

(3)血液学改变。进入血液中的 NO,主要是以硝酸、亚硝酸及其盐类的形式存在。亚硝酸盐可将低铁血红蛋白转变成高铁血红蛋白,进而导致组织缺氧,出现呼吸困难、发绀、血压下降以及中枢神经系统症状。有资料表明,长期接触浓度为 8.2~24.7 mg/m³ NO 的工人,除了会有慢性肺疾患症状外,还有血液方面的改变。

动物长期接触高浓度 NO_2 的情况下可使血细胞增多、变性血红蛋白含量增多。家兔分别每天接触 2 h 的 2.4~5.7 mg/m³ NO_2 15 周和 17 周,会引起白细胞增多,可能是由于白细胞吞噬功能受到了抑制,且因 SO_2 的存在而加剧这一过程。

(4)免疫功能的影响。长期接触 NO_2 不仅会抑制肺泡吞噬细胞和血液白细胞的吞噬能力,而且还能够抑制血清中抗体的形成,从而影响机体的免疫功能,导致动物抗病能力下降。

(5)致癌作用。动物试验表明,NO_2 可能存在致癌作用,当动物暴露于 102.8 mg/m³ 的 NO_2 和苯并[a]芘环境中,苯并[a]芘诱发的支气管鳞状上皮癌的发病率增加。

(6)与其他污染物的联合作用。NO_2 与 SO_2 共存时,对健康成人肺功能的损伤有相加作用。0.2 mg/m³ NO 和 0.4 mg/m³ SO_2 共同作用 2 h,可引起机体呼吸道的阻力增加。NO_2 与 O_3 共存时,可产生协同作用。8.2 mg/m³ NO_2 和 0.04 mg/m³ O_3 混合,可显著降低动物对感染呼吸道疾病的抵抗力。NO_2 与烃类共存时,在强烈日光照射下,可发生光化学反应,生成的光化学氧化物对机体产生损伤。NO_2 与多环芳烃(PAHs)共存时,可使 PAHs 发生硝基化作用,形成硝基 PAHs。如在苯并[a]芘在 0.51 mg/m³ NO_2 和微量 HNO 共存条件下暴露

8 h,18％苯并［a］芘可转化成硝基苯并［a］芘。

（7）对植物的影响。NO_2对植物存在损害作用。高浓度的NO_2可使植物叶片出现不规则的坏死斑块；低浓度的NO_2能够抑制植物的生长。蚕豆和西红柿持续暴露于 2 mg/m³ NO_2长达半个月，植物鲜重和干重可降低 25％。植物在阴暗的条件下，对NO_2的敏感性增加。这是因为植物叶片中有一种酶只有在光照条件下才能使叶中吸收的NO_2还原成铵盐，供植物生长需要；在弱光下，这种反应受到抑制，使硝酸盐累积进而产生较大危害。

三、一氧化碳

一氧化碳（CO）是由于含碳物质不完全燃烧产生的。在人类生产和生活活动中，如燃烧煤、石油、植物的茎叶等含碳物质时会产生 CO。大气中 CO 污染主要来自工矿企业、交通运输、采暖锅炉、木炭燃烧及吸烟等。汽车废气中含 CO 4％～7％，是城市大气 CO 污染的重要污染源。冬季燃煤取暖对居室内 CO 污染影响最大。此外，火山爆发、森林火灾等，也能造成局部地区 CO 浓度增高。

我国大气质量标准规定 CO 日平均浓度限值，一级和二级标准均为 4.0 mg/m³，三级标准为 6.0 mg/m³；任何 1 h 平均浓度限值，一级和二级标准均为 10.0 mg/m³，三级标准为 20.0 mg/m³。居住区大气 CO 日平均最高容许浓度为 1.0 mg/m³，一次最高容许浓度为 3.0 mg/m³。

（一）理化性质

CO 是一种无色、无臭、无味、无刺激性的有毒气体，相对分子量为 28.01，熔点为 −205 ℃，沸点 −191.5 ℃，相对密度 0.968。CO 在空气中很稳定，转变为二氧化碳（CO_2）的过程很缓慢，是室内外空气中常见的污染物。

（二）吸收、分布和排泄

CO 经呼吸道吸入，再通过肺泡进入到血液当中，大部分与红细胞内的血红蛋白结合生成碳氧血红蛋白（carboxyhemoglobin，HbCO），小部分（10％～15％）和血管外的血红素蛋白如肌红蛋白、细胞色素氧化酶等结合。

CO 是一种非蓄积性毒物，其与血红蛋白的结合是十分紧密的，然而这个结合也是可逆的。在脱离 CO 接触环境后，血液内的 HbCO 发生解离其含量也随之下降，释放出的 CO 由呼气排出。在最初 20～30 min 内，HbCO 含量迅速下降，并逐渐减缓。在常压空气下，HbCO 的半减期为 4 h 左右；在海拔 1600 m 的高原为 5.5 h；如吸入 1 个标准大气压（$1.013\,25×10^5\,Pa$）纯氧，CO 半减期可缩短为 80 min 左右；若吸入 3 个标准大气压纯氧，则只有 23 min 左右。

CO 的吸收与排出，主要取决于空气中 CO 的分压（浓度）、血液中 HbCO 的饱和度（即 HbCO 占血红蛋白总量的百分比）、接触时间及肺通气量。血液中 HbCO 在平衡状态（CO 吸收与排出量相等）下的饱和度与达到此饱和度的速率取决于空气中 CO 的浓度。浓度越高，则 HbCO 的饱和度也越高，达到此饱和度的时间也越短。CO 浓度与 HbCO 水平之间呈明显的剂量-效应关系。如空气中 CO 为 0.01％时，暴露 8 h，HbCO 饱和度为 12.9％；但当空气中 CO 浓度为 0.5％时，只需 20～30 min，HbCO 饱和度即可达 70％左右。活动时肺通

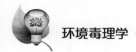

气量增大,形成的 HbCO 含量可比静止时高 3 倍。

(三)毒性作用

1.作用机制

CO 与血红蛋白的亲和力比氧与血红蛋白的亲和力大 200~300 倍。因此 CO 进入机体后极易与血红蛋白结合生成 HbCO,使血红蛋白丧失携氧的能力和作用,造成组织窒息。对全身的组织细胞均有毒性作用,尤其对大脑皮质的影响最为严重。

2.毒性作用

(1)CO 中毒。临床表现主要为缺氧,其严重程度与 HbCO 的饱和度呈比例关系。轻者有头痛、无力、眩晕、劳动时呼吸困难,HbCO 饱和度达 10%~20%。症状加重,患者口唇呈樱桃红色,可有恶心、呕吐、意识模糊、虚脱或昏迷,HbCO 饱和度达 30%~40%。重者呈深昏迷,伴有高热、四肢肌张力增强和阵发性或强直性痉挛,HbCO 饱和度>50%。患者多有脑水肿、肺水肿、心肌损害、心律失常和呼吸抑制,可造成死亡。某些患者的胸部和四肢皮肤可出现水疱和红肿,主要是由自主神经营养障碍所致。部分急性 CO 中毒患者于昏迷苏醒后,经 2~30 天的假愈期,会再度昏迷,并出现痴呆木僵型精神病、震颤麻痹综合征、感觉运动障碍或周围神经病等精神神经后发症,又称急性一氧化碳中毒迟发脑病。长期接触低浓度 CO,可有头痛、眩晕、记忆力减退、注意力不集中、心悸。

(2)对神经系统影响。神经系统如大脑对缺氧最为敏感。当空气中 CO 浓度引起血液中 HbCO 水平轻微升高时,可引起机体的行为改变和工作能力下降。当血液中 HbCO 浓度为 2%时,时间辨别能力发生障碍;3%时,警觉性降低;5%时,对光敏感度降低。当交通状况复杂、汽车堵塞,空气 CO 浓度剧增至 62.5~312.5 mg/m³ 并持续 0.5~2.5 h,可使人的警觉性和理解力受到影响,尾随汽车司机的光感敏锐度下降而不能及时刹车。吸入高浓度 CO,可引起脑缺氧和脑水肿,继而发生脑血循环障碍,导致脑组织缺血性软化和脱髓鞘病变。这些病理过程可能与急性 CO 中毒昏迷苏醒后,出现的急性 CO 中毒迟发性脑病有关。

有研究发现,CO 能影响中枢神经系统内单胺类神经介质的含量及代谢过程。大鼠吸入浓度为 52.50 mg/m³ 的一氧化碳 2 h 后,脑皮质和纹状体中的去甲肾上腺素、多巴胺及 5-羟色胺的含量均有改变,从而影响神经系统的调节功能,使其行为发生改变。

(3)对心血管系统的影响。心血管系统对 CO 非常敏感。CO 还可加重心脑血管病患者的病情。当吸入 CO 使血液中 HbCO 含量增加时,心肌通过缺氧反射使冠状血管扩张、血流量增加,而心肌梗死患者由冠状循环受损,导致难以起代偿作用,加之血液中 HbCO 对 HbO 中氧的释放有抑制作用,导致心肌缺氧加重。因此,冠状动脉硬化患者的心肌更易受 CO 损害,其阈值更低。此外,CO 还能促使血管中类脂质沉积量增加。当血液中 HbCO 含量达 15%时,大血管内膜对胆固醇的沉积量增加,导致原有动脉硬化症加重。因此,慢性心脏病患者、贫血者及肺病患者易发生 CO 中毒。

在动物试验中也发现高浓度 CO 可诱发心血管疾病。兔吸入 225 mg/m³ CO₂ 1 周后,HbCO 达 16%~18%,心肌发生退行性改变。大鼠吸入 3 375 mg/m³ CO 15 min 后,出现窦性心动过速、血压下降、体温下降。

四、臭氧和光化学烟雾

臭氧(O_3)是光化学烟雾的主要成分之一。光化学烟雾是大气中的烃类、NO_x等污染物在光照条件下,发生一系列光化学反应生成的二次污染物,其颜色呈浅蓝色。光化学烟雾主要是O_3、PAN、醛类、酮类、过氧化氢以及由硝酸盐、硫酸盐和高分子有机化合物形成的气溶胶颗粒等。光化学烟雾有特殊的气味,化学氧化性强,对眼和呼吸道有强烈刺激作用。光化学烟雾多发生在阳光强烈的夏秋季节,随着光化学反应的不断进行,反应生成物不断蓄积,光化学烟雾的浓度不断升高。在$3\sim4$ h后达到最大值。光化学烟雾对大气的污染造成很多不良影响,对动植物有影响,甚至对建筑材料也有影响,并且大大降低能见度,影响出行。

(一)光化学烟雾的形成

早晨大量的碳氢化合物(HC)和NO由汽车尾气及其他污染源排入大气。由于晚间NO氧化的结果,已有少量NO_2存在。当日出时,NO_2光解离提供原子氧,然后NO_2光解反应及一系列次级反应发生,—OH开始氧化HC,并生成一批自由基,它们有效地将NO转化为NO_2,使NO_2浓度上升,HC及NO浓度下降;当NO_2达到一定值时,O_3开始积累,而自由基与NO_2的反应又使NO_2的增长受到限制;当NO向NO_2转化速率等于自由基与NO_2的反应速率时,NO_2浓度达到极大,此时O_3仍在积累之中;当NO_2下降到一定程度时,就影响O_3的生成量。

光化学烟雾的形成及其浓度,除了由汽车尾气中污染物的数量和浓度直接决定以外,还受太阳辐射强度、气象以及地理等条件的影响。太阳辐射强度是一个主要条件,太阳辐射的强弱,主要取决于太阳高度,即太阳辐射线与地面所成的投射角以及大气透明度等。因此,光化学烟雾的浓度,除受太阳辐射强度的日变化影响外,还受该地的纬度、海拔高度、季节、天气和大气污染状况等条件的影响。光化学烟雾是一种循环过程,白天生成,傍晚消失。污染区大气的实测表明,一次污染物CH和NO的最大值出现在早晨交通繁忙时刻,随着NO浓度的下降,NO_2浓度增大,O_3和醛类等二次污染物随着阳光增强和NO_2、HC浓度降低而积聚起来。它们的峰值一般要比NO峰值的出现要晚$4\sim5$ h。二次污染物PAN浓度随时间的变化与O_3和醛类相似。城市和城郊的光化学氧化剂浓度通常高于乡村,许多乡村地区光化学氧化剂的浓度增高,有时甚至超过城市。这是因为光化学氧化剂的生成不仅包括光化学氧化过程,而且还包括一次污染物的扩散输送过程,是两个过程的结果。因此光化学氧化剂的污染不只是城市的问题,还是区域性的污染问题。短距离运输可造成O_3的最大浓度出现在污染源的下风向,中尺度运输可使臭氧扩散到上百公里的下风向,如果同大气高压系统相结合可传输几百公里。

几类主要反应如下:

(1)NO_2光解与O_3形成:

$$NO_2 \xrightarrow{\text{光能}(290\sim300\ nm)} NO + O$$

$$O + O_2 + M \longrightarrow O_3 + M$$

式中:M为吸收能量的物质,如N_2、H_2O等。

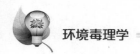

（2）HO·、HOO·等自由基形成：

$$HONO \xrightarrow{光能（290\sim400\,nm）} HO\cdot + NO$$

$$HCHO \xrightarrow{光能（290\sim370\,nm）} H\cdot + HCO\cdot（甲酰基）$$

$$H\cdot + O_2 + M \longrightarrow HOO\cdot + M$$

$$HCO\cdot + O_2 \longrightarrow HOO\cdot + CO \longrightarrow HCOOO\cdot（过氧甲酰基）$$

（3）O_3、自由基与烃类反应：

$$O_3 + RH（烃）\longrightarrow R'CHO（醛）+ R''COO\cdot（氧酰基）$$

$$HO\cdot + O_3 + O + RH（烯烃）\longrightarrow HOO\cdot + R'COOO\cdot（过氧酰基）$$

（4）过氧酰基硝酸酯类（PANs）形成：

$$RCOOO\cdot + NO \longrightarrow RCOO\cdot + NO_2$$

$$RCOOO\cdot + NO_2 \longrightarrow RCOO_2NO_2（过氧酰基硝酸酯）$$

（5）硝酸盐、硫酸盐等气溶胶微粒形成：

$$HOO\cdot + SO_2 \longrightarrow SO_3 + HO\cdot$$

$$SO_3 + H_2O + X \longrightarrow XSO_4 + H_2$$

$$HOO\cdot + NO \longrightarrow HO\cdot + NO_2$$

$$NO_2 + H_2O + X \longrightarrow XNO_3 + H_2$$

式中：X 为金属原子或某些阳离子，如 Zn^{2+}、NH_4^+ 等。

光化学反应产生的 O_3、PANs、醛类，以及过氧化氢等均具强氧化能力，统称为"光化学氧化剂"，它们的总量称为"总氧化剂"，其中 O_3 约占 85%，PANs 占 10% 左右，其他物质仅占很小比例。这些光化学氧化剂可由城市污染区扩散到 $100\sim700\,km$ 及以外的地区。在早晨交通状况复杂时，一次污染物 NO 和烃类化合物达最大值；随着 NO 浓度的下降，NO_2 浓度上升，而 O_3、PANs、醛类等二次污染物的浓度，随阳光增强而增高，最大值出现在 14：00 前后；傍晚时，光化学烟雾污染物减少或消失。

光化学反应所产生的光化学产物，一般可在大气中扩散而浓度下降，不会形成烟雾。只有在以下条件下才能形成光化学烟雾：①在机动车众多或工业发达的大城市，大量汽车废气或工业废气向大气排放，使 NO_x 和烃类化合物同时严重污染大气。②有足够的太阳辐射使 NO_x 和烃类化合物能进行光化学反应。③具有不利污染物扩散的地理和气象条件，如地处山谷盆地，强逆温、微风或无风等。

（二）臭氧及其他光化学烟雾成分的毒性

1.光化学烟雾对眼睛和呼吸道的刺激效应

光化学烟雾对眼睛和呼吸道黏膜有较强的刺激作用，能引起眼红肿、干涩、流泪、畏光、头晕、头痛、喉痛、咳嗽、胸闷、气喘及呼吸困难等症状。在氧化剂的浓度为 0.05×10^{-6} $\mu g/m^3$ 环境下暴露 1 h,即可引起头痛;0.15×10^{-6} $\mu g/m^3$ 时可引起刺激症状;0.27×10^{-6} $\mu g/m^3$ 时可引起咳嗽;0.29×10^{-6} 时出现胸部不适。此外,氧化剂浓度为 $(0.1 \sim 0.25) \times 10^{-6}$ $\mu g/m^3$ 时,儿童的肺功能受到影响,运动员的竞技状态降低,哮喘患者症状加重。

2. 臭氧(O_3)的毒性

(1)刺激作用。O_3 是光化学烟雾氧化剂的主要成分,占总氧化剂的 85%,是一种浅蓝色气体,氧化能力很强,主要刺激和损害深部呼吸道,对眼睛也存在轻微刺激作用。O_3 浓度为 $0.11 \sim 1.07$ mg/m^3 时,人可闻到 O_3 的气味,并能使眼肌失衡,眼睛的视觉敏感度和对暗的适应能力下降;$0.43 \sim 0.64$ mg/m^3 时,使呼吸道阻力增加、咳嗽、头痛、思维能力下降,严重时可导致肺气肿和肺水肿等病变。

上呼吸道纤毛细胞对 O_3 特别敏感。浓度为 $0.43 \sim 0.64$ mg/m^3 的 O_3,每天暴露 8 h,连续 7 天,可引起大鼠、小鼠、猴的上呼吸道纤毛细胞受损。O_3 对肺的损伤,主要表现为支气管上皮纤毛丧失及肺泡上皮细胞的坏死和脱落。O_3 对呼吸系统的毒性,与其浓度、暴露时间、机体年龄和营养状况等因素有关。

(2)氧化损伤。O_3 的毒性效应是由其氧化性所致。O_3 可直接氧化细胞膜、磷脂、蛋白质等产生有机自由基(RO· 或 ROO·),也可直接氧化饱和脂肪酸和多不饱和脂肪酸而形成有毒的过氧化物,从而使膜的结构和功能受到损害,改变膜的通透性,导致细胞内酶的外漏,引起组织损伤。缺乏维生素 C 和维生素 E 的动物对 O_3 的敏感性增加,可能与这两种维生素的抗氧化作用有关。

(3)对肺功能的损伤。O_3 引起肺功能改变的阈值为 $0.43 \sim 0.86$ mg/m^3。人体暴露于浓度为 1.07 mg/m^3 O_3 中 3 h,30 s 肺活量(FVC)、1 s 用力呼气量(FEV_1)、用力呼气中段流速($FEF_{25\text{-}75}$)等显著下降。运动可以增加对 O_3 的敏感性,一般运动员对 O_3 的敏感性比一般人高。O_3 对肺功能的影响可能与其直接氧化细胞膜、刺激中性粒细胞和肥大细胞释放炎症介质组织胺有关。O_3 分别与 SO_2、NO_2、PAN 联合作用时,均能增加对肺的损伤作用。

(4)对免疫系统的毒性。在低浓度 O_3 长期暴露下,可损伤 T 淋巴细胞和 B 淋巴细胞的功能,使免疫功能下降、呼吸道对感染的敏感性增加,使潜在的感染进一步恶化。O_3 对淋巴细胞免疫功能的损害,可能与其能氧化细胞表面的巯基、影响细胞的代谢过程等有关。

(5)对动物的影响。长期吸入 O_3,能加速动物衰老,如使胸骨和胸肋骨过早钙化。O_3 能降低血液的输氧能力,使组织缺氧。O_3 还能损害甲状腺功能,动物试验表明,O_3 能诱发肺部肿瘤和染色体畸变。小鼠的吸入 O_3 浓度为 $0.6 \sim 1.1$ mg/m^3 6 h,肺癌发生率明显增加。

3. 过氧酰基硝酸酯类和醛等氧化剂的毒性

研究表明光化学烟雾中的 PAN 是一种极强的催泪剂,其催泪作用相当于甲醛的 200 倍。另一种眼睛强刺激剂是过氧苯酰硝酸酯(PBN),它对眼的刺激作用比 PAN 大约强 100 倍。据报道,PAN 和 PBN 还有致癌危险。美国环保机构统计,美国每年癌症患者中有 58% 是由汽车废气引起空气污染所致。

PAN 对人体的危害,特别是过氧苯酰酸酯、醛类、硝酸和硫酸等,都有强烈刺激眼睛的作用,使人眼睛红肿、流泪,呼吸系统症状表现为喉疼、喘息、咳嗽、呼吸困难还能引起头痛、

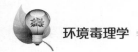

胸闷、疲劳感、皮肤潮红、心功能障碍和肺功能衰竭等一系列症状。

4. 气溶胶

光化学烟雾中的气溶胶颗粒主要由硝酸盐、硫酸盐及某些高分子有机化合物所形成。它能吸附和凝集气体污染物,将其带入呼吸道深部,加重气体污染物的毒害作用。

5. 光化学烟雾的其他作用

(1) 对植物的危害。很多植物对光化学氧化剂比较敏感,这些植物可用作监测大气氧化剂污染的指示植物。对植物损害的主要化学成分是 O_3、PAN、NO_x 等。植物受到 O_3 的损害,开始时表皮褪色,呈蜡质状,经过一段时间后色素发生变化,叶片上出现红褐色斑点。PAN 使叶子背面呈银灰色或古铜色,影响植物的生长,降低植物对病虫害的抵抗力。

(2) 降低大气能见度。光化学烟雾的重要特征之一是使大气的能见度降低、视程缩短。这主要是由污染物质在大气中形成的光化学烟雾气溶胶所引起的。这种气溶胶颗粒大小一般多在 $0.3 \sim 1.0~\mu m$ 范围内,由于这样大小的颗粒实际上不易因重力作用而沉降,能较长时间悬浮于空气中,长距离迁移。它们与人视觉能力的光波波长相一致,能散射太阳光,从而明显地降低了大气的能见度,因而妨害了汽车与飞机等交通工具的安全运行,导致交通事故增多。

(3) 对物质材料的损坏作用。因平流层 O_3 损耗导致阳光紫外线辐射的增加会加速建筑、喷涂、包装及电线电缆等所用材料,尤其是聚合物材料的降解和老化变质。特别是在高温和阳光充足的热带地区,这种破坏作用更为严重。由于这一破坏作用造成的损失估计全球每年达到数十亿美元。

无论是人工聚合物,还是天然聚合物以及其他材料都会受到不良影响。当这些材料尤其是塑料用于一些不得不承受日光照射的场所时,只能靠加入光稳定剂和抗氧剂或进行表面处理以保护其不受日光破坏。阳光中 UV-B 辐射的增加会加速这些材料的光降解,从而限制了它们的使用寿命。研究结果已证实中波 UV-B 辐射对材料的变色和机械完整性的损失有直接的影响。

第三节　大气颗粒物的作用及其机理

大气颗粒物(atmospheric particulate matters)是大气中存在的各种固态和液态颗粒状物质的总称。各种颗粒状物质均匀地分散在空气中构成一个相对稳定的庞大的悬浮体系,即气溶胶体系,因此大气颗粒物也称为大气气溶胶(atmospheric aerosols);粒径 $>100~\mu m$ 的颗粒物称为沉降性颗粒物,容易降落。在以往的研究中,凡固体颗粒物的粒径 $>10~\mu m$ 的称降尘,粒径 $\leqslant 10~\mu m$ 的称飘尘,能长时间飘浮在空中。目前将颗粒物分为总悬浮颗粒物、可吸入颗粒物及细颗粒物。总悬浮颗粒物(total suspended particulates,TSP)是指粒径 $\leqslant 100~\mu m$ 的液体、固体或液体和固体结合存在并悬浮于空气介质中的颗粒物;可吸入颗粒物(inhalable particulates,IP 或 PM_{10})是指粒径 $\leqslant 10~\mu m$、能被吸入人体呼吸道的颗粒物;细颗粒物(fine particulates，$PM_{2.5}$)是指粒径≤2.5 μm、能被吸入人体下呼吸道深部直至肺泡的颗粒物。

可吸入颗粒物和细颗粒物成分较复杂，除含有严重危害健康的二氧化硅(SiO_2)外，还含有许多重金属，并具有很强的吸附性，常吸附一些有害气体和具有致癌性的 HC，是多种有害物质的载体，对人体危害较大。同时颗粒物是大气污染物的指标，可用于评价大气污染的程度。

一、大气颗粒物的来源

大气颗粒物的成分很复杂，主要取决于其来源。分为自然源和人为源两种，后者危害较大。学术界将大气颗粒物分为一次颗粒物和二次颗粒物两种。一次颗粒物是由天然污染源和人为污染源释放到大气中直接造成污染的颗粒物，例如土壤粒子、海盐粒子、燃烧烟尘等等。二次颗粒物是由大气中某些污染气体组分(如 SO_2、NO_x、CH 等)之间，或这些组分与大气中的正常组分(如 O_2)之间通过光化学氧化反应、催化氧化反应或其他化学反应转化生成的颗粒物，例如二氧化硫转化生成硫酸盐。

根据大气颗粒物表面积和粒径分布的关系，得出了三种不同类型的粒度模，并用来解释大气颗粒物的来源与归宿。按照颗粒物的空气动力学直径，可将大气颗粒物分为三种类型的粒度模：爱根核模(<0.05 μm)、积聚模(0.05～2 μm)和粗粒子模(>2 μm)(表6-2)。

表 6-2　大气颗粒物三种类型粒度模及其来源

类型	来源
爱根核模	主要来源于燃烧过程所产生的一次颗粒物，以及气体分子通过化学反应均相成核而生成的二次颗粒物
积聚模	主要由核模凝聚、或通过热蒸汽冷凝再凝聚而生成
粗粒子模	主要由机械过程所产生的扬尘、海盐溅沫、风沙等一次颗粒物所构成

二、颗粒物形态和化学组成

(一)颗粒物的形态

不同来源颗粒物的形态与化学成分不同。燃煤排放的颗粒物多是灰褐色，似球形且较平滑，表面主要含有 Al、Si、Fe、S 等元素；燃油排放的颗粒物多为黑色，凸凹不平，表面含 Pb、V、Si、S 等元素；冶金工业排放的颗粒物呈红褐色，不规则且具金属光泽，含 Fe、Al、Mn 等元素；建筑工业排放的水泥尘多呈灰色，形态多样，含 Ca 等元素。

颗粒物粒径越小，在大气中稳定程度越高，沉降速率越慢，被吸入呼吸道的概率就越大。一般 100 μm 粒径的颗粒物沉降到地面需要 4～9 h，而 1 μm 则需 19～98 天，0.4 μm 需 120～140 天，小于 0.1 μm 需 5～10 年。

国际辐射防护委员会(ICRP)根据颗粒物在肺部的沉积和清除机理，将呼吸道分为鼻咽、气管与支气管、肺泡三个区，不同粒径的颗粒物在各区的沉积百分率不同。按照洛斯阿拉莫斯(Los Alamos)标准，不同粒径颗粒物可到达肺部无纤毛区的尘粒数量如表6-3所示：

表 6-3 不同粒径颗粒物可到达肺部无纤毛区的尘粒数量

粒径	数量	粒径	数量
$>10~\mu m$	0	$>2.5~\mu m$	75%
$>5~\mu m$	25%	$>2\mu m$	100%
$>3.5~\mu m$	50%		

颗粒物的粒径与其化学成分密切相关,60%～90%的有害物质存在于可吸入颗粒物中。有些元素如 Pb、Cd、Ni、Mn、V、Br、Zn,及 PAHs 如(苯并[a]芘)等,主要吸附在小于 $2~\mu m$ 颗粒物上,而这些小颗粒物易沉积于肺泡区。肺泡表面积大、毛细血管丰富,颗粒物成分容易被吸收。有人报道,沉积在肺泡区的 Pb 吸收效率达 70%,难溶的硫酸钡($BaSO_4$)也可在几天内被吸收入血液。基于小颗粒在毒理学上的重要性,评价颗粒物对健康的危害时,除了掌握大气总颗粒物浓度外,还必须了解粒度的分布状况。

(二)颗粒物的化学组成

颗粒物的毒性与其化学组分有密切关系,其化学组分多达数百种以上,可分为无机和有机两大类。研究表明,颗粒物的元素成分与其粒径有关。对于 Cl、Br、I 等卤族元素,来自海盐的 Cl 主要在粗粒子中,而城市颗粒物的 Br 主要存在于在细粒子中。来自地壳的 Si、Al、Fe、Ca、Mg、Na、K、Ti 和 Sc 等元素主要在粗粒子中,而 Zn、Cd、Ni、Cu、Pb 和 S 等元素大部分在细粒子中。颗粒物成分与其来源有关,可以根据污染物组分与颗粒物组分对比,来判断颗粒的来源。例如土壤主要含有 Si、Fe 等;海盐中含 Na、Cl、K;水泥、石灰等建材含 Ca;冶金企业排放 Fe、Mn 和相应的金属元素以及 S;汽车尾气中有 Pb、Br 和 Ba;燃料排放 Ni、V、Pb 和 Na;煤和焦炭的灰粉中有地壳元素,及 As、Se 等;焚烧垃圾可排放 Zn、Sb 和 Cd 等。大气颗粒物中的可溶性无机盐类可来自不同的排放源,海洋大气气溶胶颗粒在低层以 Na^+、ClO^- 为主,存在于大颗粒子中;而高空则以 SO_4^{2-}、NH_4^+ 为主,存在于小颗粒子与爱根核模颗粒中。粗粒子主要由海水飞沫蒸发而悬浮在大气中,其中也有少量的 SO_4^{2-} 和 Ca^{2+}。而细粒子中的 SO_4^{2-} 和 Ca^{2+},则是由海洋释放的二甲基硫(DMS)经大气氧化成 SO_2 最后生成硫酸和硫酸盐,经气体粒子转化而生成的。

三、大气颗粒物中的 $PM_{2.5}$

随着工业化、城市化过程加快,大气颗粒物在城市污染中不容忽视。在过去,研究侧重于直接排放的一次颗粒物,直到 20 世纪 50 年代后,对总悬浮颗粒物(TSP)的研究逐渐转向了可吸入颗粒物(PM_{10},$D_p \leqslant 10~\mu m$)。而在 20 世纪 90 年代后期,人们开始重视二次颗粒物的问题。目前,人们对大气颗粒物的研究重点在于 $PM_{2.5}$($D_p \leqslant 2.5~\mu m$)甚至纳米颗粒的研究。2013 年 12 月,雾霾笼罩了大半个中国,"雾霾"成为 2013 年我国的年度关键词。而 $PM_{2.5}$ 被认为是造成雾霾天气的"元凶"。

(一)$PM_{2.5}$ 的来源

$PM_{2.5}$ 的来源包括人为源、自然源和大气化学反应。人的日常生活、生产活动如:①道路交通和道路施工产生的扬尘;②汽车尾气,最新数据显示,北京雾霾颗粒中机动车尾气占22.2%,燃煤占16.7%,扬尘占16.3%,工业占15.7%。可以看出,机动车辆是城市$PM_{2.5}$污染的一个重要来源;③工业排放的废气。如冶金、汽修喷漆、锅炉等。

2002年上海$PM_{2.5}$的监测电源的解析结果认为:①电厂锅炉、燃煤中小锅炉等仍是上海市城区大气$PM_{2.5}$中富集元素的主要来源之一;②在靠近长江口或者海边的地带,海盐对$PM_{2.5}$含量及成分的影响十分明显;③在市中心交通繁忙地带,机动车尾气的排放是主要的污染源;④上海市是滨海城市,属于季风性气候,从各个固定污染源扩散出的大气污染物对各个监测点的影响大小有时呈现出较明显的季节差异。

自然源包括:①自然源包括土壤扬尘(含有氧化物矿物和其他成分);②海盐(颗粒物的第二大来源,其组成与海水的成分类似);③植物花粉、孢子、细菌等;④自然界中的灾害事件,如火山爆发向大气中排放了大量的火山灰,森林大火及尘暴事件都会将大量细颗粒物输送到大气层中。

除了人为源和自然源外,大气中的气态前体污染物会通过大气化学反应生成二次颗粒物,实现由气体到粒子的相态转换。如:

$$H_2SO_4 + NH_3 \longrightarrow NH_4HSO_4$$
$$H_2SO_4 + 2NH_3 \longrightarrow (NH_4)_2SO_4$$

(二)各国针对$PM_{2.5}$的政策

中国:2012年5月24日环保部公布了《空气质量新标准第一阶段监测实施方案》,要求全国74个城市在10月底前完成$PM_{2.5}$"国控点"监测的试运行。随着《环境空气质量标准》(GB 3095—2012)的实施运行,我国$PM_{2.5}$监测与治理成果显著,2021年1月至9月,全国$PM_{2.5}$平均浓度28 mg/m³,同比下降6.7%,与2019年同期相比下降17.6%。

德国:①短期措施:首先,对某类车辆实施禁行,或者在污染严重区域禁止所有车辆行驶。其次,限制或关停大型锅炉和工业设备。此外,关闭城市内的建筑工地也有助于缓解污染。避免在火炉中燃烧木头、焚烧垃圾等行为。②长期措施:a.设定机动车排放标准。b.严格大型锅炉和工业设施排放标准。欧洲已统一规定了工业排放标准,出台《工业排放令》。c.设定小型锅炉设备排放标准,例如房屋暖气等供暖设备。d.设定机械设备排放标准,如工程机械。e.设立"环保区域",德国超过40个城市以及许多欧洲国家均设立了"环保区域",只允许符合排放标准的车辆驶入。f.禁止重型货车通行。重型货车的污染物排放通常较高。g.限速。h.通过补贴或宣传项目,鼓励乘坐公共交通以及骑车出行。i.通过合理的交通指示灯变化、设置机动车专用道等更好地管理交通。

法国:为减少污染物排放量、改善空气质量并预防空气污染对人类健康造成危害,法国于2010年颁布了空气质量法令,其中规定了$PM_{2.5}$和PM_{10}的浓度上限。此外,法国政府还实施了一系列旨在减少空气污染的方案,如减排方案、颗粒物方案、碳排放交易体系、地方空气质量方案和大气保护方案等。在法国,空气质量监测协会负责监测空气中污染物浓度,并向公众提供空气质量信息。根据空气质量监测协会提供的数据,法国环境与能源管理局每天会在网站上发布当日与次日空气质量指数图,并就如何改善空气质量提供建议。当污染物指数超标时,地方政府会立即采取应急措施,减少污染物排放,并向公众提供卫生建议。

美国:根据《洁净空气法》,环保署须定期审查空气质量监测标准。2006 年,美国环保署针对 PM$_{2.5}$ 标准进行了最新一次修订,规定全美无论在城市还是乡村,任何地区、任何 24 h 周期内 PM$_{2.5}$ 最高浓度由先前的 65 mg/m^3 降至 35 mg/m^3,而年平均浓度标准则是≤15 mg/m^3。直径在 2.5～10 μm 之间的可吸入颗粒物(PM$_{10}$)的标准为 24 h 周期内 150 mg/m^3。

英国:1952 年 12 月 5 日的毒雾事件是伦敦历史上最惨痛的事件之一,毒雾造成至少 4 000 人死亡,无数伦敦市民呼吸困难,交通瘫痪多日,数百万人受影响。1956 年英国政府颁布了《清洁空气法案》,划定"烟尘控制区",区内的城镇禁止直接燃烧煤炭。此外,还陆续关停了伦敦所有烧煤的火电厂,将其搬到城市以外的地方。通过一系列的措施,伦敦的空气质量一直在改进中。

(三)影响大气中 PM$_{2.5}$ 含量的因素

综合预计和管理 PM$_{2.5}$ 污染的一个关键步骤是量化其主要影响因素。人类排放被广泛认为是 PM$_{2.5}$ 浓度的主要驱动因素,而气象条件也会对 PM$_{2.5}$ 长期含量变化产生影响。多种气象因素,包括温度、风、湿度、降雨量、气压和大气边界层高度都与 PM$_{2.5}$ 浓度有着密切的关系。有研究表明,通过计算得出 1998—2016 年,气象因素占我国华东地区 PM$_{2.5}$ 变化影响总因素的 48%。又有研究表明,2013—2017 年,京津冀地区的气象条件对北京地区严重雾霾污染事件的相对贡献率大于 50%。此外,有学者表明气象调节对 2013—2017 年北京 PM$_{2.5}$ 减少做出了约 20% 的贡献。

(四)PM$_{2.5}$ 对人体的危害机理

(1)代谢活化。PM$_{2.5}$ 被靶细胞吸收后,通常位于层状细胞器中。从 PM$_{2.5}$ 中释放的有机化合物质(如挥发性有机化合物和多环芳烃)可激活这些细胞中的芳基烃受体(AhR),导致 AhR 调控基因的表达增加,包括 I 期外来代谢细胞色素 P450 酶(如 CYP1A1、CYP1A2、CYP1B1、CYP2E1 和 CYP2F1)、II 期酶(如 NQO1、ALDH3A1、EPHX1、GST-pi1 和 GST-mu3)和 AhRR。随后,PM$_{2.5}$ 释放的有机化学物质将被这种异生物代谢酶系统代谢激活为反应性亲电代谢物(REMs),对靶细胞产生各种毒性作用。

(2)氧化应激和损害。许多研究表明,PM$_{2.5}$ 暴露可能导致人类或动物细胞的系统性氧化应激和损伤。PM$_{2.5}$ 中存在环境持久性自由基,尤其是燃烧衍生颗粒。许多被包裹在 PM$_{2.5}$ 上的有机化学物质可以被代谢激活成 REMs,从而产生或增加细胞内活性氧(ROS)。PM$_{2.5}$ 中出现的过渡金属,如 Fe、Cu、V 和 Mn,也可能通过芬顿反应诱导 ROS 或破坏一些相关酶的功能。此外,PM$_{2.5}$ 还会损害抗氧化系统,降低暴露细胞的抗氧化能力。

(3)炎症和免疫障碍。在体外,PM$_{2.5}$ 已被证明可诱导人类和动物细胞中炎症反应,调控相关基因表达(即 TNFα、IL-1β、IL-6、IL-8、MCP-1)和蛋白分泌的时间和剂量依赖性增加。在体内,PM$_{2.5}$ 也会导致局部和全身炎症。哮喘过敏儿童在暴露于水平较高的 PM$_{2.5}$,观察到鼻腔炎症,嗜酸性粒细胞和白蛋白百分比、尿素和 1-抗胰蛋白酶浓度升高。

(4)诱变性和基因毒性。PM$_{2.5}$ 的有机提取物具有诱变特性,通过 Ames 试验评价了不同的鼠伤寒沙门氏菌菌株的 S9 混合代谢激活,发现在 PM$_{2.5}$ 上持续存在直接作用的诱变剂和原诱变剂。多环芳烃和/或硝基化合物(即硝基多环芳烃和羟胺)被认为是由 PM$_{2.5}$ 运输的主要致癌物化合物。此外,在 Ames 试验中,PM$_{2.5}$和热解吸的 PM$_{2.5}$也被发现会引起剂量-反应的诱变性,这表明 PM$_{2.5}$具有诱变特性。

PM$_{2.5}$引发的 DNA 损伤反应,如 ATM、Chk2 和 H2AX 磷酸化水平的增加,可能导致细胞生化和生理过程的一系列改变,特别是在基因表达谱中,改变细胞的功能。

(五)PM$_{2.5}$对人体健康的危害

(1)呼吸道损伤。空气污染对健康影响的焦点是可吸入颗粒物。PM$_{2.5}$在呼吸过程中能够深入到细胞并长期存留在人体中。PM$_{2.5}$被人体吸入并沉积到肺细支气管和肺泡表面后,被内化到肺细胞中,如上皮细胞和肺泡巨噬细胞(AMs),约有 5% 的 PM$_{2.5}$吸附在肺壁上,并能渗透到肺部组织的深处引起气管炎、肺炎、哮喘、肺气肿和肺癌,导致心肺功能减退甚至衰竭。

(2)诱发心血管与神经性疾病。PM$_{2.5}$不仅会导致心血管功能亚临床指标的变化,而且还与心血管疾病的发病率和死亡率密切相关。有研究发现,在 PM$_{2.5}$暴露条件下与中风、痴呆、阿尔茨海默病、自闭症谱系障碍(ASD)、帕金森病之间存在显著关联,出血性脑卒中的死亡率十分高。重度污染国家居民的中风风险明显高于轻度污染国家。PM$_{2.5}$对公众健康造成不利影响的潜在机制包括诱导细胞内氧化应激、致突变性、基因毒性和引发炎症反应。同时,由于颗粒物与气态污染物的联合作用,还会使空气污染的危害进一步加剧,使得心肺病死亡人数日增。

(3)诱发和加重糖尿病。长期暴露于 PM$_{2.5}$可诱发糖尿病(diabetes mellitus),会引发与 II 型糖尿病(T2DM)发病机制相类似的多种机体异常反应,包括胰岛素抵抗(insulin resistance)、内脏脂肪炎症、棕色脂肪线粒体脂肪改变和肝内质网应激。即使是在低 PM$_{2.5}$暴露水平下,由 PM$_{2.5}$诱发的糖尿病导致死亡风险也会增加。

(六)PM$_{2.5}$对气候的影响

PM$_{2.5}$不但对人体健康造成了严重影响,还可影响全球气候环境。PM$_{2.5}$能影响成云和降雨过程,间接影响着气候变化。大气中雨水的凝结核,除了海水中的盐分,细颗粒物 PM$_{2.5}$也是重要的源。有些条件下,PM$_{2.5}$浓度过高,可能会"分食"水分,使天空中的云滴普遍较小,蓝天白云就变得比以前更少;有些条件下,PM$_{2.5}$会增加凝结核的数量,使天空中的雨滴增多,极端时可能发生暴雨。

四、颗粒物的一般毒性

颗粒物中 1 mm 以下的微粒沉降速度慢,在大气中存留时间久,在大气动力作用下能够吹送到很远的地方。所以颗粒物的污染往往波及很大区域,甚至成为全球性的问题。粒径在 0.1～1 mm 的颗粒物,与可见光的波长相近,对可见光有很强的散射作用。这是造成大气能见度降低的主要原因。由二氧化硫和氮氧化物化学转化生成的硫酸和硝酸微粒是造成酸雨的主要原因。大量的颗粒物落在植物叶子上影响植物生长,落在建筑物和衣服上会起到污染和腐蚀作用。粒径在 3.5 mm 以下的颗粒物,能被吸入人的支气管和肺泡中并沉积下来,引起或加重呼吸系统的疾病。大气中大量的颗粒物,干扰太阳和地面的辐射,从而对地区性甚至全球性的气候发生影响。

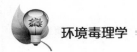

(一)对呼吸道黏膜的刺激和腐蚀作用

颗粒物除含有潜在有毒物质外,还在其表面吸附了有毒气体(如 SO_2、NO_2、HF、Cl_2等)和大量有毒金属及其他化合物,刺激和腐蚀呼吸道黏膜。长期作用下,使呼吸道防御机能降低,发生慢性支气管炎、支气管哮喘等疾病,使呼吸道发病率升高。

(二)对肺细胞的腐蚀和损伤

颗粒物可以吸入并到达肺泡区,其不仅含有多种有毒物质,而且表面也吸附着多种有害气体、金属及其他化合物,可对肺泡细胞和其他种类的肺细胞产生刺激、腐蚀甚至破坏作用,引起肺气肿、肺水肿等疾病。来自欧洲的一项研究称,长期接触空气中的污染颗粒会增加患肺癌的风险,即使颗粒浓度低于法律规定的上限也是如此。另一项报告称,这些颗粒或其他空气污染物短期内还会浓度上升,还会增加患心脏病的风险。欧洲流行病学家发现,肺癌与局部地区的空气污染颗粒有明显的关联。动物试验证明,大剂量(1.5 mg/kg 体重)注入含有城市颗粒物悬液,即可引起肺细胞损伤,表现为肺部出现急性炎症(中性白细胞大量渗出);肺水肿和肺出血(肺泡壁内蛋白和红细胞大量渗出);肺巨噬细胞吞噬功能下降;各种胞质酶(如乳酸脱氢酶)及溶酶体酶(β-N-乙烯葡萄糖酰酸酶、过氧化氢酶、弹力蛋白酶)等活性增加,继而导致肺的防御功能下降,且易并发支气管炎。染毒剂量增大,动物可出现肺间质纤维组织轻度增生。大气颗粒物按对肺细胞的毒性从大到小排序为:燃煤烟尘>城市颗粒物>地面扬尘。

(三)诱发呼吸系统和心血管系统疾病

粒径 $0.01\sim5$ μm 的颗粒物对健康危害最大,它可以进入呼吸道深部,在肺泡壁上沉积,引起慢性阻塞性肺部疾病(如慢性支气管炎、弥漫性肺气、肺支气管哮喘和肺纤维性变)。由于肺深部的支气管、肺泡和肺泡壁没有清除微粒的黏液层和纤毛层,使微粒可长期腐蚀肺泡壁,导致纤维断裂而发生弥漫性肺气肿,并伴有局部肺纤维增生导致肺纤维性变。疾病患者对感染的抵抗力下降,并发慢性支气管炎。因肺气肿而有大量的肺泡受损害,使氧在肺泡内失去弥散交换的功能,引起低氧血症,肺泡壁的纤维增生、变性,损害了肺泡壁上的微细血管,导致小动脉和小静脉狭窄阻塞,造成肺部血管阻力增加,使肺动脉压升高,进而使右心室肥大,最终导致肺性高血压和肺心病。研究人员还发现,即使污染水平短暂升高,城市发出雾霾警告的同时,也会使心力衰竭住院或死亡的风险上升 $2\%\sim3\%$。这项研究应用于美国,发现如果每立方米空气中的 $PM_{2.5}$ 减少 3.9 mg,每年就可以避免近 8 000 例心力衰竭导致的住院治疗。

最近研究发现,颗粒物的毒性主要由于它是难溶解固体物质,其次才是由于化学成分,虽然非污染区的大气沙尘颗粒物很少吸附有毒污染物,但其毒性也很大,这表明难溶的固体颗粒物本身就是一种毒性很强的毒物。例如,在非工业污染区发生的沙尘天气,即从浮尘天气、扬沙天气到沙尘暴,大气中的颗粒物浓度越来越高,对人群健康的危害也越来越大,暴露人群的多种呼吸系统疾病(上呼吸道感染、气管炎、肺炎、慢性阻塞性肺部疾病等)和心血管系统疾病(风湿性心脏病、高血压、缺血性心血管疾病、心律失常、充血性心力衰竭等)的门诊人数和住院人数也随之增加。

(四)免疫毒性

颗粒物具有免疫毒性,可引起人体的抗体免疫功能下降。居民长期居住在颗粒物污染严重的地区,与呼吸道疾病有关的症状如咳痰、咳嗽、气急的出现率增加。

动物试验也证明,颗粒物对局部淋巴结和巨噬细胞的吞噬功能有抑制作用,导致免疫功能下降;同时还可增加动物对细菌感染的敏感性,导致肺对细菌的抵抗力减弱。颗粒物粒径越小,其免疫毒性和肺毒性越大:2 μm 颗粒物毒性＞10 μm 颗粒物毒性＞总悬浮颗粒物。

(五)影响颗粒物毒性的主要因素

(1)颗粒物的大小。在一定范围内,粒径越小,颗粒物毒性越大。粒径大于 10 μm 的颗粒因自身重力作用易于沉降,被吸入呼吸道的概率较小,即使被吸入也大多停留在鼻咽区,最终随鼻涕和痰液排出呼吸道,对身体影响不大。粒径小于 10 μm,可被吸入呼吸道,其在呼吸道的沉积部位取决于粒径的大小。一般粒径越小越不易沉降,越容易进入呼吸道深部直至肺泡壁。粒径小于 2 μm 的颗粒物,90%～100% 可到达肺泡区,对健康危害最大。但是,过小的微粒又因不易沉降而随呼气呼出,反而降低了其毒性作用。粒径较小的颗粒表面吸附能力较强,往往吸附着更多的有毒气体、金属及其他化合物,含有的毒物浓度大、种类多,这是小颗粒物毒性较大的原因。

(2)颗粒物的浓度。颗粒物在空气中的浓度越大,毒性就越强。例如,英国伦敦 1952 年和 1962 年两次烟雾事件,其可吸入颗粒物浓度分别为 4.46 mg/m³ 和 2.80 mg/m³,1962 年比 1952 年降低了 37%。因此,1962 年伦敦烟雾 SO_2 浓度(4.1mg/m³)虽比 1952 年(3.8 mg/m³)高,但由于颗粒物浓度的降低使死亡率显著下降。1952 年死亡人数增加 4 000余人,而 1962 年只增加 750 人。

五、颗粒物的致突变、致癌作用

(一)致突变作用

大气颗粒物中含有两种致突变物,其可分为间接和直接突变物。间接致突变物如以苯并[a]芘为代表的多环芳烃类化合物(PAHs),直接致突变物如苯并[a]芘的氧化代谢产物。大气 SO_2 和氟化物污染也可引起人类和哺乳类动物细胞染色体异常。

1.有机提取物的致突变作用

对颗粒物有机提取物的致突变性一般采用 Ames 试验,不同国家和地区的颗粒物有机提取物,不论是否加 S9(从诱导大鼠的肝提取的微粒体制剂)均体现出不同程度的致突变性,且大多以移码突变为主。表明颗粒物中既含有直接又含有间接致突变物。城区大气颗粒物的致突变活性强于郊区及乡镇,在城区中又以工业区致突变性最强。颗粒物粒径越小,其致突变活性越强。粒径小于 1.1 μm 的颗粒物的致突变活性最强,2 μm 和 2 μm 以下的颗粒物的致突变活性占总突变活性的 52%～98%。

颗粒物有机化合物组成复杂,已鉴定出 100 余种,根据提取方法,大致分为三部分,如表6-4 所示:

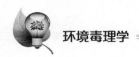

表 6-4　有机化合物组成分类

酸碱性	成分
酸性	脂肪酸和芳香酸
中性	饱和脂肪烃、PAHs 和极性含氧有机物
碱性	含氮化合物

颗粒物中还含有硝基-PAHs 类化合物,其中 1-NO_2-芘、3-硝基荧蒽、6-硝基、6-硝基苯并[a]芘、3-硝基苊等均有致突变性,甚至致癌性。除了上述 Ames 试验之外,对颗粒物有机抽提物的遗传毒性,也可采用多种研究方法。小鼠骨髓细胞染色体畸变试验、V79 和 CHO 细胞姐妹染色体互换试验、非程序性 DNA 合成(UDS)试验、微核试验等都表明颗粒物具有遗传毒性,对染色体和 DNA 均有损伤作用。此外,有机提取物还可以引起细胞恶性转化,并能与 DNA 形成多种加合物等。

2.无机提取物的致突变作用

近 10 年来,采用枯草芽孢杆菌试验、SOS 显色试验、小鼠骨髓细胞微核试验、DNA 单链断裂试验及 UDS 试验等方法对颗粒物无机提取物的致突变性进行了研究。结果一致表明,大气颗粒物的无机提取物也具有遗传毒性,可引起染色体断裂和 DNA 损伤。

(二)致癌作用

大气颗粒物成分复杂,含有多种致癌物和促癌物。动物试验证明,皮肤涂抹或皮下注射颗粒物均可诱发局部肿瘤。流行病学调查表明,颗粒物污染与人的肺癌发病率可能有关。据某市调查资料显示,重污染区的吸入性颗粒物浓度为 2 330 $\mu g/m^3$,其肺癌死亡率为 30.40/10 万;对照区为 650 $\mu g/m^3$,其肺癌死亡率为 12.50/10 万。不同学者对大气污染致癌作用流行病学所获得调查资料的不一致性,可能与他们所调查地区的大气污染物中致癌物质的种类和浓度不同有关。

近年来,对人体肺癌、肺癌旁组织、非肺癌组织的金属元素进行分析,结果发现,某些金属元素(如 Zn、Cd、Cu、Pb、Mg)在某些肺癌组织样品中的含量显著增加。肺癌的发生与吸入颗粒物中的金属元素有无关系,值得进一步研究。

第四节　挥发性有机化合物的毒性作用及其机理

目前,空气污染的净化已经进行了广泛的研究,成为公众关注的问题之一。挥发性有机化合物(VOC)是指在室温条件下沸点低于 260 ℃的主要污染物。VOC 具有易扩散、致毒性和易挥发性,被认为是空气污染的关键因素之一,对生态环境和人类健康造成严重损害。

一、挥发性有机化合物的来源、组成和一般毒性

挥发性有机化合物的来源包括室外来源和室内来源。室外来源如石油精炼、有机化工

原料的生产、合成树脂、纺织染色印刷、皮革制造、制药工业、农药制造、涂料、印刷墨水、黏合剂制造、喷涂、印刷、电子设备制造；室内来源如家用产品、建筑材料、家具、燃烧的副产品和烹饪。人类的日常活动会释放大量挥发性有机化合物，最终影响空气质量。

VOC 的主要成分有：烃类、卤代烃、氧烃和氮烃，具体包括：苯系物、有机氯化物、氟利昂系列、有机酮、胺、醇、醚、酯、酸和石油烃化合物等。通常所说的墙面漆中对人体有害的化学物质（重金属除外）就是指 VOC，这些 VOC 包括甲醛、氨、乙二醇、酯类等物质。

挥发性有机物对人类健康的不良影响不仅包括对眼睛、皮肤和呼吸道的急性刺激，还包括会增加哮喘、心脑血管疾病和癌症等慢性疾病发生率。2005 年发布的《世界卫生组织甲醛致癌报告》中指出，我国因装修污染引起的年死亡人数为 11.1 万人，平均每天约 304 人，并有证据表示这个死亡人数仍在逐年攀升。

在封闭的空间中，挥发性有机物会刺激眼睛、鼻子和喉咙，更严重的会导致头晕、头痛、记忆和视力障碍，甚至死亡。VOC 极易通过血脑屏障，从而影响人体大脑中枢神经系统正常功能。因此当人体内 VOC 累积到一定浓度时，会引起头痛、恶心、呕吐等症状，严重者会全身抽搐、昏迷，甚至对身体器官造成永久性损伤。VOC 除了对感官与神经系统损害外，其还能够对人体黏膜，如眼黏膜、鼻黏膜等产生刺激，还具有致癌性和基因毒性。

二、挥发性有机化合物的检测方法

VOC 检测方法主要分为烘箱法、内标法等，根据检测标准不同，在具体条件和操作上也有不同。VOC 检测先需要确认运用哪个标准，如木器涂料适用 GB 18581，工业防护涂料适用 GB 30981，胶粘剂适用 GB 33372，清洗剂适用 GB 38508，油墨适用 GB 38507 等。

1．烘箱法

称取 1 g 试样，烘烤条件为(105±2) ℃，1 h，测定不挥发物物含量，扣除水分含量，计算 VOC 挥发量。称取按配比混合后的试样 3 g，在温度(23±2) ℃，相对湿度(50±5)% 条件下放置 24 h，烘烤条件为(105±2) ℃，1 h，不测水分，设为零。称取按配比混合后的试样 0.2 g，在金属平底皿中铺平，于 50 ℃ 烘箱中加热 30 min，放入固化设备中固化，然后在 110 ℃ 烘箱中加热 60 min。称取 2 g 试样，放入 105 ℃ 烘箱中干燥 4 h，取出干燥 30 min，计算挥发物和水分含量，测量水分含量，得到挥发性有机化合物含量。

2．GCMS 内标法

称取一定样品，稀释后由 GCMS 分析，采用内标法对组分进行定量。

3．气相色谱

VOC 进入汽化室后即被载气带入色谱柱，柱内含有液体或固体固定相，由于样品中各组分的沸点、极性或吸附性能不同，每种组分都倾向于在流动相和固定相之间形成分配或吸附平衡。由于载气的流动，使样品组分在运动中进行反复多次的分配或吸附/解吸附，在载气中浓度大的组分先流出色谱柱，当组分流出色谱柱后，立即进入检测器。检测器能够将样品组分转变为电信号，电信号的大小与被测组分的量或浓度成正比，电信号被放大记录形成气相色谱图。

4．PID 检测器

使用紫外灯(UV)光源将有机物分子电离成可被检测器检测到的正负离子(离子化)。

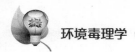

检测器捕捉到离子化了的气体的正负电荷并将其转化为电流信号实现气体浓度的测量。气体离子在检测器的电极上被检测后,很快电子结合重新组成原来的气体和蒸汽分子。PID是一种非破坏性检测器,它不会改变待测气体分子。可以实现连续实时检测。

5.差分光学吸收光谱仪

基于痕量 VOC 气体成分对光辐射(紫外/可见)的"指纹"特征吸收,实现定性和定量测量,可同时测量多种气体成分。

6.红外吸收检测

仪器通过对大气痕量气体成分的红外辐射"指纹"特征吸收光谱测量与分析,实现对多组分气体的定性和定量在线自动监测。

7.激光检测

采用可调谐半导体激光吸收光谱(TDLAS)气体分析技术。与传统红外光谱技术相同,TDLAS 气体分析技术本质上是一种吸收光谱技术,通过分析所测光束被气体的选择吸收获得气体浓度。

三、挥发性有机物的绿色去除方法

为了克服挥发性有机物的破坏性影响,人们开发了几种高效的挥发性有机物纯化技术,如活性吸附法、引风高空排放法、燃烧处理法和纳米材料光催化法。

1.活性吸附法

在有机废气治理工艺中,吸附是处理效果好、使用较广的方法之一,吸附剂有活性炭、硅藻土、沸石等,其中活性炭吸附应用最多。通过吸附系统,不仅可以使 VOC 浓度大大降低,实现废气达标排放,而且吸附后通过气体解吸,收集物可回用于生产。

2.引风高空排放法

这是一般企业在装漆、砂磨等岗位使用最多、最简便的方法之一,其成本低、易操作、效果明显。但高空排放只是污染的转移,并没有真正解决污染问题,而引风机功力大小和风口安装高度又直接影响引风效果。

3.燃烧处理法

VOC 为有机挥发性物质,易燃烧,可采用常温或催化氧化燃烧处理,气体由引风管道通入锅炉或焚烧炉燃烧,但对高温有机气体还要经过安全论证。此法处理比较完全,基本可以把 VOC 转化为 CO_2、H_2O。

4.纳米材料光催化法

与以上技术相比,光催化氧化(PCO)具有室温操作、高活性、无二次污染等优点,这使PCO成为一种有前途的技术。此外,PCO是一种优越的空气净化技术,在紫外线(UV)和阳光的照射下,通过光催化破坏挥发性有机物,将其转化为水、二氧化碳和碎屑。纳米材料(NMs)被广泛应用于环境修复领域。由于其高光催化效率、极端条件下的稳定性以及合适的边缘电位作为催化反应的活性中心,二氧化钛在光催化领域有很大的应用前景。然而,这些纳米催化剂的性能效率并不高。例如,与其他半导体材料相比,二氧化钛具有更宽的带隙和更高的载流子复合率,这将光催化过程限制在光谱的紫外区域范围中,限制了其光催化性能。

第七章

水环境毒理学

　　水是生命之源、生产之要、生态之基,是人类生产生活不可或缺的物质资源。尽管水是可循环、可再生的自然资源,但是随着人类社会的进步,世界人口急剧增多和工业、农业、经济的发展,城市的日益扩张,加之水资源污染及浪费严重,世界水资源日趋匮乏。地球上的淡水资源只占水资源总量的 2.5%,而其中 2/3 存在于无法直接利用的冰盖和冰川中。仅剩的那一小部分水资源,大约有 20% 在人迹罕至的地区,其余 80% 的水则存在于季风、暴风雨以及洪水中,供给人类直接利用的水资源实际仅为 1% 左右。仅有的淡水资源在世界范围内的分布也不均衡,有 60%~65% 及以上的淡水集中分布在包括美国、俄罗斯、加拿大等国在内的 9~10 个国家。据统计,全球水消耗量在 20 世纪初为 5 000 亿 m³/年,然而在世纪末已增长 10 倍以上,达到 50 000 亿 m³/年。1954 年到 1994 年的 40 年间,美洲大陆用水增加 100%,非洲大陆用水量增加 300% 以上,欧洲大陆增加 500%,而亚洲大陆增长幅度更高。

　　国家统计局《2021 年国民经济和社会发展统计公报》显示:全年水资源总量 29 520 亿 m³。全年总用水量 5 921 亿 m³,比上年增长 1.9%。其中,生活用水增长 5.3%,工业用水增长 2.0%,农业用水增长 0.9%,人工生态环境补水增长 2.9%。由于人口众多,我国人均水资源量只有 2 100 m³,仅为世界人均水平的 28%,约为世界人均占有量的 1/4,排名百位之后,是世界几个人均水资源贫乏的国家之一。受自然地理因素影响,我国水资源具有时空分布不均匀,南北自然环境差异大的特点。此外,我国水资源供需矛盾突出,2/3 的城市缺水,农村有近 3 亿人口饮水不安全,全国年平均缺水量 500 多亿 m³。不少地方水资源过度开发,如黄河流域开发利用程度已经达到 76%,海河流域更是超过了 100%,已经超过环境承载能力,引发了一系列生态环境问题。

　　随着工业化、城镇化发展,人口剧增,人们生活和生产活动中所产生的大量污水与废水直接或未经有效处理便排放到江河湖泊和海洋,会给自然水体引入有毒有害物质。虽然天然水体对排入其中的某些有毒有害物质具有一定的自然净化能力,但是随着污染物不断进入,其含量超过水体的自净能力后,会引起水质恶化,造成水体污染,降低甚至丧失其使用价值,危害生物安全。水体污染将对人体健康造成直接威胁,并对工业、农业等多个行业产生危害,给社会经济发展带来严重负面影响。水体污染、水生态恶化问题已成为制约我国经济社会可持续发展的主要瓶颈。2016 年 12 月,中国中共中央办公厅、国务院办公厅印发了《关

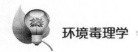
于全面推行河长制的意见》,并发出通知,由各级党政主要负责人担任"河长",负责组织领导相应河湖的管理和保护工作,落实属地责任,健全长效机制。有效治理污染水体和防止水资源进一步被污染,是亟须解决的问题。

水环境毒理学是环境毒理学的分支,包括生态学、地球化学、生物学等在内的多学科交叉形成的学科,主要研究水环境中的外源化学物质对水生生物的毒性作用及其规律。本章将首先对水生态环境毒理学做一概述,并进一步介绍污染物在水环境中的迁移和转化,受污染水体对人体及其他生物健康影响和水体中污染物的毒性作用机理。

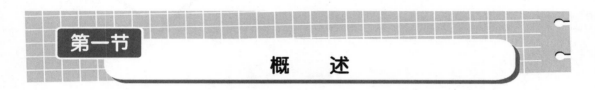

第一节

概　述

一、水生态系统的概念、特点和服务功能

1.水生态系统的概念

生态系统是生物群落和其生存环境共同组成的动态平衡系统。水生态是指与水有关的动植物的生存状态,其中各个部分相互作用、相互制约,组成的有机整体便是水生态系统。水作为维持生物多样性中最基本和最重要的自然因素,是生物生存并不断进化的前提。水生态系统为物种的生存繁衍提供了必要的物质条件和空间基础,同时也为物种和种群的发展进化创造可能。水生态系统是一个开放系统,它不断地同外界交换物质和能量,建造和调整自身的结构。构成水生态系统的各个部分相互影响、相互制约,形成了水生态系统变化的动力。水生态系统分为淡水生态系统和海洋生态系统两类,前者又包括江河、湖泊、地下水和水库等。

2.水生态系统的特点

(1)影响因素复杂多样。水生态系统受自然因素和人为因素的影响,这两种影响因素又包含着多种因子。自然因素中有大的天体和地质运动、水文气象条件的影响。人为因素包括从事生产生活而进行的截流、排污、植被破坏、造田等的影响。这些因子的影响具有不确定性,不仅单独发挥作用,而且有可能通过叠加或叠减后起作用,因此无法用一个因素的线性变化来反映水生态系统的变化。此外,水生态系统的状态决定于各种因素的状态,即水生态系统有多种可能的状态。

(2)突变性。水生态系统中水的蒸发是缓慢的,相对于地震等瞬时、突发性地质灾害而言,水量增加或减少有一个积蓄过程,同样水质也是类似的变化过程,因此水生态系统的变化在一定程度上是一个缓慢的过程。但是当多种因素在同一时间、同一地点都发生变化且到一定程度时,水生态系统就会发生突变,这种突变是由量变引起的渐变型质变。虽然这个过程相对突发性质变是个缓慢的过程,但是一旦造成损失也是很突然的。例如,1956年日本水俣湾出现的怪病事件,即日后轰动世界的"水俣病",是最早出现的由工业废水排放污染造成的公害病。这种病症最初出现在猫身上,被称为"猫舞蹈症"。具有此病症的猫会抽搐、麻痹,甚至跳海死去。随后不久,此地也发现了患这种病症的人。污染源是早在1925年建于当地的化肥厂,其长期排放没有任何处理含汞废水。

(3)自我净化和修复功能。水体自净是指水体在受污染后经过一系列物理、生物、化学过程使污染物发生分解、稀释、沉淀等变化后,水质逐渐变好的自我净化功能。水体的自净过程包括物理、化学和生物过程。自净原理有:物理过程,沉淀、稀释、混合等;化学过程,氧化还原、分解化合、吸附凝聚等。影响水体自净过程的因素很多。影响物理过程的因素包括,稀释比、河流水文条件(风向、风力、水温和潮汐等)和污水排放口的位置等因素。影响化学过程的因素取决于污水和水体的具体状况。如在一定条件下,水体中硅及其氧化物胶体能吸附各种阳离子或阴离子发生共沉淀。酸、碱污染物可起中和作用。需氧微生物在溶解氧作用下氧化分解悬浮或溶解于水体中的有机污染物,变成简单的无机物如二氧化碳、水、硝酸盐和磷酸盐等,使水体得到净化,这是水体自净的生物过程。这个过程中,复氧和耗氧同时进行。溶解氧是水体净化的标志,它的动态变化反映水体中有机污染物净化的程度。但水体自净能力是有限的,需要保持污染物的浓度不要超出其能力上限,才能使其自净能力得以发挥。

3.水生态系统的服务功能

水生态系统的服务功能是指水生态系统及其生态过程所形成及所维持的人类赖以生存的自然环境条件与效用。它不仅是人类社会经济的基础资源,还维持了人类赖以生存与发展的生态环境条件。根据水生态系统提供服务的机制、类型和效用,把水生态系统的服务功能划分为调节功能、生命支持功能、生产功能和文娱功能四大类。调节功能是指人类从生态系统过程的调节作用中获取的服务功能和利益。水生态系统的调节作用主要包括:水供给、水质净化、气候和气体调节、养分循环、废物处理等。自然生态系统为地球上的一切生物提供生存空间。正是由于这些物种及其在全球与局地生态系统中所担当的角色保证了生态系统的大多数的功能,对所有直接或间接提供的生态系统商品与服务来说,健康环境的维持是必需的前提条件。生命支持功能是指维持自然生态过程与区域生态环境条件的功能,是其他服务功能产生的基础。水生态系统在土壤形成与保持、光合产氧、水循环、保障生态环境安全等方面为人类提供适宜的生存环境。自然生态系统和半自然生态系统为人类提供了大量的资源。生态系统由低营养级生物生产者和次级生产者为各类高级营养级的生物的生存提供生产和合成相应的有机物和产品,为生物的基本生存提供了物质保障。生态系统不仅为人类生活提供重要的物质基础,同时也是基本的能源来源。产品提供与农业发展功能是指水生态系统的直观生产功能,反映了水生态系统的产出能力,也是其他生物生存的基础条件。自然生态系统在陶冶情操、丰富思维、开阔视野等方面具有无穷的潜力。水资源具有十分重要的文娱功能,具有十足的自然魅力让人们在其中陶冶自身、放松心境,对人类的文明发展具有长远的影响。水生态系统的文娱功能主要包括:文化多样性、教育价值、美学价值、文化遗产价值和生态旅游价值等。水作为一类自然风景,其娱乐服务功能是巨大的,同时,作为一种独特的地理单元和生存环境,水生态系统对形成独特的传统、文化类型影响很大。

二、水体污染物的来源和种类

我国以工业为主的经济结构给国民经济的发展带来了强劲动力,但也形成"三废"排放过多、污染源众多、污染物严重侵害水体的后果。改革开放以来,我国在水污染防治工作方面成绩卓著。然而,也应该看到在持续数十年的巨额财政投入支持下,我国水环境质量的现状仍然不容乐观。党的十八大以来,习近平总书记多次就水资源利用发表重要论述,指出我国水安全已呈现出新老问题相互交织的严峻形势,特别是水资源短缺、水生态损害、水环境污染等新问题愈加突出。2015 年 4 月国务院发布实施《水污染防治行动计划》(简称《水十条》)以来,在党中央、国务院坚强领导下,全国各地区、各部门,以改善水环境质量为核心,出台配套政策措施,加快推进水污染治理,落实各项目标任务,切实解决了一批群众关心的水污染问题,全国水环境质量总体保持持续改善势头。

一是全面控制水污染物排放。截至 2019 年底,全国 97.8% 的省级及以上工业集聚区建成污水集中处理设施并安装自动在线监控装置。加油站地下油罐防渗改造已完成 95.6%。地级及以上城市排查污水管网 6.9 万 km,消除污水管网空白区 1 000 多平方千米。累计依法关闭或搬迁禁养区内畜禽养殖场(小区)26.3 万多个,完成了 18.8 万个村庄的农村环境综合整治。二是全力保障水生态环境安全。持续推进全国集中式饮用水水源地环境整治。2019 年,899 个县级水源地 3 626 个问题中整治完成 3 624 个,累计完成 2 804 个水源地10 363 个问题整改,7.7 亿居民饮用水安全保障水平得到巩固提升。完成整治全国 295 个地级及以上城市黑臭水体 2 513 个,消除率为 86.7%,其中 36 个重点城市(直辖市、省会城市、计划单列市)消除率为 96.2%,其他城市消除率为 81.2%。全面完成长江流域 2.4 万 km 岸线、环渤海 3 600 km 岸线及沿岸 2 km 区域的入河、入海排污口排查。《2020 年国民经济和社会发展统计公报》显示我国全年近岸海域海水水质达到国家一、二类海水水质标准的面积占 77.4%,三类海水占 7.7%,四类、劣四类海水占 14.9%。三是强化流域水环境管理。健全并完善了分析预警、调度通报、督导督察相结合的流域环境管理综合督导机制。生态环境部组建了 7 个流域(海域)生态环境监督管理局及其监测科研中心;完成水功能区职责顺利交接,水功能区监测断面与地表水环境质量监测断面优化整合基本完成,水环境监管效率显著提升。

2019 年的监测数据显示,全国地表水国控断面水质优良(Ⅰ~Ⅲ类)、丧失使用功能(劣Ⅴ类)比例分别为 74.9%、3.4%,分别比 2015 年提高 8.9 个百分点、降低 6.3 个百分点。大江大河干流水质稳步改善。但水污染防治形势依然严峻,水生态环境保护不平衡、不协调的问题依然比较突出;水生态破坏以及河湖断流干涸现象普遍;城乡环境基础设施建设仍存在一些短板;城乡面源污染防治任重道远,部分重点湖库周边水产养殖、农业面源污染问题突出,需要加快推动解决。

1. 水污染来源

(1)工业污染源。长期以来,我国以大量的工业投资换取经济的高增长,形成了以重化工业为主的工业经济结构。在机械设备、钢铁、建材、化工、汽车、造船等重化工业中,高耗能行业企业占比高,由此必然带来工业"三废"污染物的大量排放。生态环境部《2014 年中国环境状况公报》显示,化学需氧量排放总量为 2 294.6 万 t,比上年下降 2.47%;氨氮排放总量为 238.5 万 t,比上年下降 2.90%。其中,工业源 311.3 万 t,占比 13.57%;氨氮排放总量为 238.5 万 t,工业源排放 23.2 万 t,占比 9.73%。二氧化硫排放总量 1 974.4 万 t,其中工业源 1 740.3 万 t,占 88.14%;氮氧化物排放总量 2 078.0 万 t,工业源 1 404.8 万 t,占67.60%。工业生产所排放的污水是水环境中污染物的主要来源之一,来源于采矿、造纸、纺织、冶金、塑料、化肥、橡胶和石油开采与冶炼等工业的生产制造等活动。例如,石油化工厂、树脂厂、炼油化工厂是含酚污水的主要排放源;含铬污水则一般来源于电镀行业。工业污水中含有的污染物大致为悬浮物、难降解有机物。污水中的污染物浓度范围宽,工业污水中的污染物质化学成分随着工业发展和产品种类而不断变化。尤其像重金属污水、化工污水、放射性污水、轻工业污水,除含有酸、碱、氟、氢、重金属离子等无机的有毒物质以外,还包含油、烷类、醇类等难以降解的有机物质;浓度上也相差较大,有废水、废溶剂、废液等。工业废水对生物正常生长的损害大。然而这些污染物处理起来费用较高,一般的中小型企业受制于资金和技术,不愿对污水进行严格的处理。如果这些废水不经处理直接排到自然水体中,将对生态环境造成严重破坏。另外,工业生产过程中产生的其他废弃物进入水体也会造成大量的水污染,如大气污染,最后可能以酸雨的形式污染水体(图7-1)。

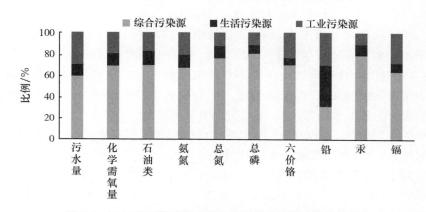

图 7-1　2020 年不同类型直排海污染源主要污染物排放情况

(2)生活污染源。生活污水未经处理直接大量排放到江河湖海中,导致受纳水体发生水体富营养化是另一类严重的水环境问题。生活污水分为城市生活污水和农村生活污水两类。我国经济快速发展的同时,城市人口迅速增加。作为人口相对比较集中的地方,城市聚集了大量的服务性行业、医院、学校、机关等事业单位和机构。这些单位每天都向地下管网排放大量的各式各样的污水。城市污水水质特征主要取决于各个城市的排水体制和居民的饮食结构。城市污水来源的广泛性也决定了城市污水组成的复杂性,其中不仅含有毒有害物质,甚至还可能含有属于国家重点控制的剧毒物质。城市污水中主要污染物可以分为无机物(重金属、氰化物、氟化物、硫化物等)、有机物(酚类化合物、芳香烃和硝基化合物等)、放射性物质(放射性元素或同位素)和病原微生物(病菌、病毒、寄生虫)等。按污染物的浓度可将污水分为三类:高浓度污水、中等浓度污水和低浓度污水。

农村水环境分布在农村的河流、湖沼、沟渠、池塘、水库等地表水体、土壤水和地下水体,既是农村地区重要的脉管系统,又是全国水环境中重要的组成部分。分布在农村的水体既可以对雨水洪涝和旱灾起到调节的作用,同时也是农业生产和农民生活用水必不可少的资源。农村生活污水排放的特点和规律主要表现在规模小且分散,区域差异大,水量、水质变化大(特别是早、中、晚集中做饭时间污水量达到高峰),农村排水系统很不完善,天气影响导致的水量变化系数较大,村庄地理分布分散导致污水分散和收集困难,来源多且杂,总量巨大且逐年增加。随着农民生活水平的提高以及农村生活方式的改变,农村生活污水的排放量将进一步增加。农村污水分为 4 类,包括综合生活污水、畜禽养殖业污水、水产养殖业废水、农田废水。一般来说,农村生活污水来源于 3 个方面:一是厨房污水,包括洗碗水、涮锅水、淘米和洗菜水等。淘米洗菜水中含有米糠菜屑等有机物,其他污水中有大量的动植物脂肪和钠、氯、碘等多种元素。由于生活水平的提高,农村肉类食品及油类使用的增加,使生活污水的油类成分增加。农村居民的生活污水成分正在朝不利于净化处理的方向发展。二是生活洗涤污水,洗涤用品的使用造成水中含有大量化学成分。三是冲厕水,部分农村改水改厕后,使用了抽水马桶,产生了大量的生活污水。

(3)农业污染源。农业水资源污染严重影响农业的可持续发展并威胁人类健康,也是我国面临的严重水污染问题。据《2020 年中国水资源公报》显示,全国供水总量和用水总量均为 5 812.9 亿 m^3,受新冠疫情、降水偏丰等因素影响,较 2019 年减少 208.3 亿 m^3。其中,地表水源供水量 4 792.3 亿 m^3,地下水源供水量 892.5 亿 m^3,其他水源供水量 128.1 亿 m^3。其中农业用水 3 612.4 亿 m^3(占比 62.14%),生活用水 863.1 亿 m^3,工业用水 1 030.4 亿 m^3。但是,农业用水的水质情况不容乐观。长期以来,我国传统农业结构的生态化严重滞后,导致农业源污染物的大量自行排放。在农作物种植过程中,化肥、农药滥施滥用现象十分严重,不仅使土壤污染程度加深,而且它们排入河湖后也会侵害水体。陆地上各种畜禽养殖场,江河湖泊水库上各类水产养殖区,主要分布在我国的中、东部省份,每天的畜禽、水产粪屎、喂养多余的有机饲料量以亿万吨计,大量排入沉积在河湖堤岸,使得水体内的化学需氧量、氨氮等污染物陡增,造成严重的水体富营养化,引起水体中藻类和其他浮游生物的大量繁殖,进而影响正常的大气-水体传输过程,以致水体的溶解氧浓度降低,导致水体中的鱼类及其他生物的大量死亡,死亡后的动植物在水体中腐烂,从而对水质产生恶性影响,使水体自净功能锐减。

2.水体污染物的种类

(1)重金属类。水体重金属(Cd、Cr、Pb、Hg、As、Cu、Mn、Fe、Ni 等)污染一般指因重金属浓度超标或重金属化合物含量超标而引起的环境污染。水体中重金属的来源可划分为两个部分:一是自然源,二是人为源。自然源主要来自大气沉降、河水径流。人为源主要来源于人类活动,主要来自采矿、冶金、化工、造纸、电镀等工业废水,它们的任意排放超出了水体的自净能力。一般认为人类活动是水体重金属污染的决定性因素。数据显示,参照《生活饮用水卫生标准》(GB 5749—2006)规定限值,岸线汇入长江水体的 9 种重金属中,主要超标因子为 Fe 和 Mn,而 As 和 Se 有一定潜在的超标风险;其平均浓度分别为 363.9、68.5、4.7、2.6 $\mu g/L$。其中,As 和 Se 超标类型主要为工业生产;而不同岸线开发类型和不同采样断面中均有 Fe 超标;Mn 在过江通道、工业生产和城镇生活 3 种岸线开发类型有超标。长江中游工业生产和城镇生活两种岸线类型中,秋冬两季重金属含量超标较为突出。其中,工业生产岸线 As、Se、Fe 和 Mn 平均浓度分别为 9.65、8.20、641.67、80.04 $\mu g/L$;城镇生活岸线分别为 3.35、1.86、351.67、147.66 $\mu g/L$。前者主要为 Fe 超标,超标倍数为 2.14 倍,而后者主要为 Fe 和 Mn 超标,超标倍数分别为 1.17 倍和 1.48 倍。冬季工业生产岸线浓度最高,达 1155 $\mu g/L$,为饮用水标准限值的 3.85 倍。2020 年,全国地级及以上城市集中式饮用水源地中,地表水水源地主要超标指标为硫酸盐、高锰酸盐指数和总磷,地下水水源地主要超标指标为锰、铁和氨氮。2020 年湖泊(水库)重要渔业水域与 2019 年相比,铜和总氮、挥发性酚超标面积比例有所上升,总磷、高锰酸盐指数和石油类超标面积指数有所下降。日本由 Hg 污染引起的水俣病和由 Cd 引起的痛痛病均为水体重金属含量超标所引起。

金属污染物严重威胁着人类的健康和生存环境,具有持久性、扩散性、累积性和潜伏性等特点。虽然水环境中的重金属可通过物理化学过程使其在水体、底泥以及生物链中迁移转化,但这种迁移转化的过程并未对重金属实现自净作用。相反地,在迁移转化过程中重金属可形成更复杂的化合物并在该过程中扩散,加剧污染。例如 Pb、Hg、Cd、Cu 等重金属进入水体生态系统后,会通过水体的流动和食物链的作用,使重金属进入生态系统的各个部分,并对这些组分都造成一定程度的危害。随着水体重金属浓度的不断富集,生物体内重金属的蓄积量也会逐步增加,当富集到一定程度时,就会对整个水生生态系统的安全造成威胁。

(2)营养物质。由营养物质引起的水体污染主要包括氮、磷、无机酸或碱和无机盐类。国际经济发展合作组织(OECD)在 1982 年正式提出"富营养化"这一概念,指由于水体中营养物质的增加,包括氨氮、磷酸盐、硝酸盐氮、尿素,导致藻类及水生植物繁殖力提高,从而影响水质的现象。人类活动和自然环境是导致水体富营养化的主要因素。水体富营养化的污染物主要来源于面源污染,如农业施肥中农田渗漏水、家禽畜养殖污水、塘河水产养殖中过量施肥、大气沉降的尘埃及其生活污水、工业废水等进入水体中的氮、磷和矿质盐类,以及水体内源自底泥等沉积物经厌氧分解释放进入水中的氮、磷。水体界面中的水生动植物、微生物及其外界环境构成水生生态系统,物质循环和能量流动的稳定和流畅是生态系统协调与平衡的关键。水体的游离营养物质被浮游生物尤其是藻类吸收转化为其体内的营养物质,一方面被浮游动物吞食成为其体内的营养物质;另一方面死亡的浮游生物残体及残体内的营养物质沉入水体,这些动植物残体又被微生物分解为游离的营养物质释放到水体中。而一旦过量的外源营养物质经人为的、自然的输入,打破了水体营养物质循环的平衡,导致氮磷营养过剩,富营养化现象频繁发生。《2020 年中国环境状况公报》显示,就我国海域海水状况而言,近岸海域海水水质总体稳中向好,优良水质(一、二类)海域面积比例达 77.4%。主要污染物为无机氮和活性磷酸盐。全国 902 个地级及以上城市在内的集中式饮用水水源断面(点位)监测中,地表水达标率 97.7%,主要超标指标包括了硫酸盐、高锰酸盐指数和总磷;地下水达标率 88.2%,主要超标指标包括锰、铁和氨氮。富营养化水体不仅会破坏自然景观、破坏大气环境,而且也会打破食物链及生态平衡,同时也会威胁人类健康,造成经济损失,破坏经济可持续发展(图 7-2 和图 7-3)。

(3)有机污染物。环境中的有机污染物按来源可分为天然有机污染物和人工合成有机污染物两类。根据水环境中有机污染物的性质,水环境中有机污染物可分为无毒易生物降解、有毒可生物降解、无毒生物难降解和有毒生物难降解四类。难降解有机污染物虽然大多数在水中含量甚微,通常只有微克级(10^{-6} g/L)或更低级水平,但对人类的危害却很大。这类污染物有些极难被生物分解,对化学氧化和吸附也有阻抗作用。故采用目前常用的生物处理方法难以去除这些有机污染物,且排放到自然水体后也难以通过生物的自净作用去除。在急性及慢性毒性实验中往往并不表现出毒性效应,但却可以在水生生物、农作物和其他生物体中迁移、转化和富集,并通过食物链进入生物和人体内。在长周期、低剂量暴露条件下,

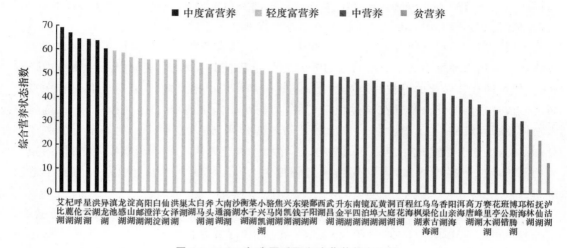

图 7-2　2019 年我国重要湖泊营养状态比较

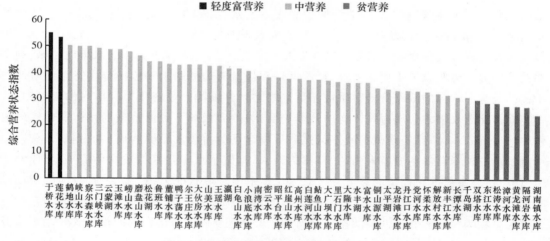

图 7-3　2019 年我国重要水库营养状况比较

往往可以对生态环境和人体健康造成严重的危害,产生三致效应。并且常规的 BOD、COD 等有机物监测指标不能对它们实施有效监测。多环芳烃(PAH)、多氯联苯(PCBs)、有机氯农药(如 DDT、六六六)、酚类化合物(如苯酚)等是目前常见的有毒且难降解有机污染物。它们主要来源是工业废水、化工、石油、冶金、炼焦、轻工等行业,其中农药等行业排放的废水都含有大量有毒有害的难降解有机污染物。此外,抗生素类、染料类有机化合物也是水体中常见的有机污染物。抗生素类有机污染物主要来自药物制造阶段,以及畜牧业、水产养殖业和医疗行业等使用及废水排放过程。抗生素的广泛使用导致污水处理厂出水及受纳水体中常检测到其残留物。而环境中的抗生素残留物,在较低的浓度、长时间暴露下可以诱导产生抗生素抗性基因(antibiotic resistance genes,ARGs)。有机染料(如偶氮、蒽醌、芳甲烷染料等)与人们生活紧密联系,大量染料被广泛应用于纺织、食品、制药、皮革等行业。产生的染料废水来源于染料及染料中间体生产行业和染料使用行业。有机染料除了污染水体外,对人类健康和生物生长发育也具有潜在危害。

（4）生物污染物。生物污染物质主要是病原微生物,包括病菌、病毒和寄生虫三类。生活污水,医院污水以及屠宰厂等工业废水,含有病毒、病菌、寄生虫等病原微生物,一旦排入水环境会传播各种疾病。水中常见寄生虫有阿米巴、血吸虫、鞭毛虫和蛔虫等;常见的病毒有脊髓灰质炎病毒、腺病毒和肝炎病毒等。世界各地广泛传播的传染性肝炎,主要是水体受污染后所引起的。污染水体的病原微生物往往与其他细菌、大肠杆菌共存,因此通常以细菌总数、大肠杆菌指数等指标来衡量病原微生物污染的程度。每升生活污水中细菌总数可达几百万个以上。病原微生物水污染危害的历史久,至今仍威胁着人类健康。病原微生物数量大、来源多、分布广,微生物种类、水质、水温、pH等因素影响病原微生物在水中存活时间。水中存活时间长的微生物,人畜感染概率大。有些病原微生物不仅在生物体内,而且在水中也能繁殖;有的病原微生物抗药性很强,采用加氯消毒水处理的效果不佳。此外,当水中营养元素(氮、磷等)过剩时,某些藻类会大量繁殖,使水体变质发臭,严重危及鱼类等水生生物生存。

第二节　污染物在水环境与生物体中的迁移与转化

一、污染物进入水体的途径

1.通过大气沉降进入地表水环境

大气沉降与降水引起的污染,属于水体主要的非点源污染。有相当一部分存在于大气中的污染物随着大气沉降与降水进入水体中,造成水体的污染。

过去的三四十年里,大气氮沉降日益加重带来了酸雨、水体富营养化和城市污染等环境问题。大气中的无机氮主要以两种形式存在:氧化型氮和还原型氮。NO和NO_2是大气中主要的气态无机氮的氧化形式,统称为NO_x。大气中的有机氮包括自然来源和人为源。前者包括生物的释放、地表扬尘和海洋表层的气泡破碎;后者则包括化肥使用、工业生产、化石燃料及生物质的燃烧。研究表明大气无机氮沉降对区域海洋生态系统的生物地球化学循环具有重要作用。1985年,Paerl比较美国北卡罗来纳近岸受陆源影响的酸性雨水和受海源影响的接近中性的雨水后发现,雨水越酸,无机氮的输入量越高,并可能导致浮游植物水华的发生。目前,大气氮素沉降已成为我国太湖流域农田供氮和水体氮污染的重要来源。近30年来,我国长江流域平均每年大气氮沉降量可达到该流域氮素总输入量的20%~30%。上海地区受大气氮污染的降雨中氮浓度已超过水体富营养化阈值0.20 mg/L。因此,大气氮磷沉降不仅能维持初级生产力所需营养,还是外源污染的重要途径(图7-4和图7-5)。

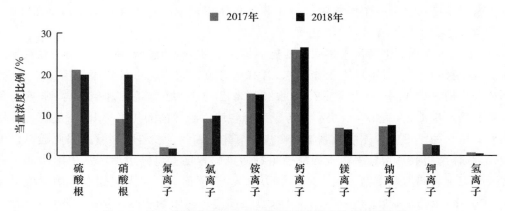

图 7-4　2018 年我国降水中主要离子当量浓度比例年际比较

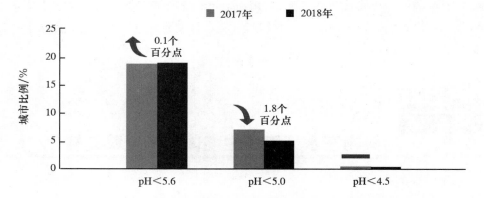

图 7-5　2018 年我国不同降水 pH 年均值的城市比例年际比较

2. 通过下渗进入地下水环境

广义上的地下水是指广泛存在于地表以下土壤和岩石孔隙中水的总称,狭义上是指存在于饱和含水层中的重力水。地下水质良好、储量稳定、分布广泛,是人类重要的淡水资源。地下水总量占比不足地球总水量 1%,却提供了全球 20% 的淡水供应。

地下水污染是指包括来源于粪池、垃圾填埋场、农药、工业废水等污染物的渗入。例如,人们使用的农药和化肥除少量的被农作物吸收外,其余绝大部分残留在土壤和飘浮在大气中,经过降水的淋洗和冲刷后,残留的农药和化肥会随着地表径流和地下径流进入地面水体和地下水中,造成河流、湖泊、水库、海洋和地下水的污染。2018 年,全国 10168 个国家级地下水水质监测点中,Ⅰ类水质监测点占 1.9%,Ⅱ类占 9.0%,Ⅲ类占 2.9%,Ⅳ类占 70.7%,Ⅴ类占 15.5%。锰、铁、总硬度、碘化物、氯化物、"三氮"(亚硝酸盐氮、硝酸盐氮和氨氮)和硫酸盐等指标超标。个别监测点铅、锌、砷、汞、六价铬和镉等重(类)金属超标。全国 2 833 处浅层地下水监测井水质总体较差。Ⅰ～Ⅲ类水质监测井占 23.9%,Ⅳ类占 29.2%,Ⅴ类占 46.9%。超标指标为锰、铁、总硬度、溶解性总固体、氨氮、氟化物、铝、碘化物、硫酸盐和硝酸盐氮。

3.通过地表径流进入地表水环境

污染物在以下 3 种情境下可能会进入地表水。一是生产、排放、流通和使用过程中产生的有毒化学物质(如化肥、农药)可能被直接释放于环境,或随废水排入河流、湖泊中。二是由突发事故造成大量有毒化学品外泄,从而导致污染水体。例如,2016 年 12 月美国得克萨斯州南部科珀斯克里斯蒂市一家工厂发生化学品泄漏事件,当地水源或遭污染。市政部门即建议居民停止使用自来水,包括饮用、做饭、洗涤和盥洗等,直到水质检测结果证明水源安全。政府部门还要求当地学校、公司停课和停业。此次污染事件严重影响当地居民生活,引发大抢购,并引发群众强烈不满。三是有毒有害废弃物处置不当,其中的有毒化学品经各种途经进入水体,如淋溶、渗透等。

二、污染物在水体中的迁移

机械性迁移作用是污染物在环境中常见的迁移方式。在人类生产生活中,污染物的机械性迁移普遍存在。水的机械性迁移作用能够使得污染物在不同环境介质中发生迁移。大气中的许多污染物能够通过降水的形式得到清除,而水流能够把降水淋溶的污染物搬运到江、河、湖泊中,并最终汇入大海。降水经过地下渗流使得污染物在土壤和地下含水层之间发生迁移。废水或污染物排入水体后,包括病原微生物在内的可沉降性固体逐渐沉至水底形成底泥。沉淀物是化学物质在水环境中的重要贮存库,许多环境化学物可以通过直接沉淀作用或与沉降颗粒相结合,在沉淀积累到相当水平,被生物吸收后会使水生生物体内污染积存量升高,产生明显的毒性作用。风、水流等自然过程对颗粒物的扩散、分布起着较大的作用。这些作用可以使黏土粒在水体中悬浮,砂粒或大颗粒停留在水体冲刷区,粉砂停留在沉降区。在近岸区域,风重新把沉淀悬浮起来,重新悬浮的沉淀被水流挟带着,直到沉降下来。这个过程连续重复地进行。最终,挟带含有丰富有机物的泥沙移动到低洼地。这个过程使污染物能够优先与特定类型和尺寸的沉淀物结合。如农药 DDT 聚集在细小的黏土颗粒中,而硫丹容易与较大颗粒物结合,这些相互作用的基本结果是:污染物不均匀地分布在河流或湖水的沉淀中,从而影响沉淀物吸附水中污染物的效果。外源重金属扩散和迁移受 pH、氧化还原电位值(Eh)、温度、离子浓度和粒度等因素的影响。进入沉积物后,重金属与各种吸附位点结合赋存其中,在环境波动和生物作用的影响下,重新活化,扩散迁移。pH对重金属的吸附和解吸具有至关重要的作用。金属离子易于吸附在固体表面。总体来说,随着 pH 的增加,重金属吸附量随之增大,这主要因为碱性条件有利于重金属的沉淀和稳定。一般情况下,低 Eh 时,重金属能与有机质结合稳定存在,随着氧化还原电位的升高,有机质分解和硫化物氧化将使重金属的活动性增强。吸附属于放热反应,解吸是吸热反应,因此温度升高有利于重金属的解吸,温度降低有利于吸附的产生。粒度对重金属的吸附能力具有重要的影响,通常粒度越细,重金属的吸附性越强。因此沉积物颗粒通常也被认作重金属扩散迁移的良好载体。

悬浮物、胶体和溶解性污染物被水体混合稀释后浓度降低。在河流、湖泊与水库等水体中,污染物可以通过对流与扩散作用进行迁移。对流指的是流体内部由于各部分温度不同而造成的相对流动,即流体(气体或液体)通过自身各部分的宏观流动实现热量传递的过程。扩散作用则包括分子扩散、紊动扩散和弥散作用。分子扩散是指水中污染物由于分子的无

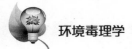

规则运动,从高浓度区向低浓度区的运动过程。在河流的废水排入口附近,有机物浓度很高,在排污口下游,由于河流的自净作用,有机物浓度逐渐降低。河道中水体的流动一般都是紊流,而紊动扩散就是由于紊流中涡旋的不规则运动而引起的物质从高浓度区向低浓度区迁移的过程,在实际河流中,其作用远远强于分子扩散作用。弥散作用则是由于断面非均匀流速作用而引起的污染物离散现象。与河流系统相比,湖泊系统的水体相对静止,但仍可在一定条件下发生运动,从而影响水中污染物的分布情况。如风浪的搅动作用、水层温度差异造成的对流作用以及水中大型生物的搅动作用等。在等温条件下,风的扰动使水体中沉淀物重新悬浮,并伴随水体运动发生再分布。对于温带湖,等温条件是季节性的,在暴雨期间湖水中已悬浮的颗粒物和重悬浮的颗粒物相混合。这些重悬浮的颗粒物和与它们相结合的污染物,常被水环境的物理化学和生物过程改变。在海洋的开阔海域,由于很少受到污染,有机物浓度很低,生产力也很低。浮游植物有占优势,其中硅藻和甲藻门的腰鞭毛虫是海洋中最常见的单细胞藻类。在近岸水域,特别是在河口附近,地表水远离海岸的运动会将海洋深处的养分带到地表。因此,这类海域生产力高,是海洋中生产力最高的产区。

污染物在水体中的对流与扩散,受到水文条件、气候条件、水中悬浮物、排放浓度和距排放口距离等因素的影响和制约。一般规律是污染物在水体中的浓度与污染源的排放量成正比,与平均流速和距污染源的距离成反比。

三、生物的吸收和富集

生物种类的不同,使它们对污染物的吸收方式和途径各有不同。哺乳动物对外源污染物的吸收主要通过皮肤、呼吸道、消化道三种途径。而鱼类生物主要通过鱼鳃进行污染物的吸收,影响污染物进入鱼体的主要因素有换气速度、通过鳃瓣的扩散速度、血液流过鳃的速度和水体中污水层的厚度与鳃的形状。环境中的污染物可以被植物吸收,污染物进入植物体内主要通过三种途径:根部吸收之后通过蒸腾流沿木质部迁移进入植物地上部分;通过气态扩散从周围大气环境中被植物叶面吸收;含有污染物的粉尘沉降到植物表面,然后通过植物角质层进行污染物扩散。水生植物主要通过根部吸收水中的污染物,浮水和沉水植物与水接触面积较大,通过植物根、茎、叶的表面都可以吸收污染物。细胞壁是污染物进入植物体内的第一道屏障,植物细胞壁中的果胶成分为结合污染物提供了大量的交换位点。研究表明,细胞壁可以吸附低浓度的污染物,如重金属元素铅。

生物富集(bioconcentration)指水生生物仅通过呼吸道或者皮肤表面从水中吸收化学物质,导致化学物质在水生生物体内的浓度大于水环境中浓度的过程;生物累积(bioaccumulation)指水生生物通过所有途径(包括食物吸收、呼吸道和表面皮肤的转运)摄取化学物质,导致化学物质水生生物体内浓度高于水环境中浓度的过程。根据植物在水环境中的生活方式,一般可以分为:挺水植物、浮叶植物、沉水植物和漂浮植物。挺水植物、浮叶植物可吸收的污染物来源最多,水、底泥和大气中的污染物都可以被它们吸收。沉水植物可以吸收水中和底泥中污染物。水生的微生物和浮游植物主要吸收水中的污染物,漂浮植物则是从大气中吸收污染物。

不同种类的水生植物吸收重金属的机制不同,对重金属的富集能力表现出较大差异。一般而言,各生活型水生植物吸收环境中重金属的能力大小排序为:沉水植物>漂浮、浮叶植物>挺水植物。挺水植物如香蒲(*Typha orientalis*),主要通过根系从沉积物中富集重金属。相比于漂浮植物、挺水植物以及浮叶植物,沉水植物能够从环境中富集更多的重金属。沉水植物因其茎、叶表面缺少蜡质层,因而叶片能够直接从水环境中吸收各种物质,并且由于其根系和茎、叶分别能够从沉积物和上覆水中吸收重金属,沉水植物能够从环境中吸收、富集更多重金属。漂浮、浮叶植物以及挺水植物等由于主要依赖根部从环境中吸收重金属,因此这些植物体内累积的重金属通常较少。同一植物体内不同部位富集重金属的能力也不相同。大多数植物从环境中富集的重金属主要储存在根部。因此当重金属进入植物体内后,在各器官中的累积量一般是根＞叶＞茎＞花＞种子。但这一顺序又与植物所属类密切相关。在部分植物体内重金属在茎、叶中含量要大于根系。

微生物对水中的污染物的吸收方式可分为主动吸收和被动吸收两种,后者在微生物吸收水体中污染物的过程中具有重要的或主要的作用。微生物对有机污染物的吸收,主要也是被动吸收作用。研究表明,蒸汽杀死产气杆菌(*Aerobacter aerogenes*)、枯草芽孢杆菌(*Bacillus subtilis*)等微生物后,提高了对杀虫剂的积累能力。^{203}H 被浮游藻类的吸收是被动的过程,例如角刺藻(*Chaetoceros costatus*)非分裂细胞以及被福尔马林杀死的细胞对 Hg 的吸收量高于分裂的细胞。海链藻(*Thalassiosira rotula*)对 Pu 的吸收主要是被动过程,Pu 的吸收在活的或者死细胞中没有差异。此外光照与否,也不会影响海链藻对 Pu 的吸收。浮游藻类对 POPs 在水生生态系统的生物地球化学循环中起着重要的作用。研究表明海洋浮游生物对 POPs 的生物吸收对污染物在水体中的浓度有强烈的影响。蛋白质、脂类和核酸可能存在于大型海藻细胞壁的表面,但却优先出现在细胞膜和细胞质中,这些化合物容易吸收亲油性 POPs。DDT、PCB 首先被海洋浮游植物的细胞壁吸收,然后再进入细胞内。由于微生物和浮游植物个体小,比表面积大,如单细胞微藻的比表面积可达 30 000 以上。在自然条件下,尤其是近岸的水域,当春季浮游植物大量繁殖时,每升海水可含 10^6 个细胞,其接触表面积非常巨大。因此,微生物和浮游植物对重金属、放射性核素的吸收、吸附起着重要的作用(表 7-1)。

表 7-1　明湖国家湿地公园水生植物对重金属富集系数

(李金辉等,2020)

植物名称	位置	富集系数(BCF)						
		Zn	Cr	Ni	Pb	Cd	Mn	Cu
萍蓬草	地上	0.16	0.07	0.16	0.4	0.65	6.69	0.14
	地下	0.15	0.08	0.06	0.14	0.2	0.68	0.08
狐尾藻	地上	0.07	0.03	0.16	0.09	0.65	2.59	0.07
	地下	4.28	0.88	2.31	0.18	6.74	10.32	0.19
黄菖蒲	地上	0.08	0.01	0.06	0.2	0.16	0.23	0.01
	地下	0.05	0.01	0.01	0.09	0.05	0.06	0.02
芦苇	地上	0.15	0.05	0.11	0.15	0.02	0.33	0.05
	地下	0.08	0.14	0.04	0.13	0.004	0.19	0.05
梭鱼草	地上	0.2	0.03	0.06	0.21	0.22	0.5	0.1
	地下	0.23	0.04	0.1	0.15	0.33	0.12	0.1

续表 7-1

植物名称	位置	富集系数（BCF）						
		Zn	Cr	Ni	Pb	Cd	Mn	Cu
水葱	地上	0.15	0.03	0.04	0.14	0.05	1.16	0.03
	地下	0.11	0.05	0.03	0.09	0.04	0.92	0.03
香蒲	地上	0.09	0.03	0.04	0.11	0.2	0.41	0.2
	地下	0.22	0.05	0.04	0.16	0.19	0.31	0.28
花叶芦竹	地上	0.17	0.27	0.13	0.17	0.14	0.5	0.13
	地下	0.16	0.47	0.12	0.19	0.18	0.89	0.18

注：节选自李金辉等 2020 年发表于《水生态学杂志》41 卷第 1 期论文《明湖国家湿地公园 10 种水生植物的重金属富集特征》。

　　鱼可通过呼吸、摄食以及表皮吸收来富集水中重金属。水中溶解的重金属通过鳃部呼吸进入血液并被运输至体内各脏器。其次通过摄食作用，重金属能够通过消化道进入鱼体。此外，鱼类也能够通过体表来吸收水中的重金属，然而这一作用较弱。重金属在鱼体内的富集受鱼种类、暴露时长、重金属种类以及重金属浓度等因素影响。大量研究表明，重金属在鱼体内的富集量为内脏＞鳃部＞肌肉。鱼类在内的很多水生动物，在体表有一层黏液，它对吸附污染物起着重要的作用。由于各器官对于重金属的富集具有高度选择性，这使得重金属在各组织中的积累存在明显差异。软体动物如贝壳、甲壳类和棘皮动物的外骨骼能吸附相当数量的重金属、放射性核素。瓣鳃类软体动物可以通过鳃部大量吸收海水中溶解态的烃类化合物。许多滤食性动物，如软体动物和被囊动物，其纤毛的黏膜层也能从水中吸收重金属。重金属首先被黏着在黏膜上，然后进一步借助扩散作用进入体内或因黏膜脱落而被消化吸收。由于环境的复杂性、生物及其代谢的多样性，水生动物从水中直接吸收污染物和从取食途径吸收，哪个途径更为重要，目前还没有定论。但直接从水中吸收污染物一般是处于食物链低营养级的生物或体形较小的动物个体较为重要的途径。摄食往往是个体较大的动物或处于食物链高营养级的动物污染物的主要途径。同一种动物吸收不同污染物的主要途径也不完全相同。对于不易被同化的污染物，生物从水中吸收一般是占有重要地位（表 7-2）。

表 7-2　吴城鄱阳湖自然保护区鱼体内重金属在各器官中的分布

（涂宗财等，2017）　　　　　　　　　　　　　　　　　　　　　　　mg/kg

种类	Cd	Cu	Pb	Zn
鲤				
心脏 heart	0.94±0.60[ab]	5.33±1.04[f]	0.34±0.15[a]	7.85±1.08[abc]
肝脏 liver	3.77±2.37[d]	1.90±0.26[abcde]	0.33±0.08[a]	7.64±1.36[abc]
鳃丝 gill	0.51±0.28[a]	1.16±0.18[abcd]	0.28±0.04[a]	8.14±1.02[abc]
肌 muscle	0.11±0.06[a]	1.49±0.92[abcde]	0.20±0.11[a]	9.27±0.77[bc]
鳙				
心脏 heart	0.13±0.05[a]	2.72±0.66[abcde]	0.20±0.08[a]	8.04±1.06[abc]

续表 7-2

种类	Cd	Cu	Pb	Zn
肝脏 liver	0.25 ± 0.08^a	1.26 ± 0.21^{abcd}	0.22 ± 0.11^a	7.99 ± 1.21^{abc}
鳃丝 gill	0.20 ± 0.08^a	1.02 ± 0.11^{abcd}	0.16 ± 0.01^a	7.93 ± 1.32^{abc}
肌 muscle	0.17 ± 0.05^a	0.51 ± 0.15^a	0.23 ± 0.08^a	8.11 ± 1.02^{abc}
鲢				
心脏 heart	0.21 ± 0.10^a	3.32 ± 0.24^{cdef}	0.23 ± 0.02^a	6.38 ± 0.69^{abc}
肝脏 liver	1.89 ± 0.92^{abc}	3.45 ± 0.45^{def}	0.32 ± 0.04^a	6.02 ± 0.41^a
鳃丝 gill	0.50 ± 0.09^a	0.98 ± 0.08^{abc}	0.31 ± 0.01^a	6.62 ± 0.50^{abc}
肌 muscle	0.22 ± 0.13^a	0.59 ± 0.08^a	0.53 ± 0.16^a	6.14 ± 0.42^{ab}
草鱼				
心脏 heart	0.42 ± 0.04^a	3.06 ± 0.37^{bcde}	0.24 ± 0.06^a	6.71 ± 0.34^{abc}
肝脏 liver	2.85 ± 0.24^{cd}	1.27 ± 0.25^{abcd}	0.22 ± 0.08^a	6.26 ± 0.22^{abc}
鳃丝 gill	0.84 ± 0.03^{ab}	1.11 ± 0.06^{abcd}	0.16 ± 0.01^a	5.78 ± 0.04^a
肌 muscle	0.12 ± 0.00^a	0.35 ± 0.01^a	0.27 ± 0.05^a	6.72 ± 0.11^{abc}
青鱼				
心脏 heart	0.23 ± 0.07^a	3.32 ± 0.40^{cdef}	0.41 ± 0.07^a	7.72 ± 1.42^{abc}
肝脏 liver	2.63 ± 0.24^{bcd}	3.74 ± 0.38^{ef}	0.30 ± 0.03^a	7.74 ± 1.41^{abc}
鳃丝 gill	0.96 ± 0.05^{ab}	1.05 ± 0.23^{abcd}	0.33 ± 0.02^a	7.80 ± 1.21^{abc}
肌 muscle	0.10 ± 0.01^a	0.68 ± 0.21^{ab}	0.24 ± 0.01^a	8.33 ± 0.93^{abc}
鳊				
心脏 heart	0.13 ± 0.01^a	1.77 ± 0.23^{abcde}	0.21 ± 0.02^a	9.40 ± 0.07^c
肝脏 liver	0.17 ± 0.06^a	1.36 ± 0.03^{abcde}	0.24 ± 0.07^a	9.38 ± 0.03^{bc}
鳃丝 gill	0.40 ± 0.08^a	1.98 ± 0.16^{abcde}	0.15 ± 0.01^a	9.46 ± 0.02^c
肌 muscle	0.13 ± 0.02^a	0.96 ± 0.46^{abc}	0.18 ± 0.06^a	9.44 ± 0.02^c

注：同一列数据上标字母相同表示样品间不存在显著性差异（$P>0.05$），字母不同表示差异显著（$P<0.05$）。

四、污染物的转化

1. 污染物在环境中的转化

水体中污染物质的转化，影响因素也很多，可以分为物理、化学和生物三种形式，彼此交织、错综复杂。物理因素包括水文、水温、太阳辐射、时间、水面上的氧气交换速度等；化学因素有污染物质的性质与浓度、水体的化学性质等；生物因素有微生物作用等。

污染物进入水体后通过扩散在水体中分布开来，但这种扩散分布情况因水体的水文条件不同而异，包括水体的地理特征、水体流速和流量、潮汐、海流等。污染物在水体中的扩散，水体对污染物的稀释以及微生物对有机物的生物化学分解都需要时间。水温不仅影响污染物质分解的速度，而且对水体中微生物的活性也有重要的影响。水温高时水中溶解氧饱和量低,但当温度低至水面结冰时,水中溶解氧因为空气与水面气体交换被隔绝造成补给减少而降低。光照条件与水体自净作用具有紧密联系,许多污染物在太阳辐射下能被紫外线直接分解,如除草剂五氯酚(钠)等。此外,紫外线对某些能分解污染物的微生物也有抑制作用。水中的植物依靠阳光进行光合作用,产生大量氧气,供给水生动物的生命活动。由于水中溶解氧含量与自净作用有很大的关系,空气通过水面的氧补给速度对自净作用很重要。气体交换速度本身受到各种因素支配,如大气及水中的氧气分压、温度、水面状态、水的流动方式。水中含有的物质本身有时也会影响气体交换,例如洗涤剂在水面形成的泡沫或油膜覆盖水面,都会使气体交换速度大大降低。

水体的化学性质对污染物的转化有重要影响。污染物在水体中的化学转化途径主要有氧化还原反应、配位反应和水解反应等。水体是一个氧化还原体系,含有许多无机及有机氧化剂和还原剂,还存在一些过氧基、单价态氧和羟基自由基等活性短暂的氧化物,可使芳香胺、烃和烷基化合物氧化降解。氧化还原电位的不同也能使某些金属发生价态变化,生成不同的化合物,影响迁移和转化。有些污染物在好氧条件下易分解,有些在厌氧条件下易分解。水体中的重金属在一定的氧化还原条件下,很容易发生价态的变化,结果是导致化学性质和迁移能力、生物毒性的变化。水中三价砷和五价砷、三价铬和六价铬就是比较突出的例子。例如,五价砷是氧化环境中的优势种类;而三价砷是还原环境中的主导价态,且三价砷的毒性要高于五价砷。在海水中砷的存在形式有砷酸盐、亚砷酸盐、甲基砷酸和二甲基次砷酸等。水体中含有各种无机和有机配位体或整合剂,无机配位体如 OH^-、CO_3^{2-}、HCO_3^- 等;有机配位体包括氨基酸、腐殖酸、清洁剂、农药等。各种配位体可以与水中各种污染物、特别是重金属污染物进行配位反应,改变其性质和存在状态,影响污染物在水体中的迁移、反应和生物效应等。水解反应是水体有机污染物降解的主要步骤,尤其在某些金属离子的催化作用下,有机污染物的水解过程可以加速进行。在一定 pH 的水体中,带有环氧化内酯、磷脂和碳酸酯基团、烷基卤化物、酰胺的污染物具有较强的可水解性。水解时不仅使有害物质的性质发生变化,也促使这些物质进一步降解或转化。水体的盐度、pH 和温度等环境因素可以引起污染物(尤其是重金属、放射性元素)发生一系列化学变化,改变其形态和结构,并决定其进一步的迁移和转化。

水体酸、碱性不但影响水体中微生物的活性,而且对污染物的化学反应、迁移、沉淀都有重要作用。不同的污染物,其转化的速度有显著差异,如碳水化合物、油脂的分解速度比六六六要快得多。当污染物低于某一浓度时,对微生物的活动有促进作用;当污染物浓度高于这浓度时,微生物的活动就会受到抑制。水体中有机污染物的分解,主要是由于水中存在的各种微生物造成的生物化学好氧性分解和厌氧性分解。也就是说这种转化在很大程度上要受到水中微生物的数量和种类的支配。特别是对于特定的污染物质来说,存在着可使它特殊分解的微生物,对于进行环境修复具有重要意义。

2.污染物在生物体内的转化

在组织细胞内,外源化学物在各种酶系的催化作用下,发生化学结构和性质的变化,形成代谢物。这些代谢产物和一部分未经代谢的母体外源化学物质最后通过排泄过程而离开机体。化学物质的吸收、分布和排泄均是反复通过生物膜的过程,统称为生物转运(bio-transport)。化学物在组织细胞中发生结构和性质变化的过程,称为生物转化(bio-transformation)或代谢转化(metabolic transformation)。污染物的生物转化是指通过生物的吸收和代谢作用而使污染物生成容易被降解的化合物。在一个体系中可能会同时存在生物转化、生物降解和生物催化。

对于高等动物,污染物的体内转化主要在肝脏中进行,肝脏组织分泌的酶系可以催化多种污染物的代谢反应。在肾脏、胃肠道和肺等器官中存在的酶对污染物的体内转化也具有一定的催化效能。也有许多研究表明,有机污染物能在水生生物体内发生富集和降解转化。例如,2-全氟癸基乙醇(10∶2FTOH)能富集在虹鳟鱼体内,并降解转化为全氟羧酸(PF-CAs),主要包括 2-全氟辛基乙酸(8∶2FTCA)、2-全氟癸基乙酸(10∶2 FTCA)和氟调不饱和羧酸,以及少量的全氟辛酸(PFOA)和全氟癸酸(PFDA),降解产物 PFOS 在虹鳟鱼体内的半衰期为(16.9±2.5)天。水中的全氟辛基磺酰胺(PFOSA)能被鲤鱼吸收,并主要在肝脏和肾脏内发生降解转化,导致直链的 PFOSA 和支链的全氟辛烷磺(PFOS)大量富集在鲤鱼体内,而且带支链的 PFOA 比直链的降解转化速率更快。

生物转化可以利用微生物将空气、水体及土壤中的污染物进行转化。自然界中普遍存在的微生物转化带动了全球元素(如 C、N、H、O)循环。较为简单的生物转化反应包括加成反应,如氨基的乙酰化或羟基基团的甲基化,以及各种取代和裂解型反应。通常情况下,相对较弱的键,如酯类,有机磷或酰胺类,很容易进行这些生物转化。由于微生物的繁殖速度和多样性进化比一般的生物要快得多,细胞在不断地分裂过程中需要不断地从环境中摄取食物和能源进行代谢,保证了微生物可以利用其生存环境中多种污染物质的可能。污染物的微生物转化一般都存在特定酶的作用,或是涉及电子转移的氧化还原反应过程。黄石嗜热真核藻类(*Yellowstone thermoacidophilic eukaryotic alga*)可以将毒性更高的五价砷通过生物转化降低价态并进行甲基化。*Pseudomonas aeruginosa*、*Pseudomonas fluoresens*、*Paenibacillus* spp. 等多种细菌对多环芳烃(PAH)具有降解功能。水杨酸以及其衍生物,尤其是乙酰水杨酸,通常被用作有效的止痛剂,用于各种药剂中,而药物随着生活废水和医药废水进入环境体系中。研究发现,海藻 *Bryopsis plumosa* 可以协同海洋细菌 *Moraxella* spp. 在不发生环裂解的条件下,转化为肉桂酸醋。微生物细胞色素 P450(CYPs)不仅仅在合成天然产物中起到关键作用,部分真菌和细菌的 CYPs 在微生物系统中也起到生物修复的作用。除了可以对污染物进行生物转化,细胞色素 P450 还能生物催化正烷烃羟基化。

植物根部吸收污染物包括主动吸收和被动吸收两种方式。被动吸收过程中污染物伴随蒸腾流,通过扩散作用进入植物体内,其动力主要来自蒸腾拉力。而主动吸收则是植物细胞膜对污染物选择性运输的结果,需要植物细胞额外供给能量。根系吸收污染物的过程主要包括两个部分:一是污染物在土壤溶液相与植物根系水相的浓度平衡,二是化合物在植物根系固相上的吸附。植物的根系是吸收 POPs 的主要途径。植物根系一方面可以直接吸收水体中的污染物并在体内发生富集作用或是新陈代谢过程产生相应的代谢产物,另一方面则可以通过植物根系分泌物中含有的微生物对水体中的污染物进行吸收和转化之后再吸收富集到植物体内。POPs 在被吸收进入植物体内后会发生转化反应,例如氯代有机磷酸酯

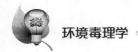

(Cl-OPEs)可能会发生氧化脱氯和羟基化反应,其他 OPEs 可能会发生氧化脱烷基或甲氧基化等一系列反应。水培条件下 2-全氟辛基乙醇(8∶2FTOH)能被大豆根部吸收和富集,并能在大豆体内降解产生短碳链的 PFCAs。植物根系分泌物是指植物生长过程中根系向生长介质分泌和释放的有机物质,其中主要的有机物质是糖类和有机酸,对重金属具有酸化、活化、螯合、络合等作用。根系分泌物中的有机物还具有影响植物根部对重金属、有机污染物以及其他物质的吸收和分解特性。例如水稻根系分泌物中的有机酸和氨基酸可改变根际环境的 pH,而根际的酸化可增加植物对 Cd 的吸收。

第三节 水体污染对人体健康及生物的影响

水生生态系统中,生物与各种环境因素组成高度复杂、相互依赖的统一整体,物种之间的相互关系都维持着一定的平衡。如果这种关系受到人为活动的干扰,如水体受到污染,那么这种平衡就会受到破坏,直接受到影响的便是水生生物,生物生存状况和种类都会发生变化。受到严重污染的水体会致使许多对污染物敏感的种类消失。如果污染程度继续发展和加剧,不仅会导致水生生物多样性的持续衰减,最终还会使水生生态系统的结构与功能遭到破坏,其影响十分深远。水资源与国民经济、人民生活质量息息相关。水环境资源质量不仅关系到工农业的发展,而且关系到整个国民经济和社会的可持续性发展。水体中的污染物来源广泛,成分复杂,对生物安全构成了严重威胁,但它们对人和其他生物的影响途径和作用方式存在一定的差异。

一、重金属类

我国第一个"十二五"专项规划《重金属污染综合防治"十二五"规划》中强调力求控制铅(Pb)、汞(Hg)、铬(Cr)、镉(Cd)和类金属砷(As)等 5 种重金属在水中的含量。水生生物通过呼吸直接摄入生长环境中水体和底层沉积物中的重金属,或通过食物链富集,高营养级水生生物体内富集的重金属浓度越高。重金属是绝大多数生物体的非必需成分,不管是对水产品还是人体,都存在多种毒性。

Cd 毒性最大的形态为可溶性氯化镉,其毒性效应主要体现在对组织细胞造成损伤,使细胞结构发生变化。研究发现,Cd 能使中华绒螯蟹肝细胞基质出现空泡,鳃组织线粒体肿胀,卵细胞表面黏膜加厚。在采用斑马鱼胚胎早期发育技术测定 Cu 和 Cd 两种重金属对胚胎发育的毒性效应,分别以 24 h 和 72 h 时达到致死和胚胎孵化抑制为终点时发现,重金属 Cu 和 Cd 对斑马鱼胚胎具有明显的毒性作用。Cd 暴露能够增加河蚌体内起吞噬作用的嗜碱粒细胞和嗜酸粒细胞含量,并使细胞内 DNA 发生显著的损伤。受 Cd 的影响,鲤鱼(Cyprinus carpio)血浆中甲状腺激素受到较大的干扰。用白腐真菌吸附重金属后结果发现,高浓度 Cd 胁迫可显著抑制黄孢原毛平革菌的生长,并导致菌丝体形态变化以及木质素降解酶系

(LiP 和 MnP)活性降低;Cd 也会影响人体的呼吸道功能,引发肺部疾病。Cd 能够和骨骼中的骨质磷酸钙亲和,并且置换出 Ca^{2+},引起骨质疏松,这正是"痛痛病"的病因。

Pb 是一种具有蓄积毒性、对生物体器官和组织有亲和性的重金属元素。食品安全国家标准-食品中污染物限量(GB 2762—2017)中规定鱼类和甲壳类中铅含量不得超过 0.5 mg/kg。Pb 暴露会对动物的生理、行为和生化功能造成广泛的毒性影响。研究表明,随着 Pb 离子浓度的升高,斑马鱼胚胎的孵化率降低,鱼仔的畸形率升高。Pb 能引起 DNA 低度甲基化。Cu、Pb 的联合暴露会造成泥鳅卵细胞 DNA 损伤,产生基因毒性。成年的大西洋石首鱼(*Micropogonias undulatus*)暴露于亚致死浓度的 Pb、Cd 等重金属后造成血液类固醇浓度、卵巢类固醇分泌活动和卵巢发育显著变化。Cd、Pb 胁迫下,湿地植物丁香蓼(*Ludwigia prostrata*)生长受到显著抑制,叶绿素 a、b 及叶绿素 a+b 的含量随重金属浓度升高呈下降趋势,对丁香蓼体内的超氧化物歧化酶活性的影响则表现出不同的趋势。Pb 还是一种神经毒素,会破坏神经递质功能,从而产生对动物体的神经毒性。Pb 能通过抑制乙酰胆碱酶的活性,导致神经递质释放障碍。Ca^{2+} 是神经递质释放和调节的关键离子,Pb 还通过破坏 Ca^{2+} 调节功能,导致钙稳态的破坏,进而影响神经递质。此外,Pb 暴露可导致蛋白质的结构或功能改变、基因表达的改变,以及转导和 DNA 修复过程的中断。

As 是一种重要的环境污染物。As 对生物的毒性取决于其浓度和形态,无机砷(iAs)毒性通常强于有机砷(OrgAs);As(Ⅲ)通常比 As(Ⅴ)毒性更大,并且生物转化中形成的中间体,如二甲基亚砷酸(DMA^{Ⅲ})和一甲基亚砷酸(MMA^{Ⅲ})比它们的母体化合物毒性更大。As 的形态对生物体毒性的影响是极其重要的。在海产品中主要形态为有机砷,绝大多数是无毒的。生物转化时形成的 As(Ⅲ)和 As(Ⅴ)复合物是造成毒性的主要因素。As(Ⅲ)会引起紫贻贝幼体渗透调节紊乱,并且影响细胞骨架和细胞结构;As(Ⅴ)会引起能量代谢的紊乱,影响细胞发育相关酶的活性。As(Ⅲ)进入人体内,可与蛋白质的巯基结合形成特定的结合物,阻碍细胞的呼吸,而且 As(Ⅲ)对线粒体呼吸作用也有明显的作用。As(Ⅴ)在人体内部可还原为 As(Ⅲ),并呈现毒性。摄入砷酸盐或重砷酸盐后,尿中甲基肿排泄量增加,砷的甲基化可能是一种代谢解毒过程。三氧化二砷(俗称"砒霜")的毒性作用主要是与人体细胞中的酶系统结合,使许多酶的生物作用受到抑制而失去活性,造成代谢障碍,促使细胞死亡,尤其对神经细胞损害最大。它还能通过血液循环作用于毛细血管壁,使其通透性增大,麻痹毛细血管,引起组织营养障碍,产生急性和慢性砷中毒。

研究发现,鲦鱼(Minnow)幼体暴露于重金属 Hg 4 天后,体内促肾上腺皮质激素释放量增加,甲状腺球蛋白、甲状腺受体 α 和 β 基因表达显著上调,甲状腺素 T3 和 T4 含量增加。应用基因重组发光菌 *Ecoli* HB101 pUCD607 研究了 Zn^{2+}、Cu^{2+}、Hg^+ 的单一毒性和二元混合体系的联合毒性后发现,单一重金属离子对基因重组发光菌的毒性顺序为 $Hg^+ > Zn^{2+} > Cu^{2+}$。

研究双壳类对不同重金属富集情况表明,双壳类对重金属 Cu 和 Cd 的富集能力非常高。水生蜗牛(*Fruticicolidae*)暴露于重金属 Cu、Co、Pb、Ni 中 28 天后,其早期胚胎生长受到抑制,56 d 后产卵量受到明显抑制。除此之外,Cu 等重金属能够显著影响生物早期胚胎的发育。适当质量浓度的 Cu(≤0.05 mg/L)对半叶马尾藻(*Sargassum hemiphyllum*)生长

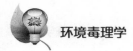

和生理生化指标有正面效应,而过高质量浓度 Cu(0.05 mg/L)对藻体生长和抗逆能力有一定的负面影响。也有研究表明,高浓度 Cu 处理下,水芹(*Oenanthe javanica*)株高和根数都显著减少,鲜重生物量也明显降低,同时叶绿素总量、叶绿素 a 和可溶性蛋白总体均呈下降趋势。

二、无机盐类

高氯酸盐(perchlorate,ClO_4^-)有着高稳定性、高水溶性和强氧化性的特点,作为氧化剂被广泛应用于军工制造和工业生产中。ClO_4^- 还被广泛应用于临床治疗免疫系统缺陷造成的甲状腺功能亢进以及在临床实验中检验甲状腺素的分泌情况,属于典型的难降解、具有高度扩散性的持久性无机污染物。某些硝酸钾类农业肥料中已经检出 ClO_4^-。研究发现烟花燃放和消毒剂使用也会产生人为的 ClO_4^- 污染。ClO_4^- 的电荷和离子半径与碘离子非常接近,可以与碘离子竞争直接进入人体的甲状腺,阻碍人体对碘的吸收,从而间接造成甲状腺激素 T3 和 T4 合成量的减少,干扰甲状腺正常功能、代谢和发育,严重时对骨髓、肌肉组织产生病变影响,诱发甲状腺癌,严重危害人类的健康。环境中 ClO_4^- 可以通过饮水、呼吸(大气)或经食物链(土壤蔬菜、动物等)多种不同途径进入人体。由于 ClO_4^- 的水溶性极高(25 ℃ 时为 200 g/L),多数土壤矿物质对其吸附作用相对较小,一旦进入环境介质即会随着地下水和地表水,直接影响人们的健康和破坏生态平衡。研究者发现 ClO_4^- 不但会干扰甲状腺功能,还可对哺乳类、两栖类及鱼类等动物的生长发育、生殖行为、神经系统发育等造成一定的影响。例如,能够干扰三棘棍的求偶行为和正常鱼类的性发育等。

地表水中的硝酸盐污染仍然是全世界关注的问题。世界卫生组织规定饮用水的硝酸盐氮质量浓度小于 10 mg/L。但是在近几十年里,工业和生活废水等点源污染的排放以及农业系统中大量化肥的使用,导致地表水中硝酸盐质量浓度依然呈现上升趋势,其污染已经成为全世界面临的主要水环境问题之一。硝酸盐质量浓度的增加对水生态系统产生严重的影响,导致水体富营养化、有毒藻和缺氧。此外,饮用水中的硝酸盐质量浓度过高会增加高铁血红蛋白血症、糖尿病、自然流产、甲状腺疾病和胃癌等疾病的风险。

三、有机污染物类

农药分为除草剂、杀虫剂、杀菌剂及其他类(植物生长调节剂、杀螨剂、杀鼠剂等)。出于提高生产力和防止病虫害等多种原因,农药的使用量日益增大,随之而来的便是各种环境污染,人类健康危害等问题。残留在农作物、果树、森林、土壤表面的农药经雨水冲刷及其他途径进入水体,直接或间接对水生生物产生危害。除草剂是世界范围内使用最广泛的一类农药,对其毒理学的研究一直受到研究者的广泛关注。百草枯是联吡啶类季铵盐除草剂,其毒理学研究表明,百草枯对动物和人类具有高毒性作用,除了对主要靶器官的毒性作用外,它还具有神经毒性。另一种广泛使用在稻田生态系统的除草剂草甘膦也同样显示出其神经毒性作用。草甘膦可以降低斑马鱼前脑和中脑内的多种基因(*pax2*、*pax6*、*otx2* 和 *ephA4*),表现出神经毒性,此外还能影响斑马鱼的受精率,表现出生殖毒性。敌稗可以使离体肾皮质细胞乳酸脱氢酶释放率增加,对肾脏具有毒性。氯乙酰胺类除草剂丁草胺具有内分泌干扰作用。丁草胺与三唑酮杀菌剂结合使用时,对于斑马鱼内分泌干扰作用明显。杀虫剂敌敌畏可以损伤大鼠的认知能力,产生神经退行性疾病。马拉松杀虫剂可以改变孵化后斑马鱼胚胎的多种关键基因从而发挥其雌性激素作用,还可以抑制乙酰胆碱酯酶活性,使南亚野鲮的鳃、肝和肾脏产生氧化应激响应,从而造成南亚野鲮发生细胞学、生物化学及组织学的改变。百菌清是杀菌剂中典型的有机污染物。以非靶目标生物斑马鱼为毒性模型,对百菌清的毒性评价结果表明:百菌清的暴露可以导致斑马鱼体内与细胞分裂和 DNA 损伤有关的转录组水平上调,关于生殖、免疫力和异形生物物质消除有关的转录组水平下调。用于防治水稻稻瘟病的农药三环唑不仅可以通过改变多种酶活性(谷氨酸转氨酶、氨基转氨酶及乳酸脱氢酶等)对斑马鱼的肝脏生理学进行影响,还可以直接影响斑马鱼体内卵黄生成素的浓度,揭示其与性发育相关的内分泌作用。

卤代有机污染物(halogenated organic pollutants,HOPs)是指一类分子结构中含有氯、溴等卤素元素的有机污染物,多属于持久性有机污染物,包括有机氯农药(organochlorine pesticides,OCPs)、多氯联苯(polychlorinated biphenyls, PCBs)、氯化石蜡(chlorinated Paraffins,CPs)、卤代阻燃剂(halogenated flame retardants,HFRs)等。此前有很多研究报道了PCBs 和多溴联苯醚(PBDEs)等卤代有机污染物对于生物的毒性。流行病学研究证明长期暴露于 PCBs 会引起成人发病型糖尿病和氯痤疮,损害生物的免疫、生殖、神经和内分泌系统,增加肝癌和恶性黑色素瘤的发病率。PBDEs 在生命早期的暴露可抑制儿童神经和心理发展,造成儿童认知功能和行为发育异常。随着短链氯化石蜡(SCCPs)暴露量的增加,人体 HepG2 细胞活性降低;即使在 $1\mu g/L$ 浓度的 C_{10}-CPs 暴露下,暴露 48 h 相较于 24 h 的细胞活性显著降低。对日本青鳉(Oryzias latipes)胚胎的 SCCPs 毒理效应研究显示,9.6 mg/L 的 $C_{10}H_{15.5}Cl_{6.5}$ 和 7.7 mg/L 的 $C_{10}H_{15.3}Cl_{6.7}$ 致使青鳉鱼卵全部死亡。对于非职业暴露人员来说,卤代有机污染物通过饮食的暴露量占总摄入量的 90% 以上,其中,鱼类和其他水产品虽只占人类饮食总量的 10% 左右,却是这些污染物进入人体的主要途径之一。

目前已知的多环芳烃(PAHs)有 200 多种,是种类最多、分布最为广泛并且与人类活动关系密切的持久性有机污染物。PAHs 具有极强的致癌性、致畸性及致突变性。工农业生产中废水直接排放造成水污染,另外,PAHs 随降尘、降雨及降雪等大气沉降过程进入水体。PAHs 对藻类的光合系统中电子传递产生影响并影响藻细胞的代谢。许多研究表明,多环芳烃在水生生物体内能明显提高活性氧的产生。此外,PAHs 对水体中水生动物的一些酶系统也会产生较大影响。萘对斑马鱼(Danio rerio)的内脏团谷胱甘肽(GSH)、谷胱甘肽过氧化物酶(GSH-Px)和谷胱甘肽硫转移酶(GSTs)产生显著影响,具有比较明显的剂量效应关系。

有机磷酸酯(organophosphate esters,OPEs)是有机磷阻燃剂中使用量较大的一类。它一类人工合成的磷酸衍生物,其分子中心由一个磷酸根连接三个不同基团组成,其单体分子结构可认为是磷酸的氢原子被不同的基团所取代。目前已有许多研究表明 OPEs 具有多方面的毒性效应,主要包括生殖毒性、胚胎发育毒性、神经毒性、潜在的致癌性和内分泌干扰效应。

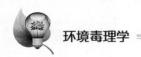

第四节 水体污染物的毒性作用机理

一、分子水平的毒性效应

细胞毒理学是以体外培养细胞为研究对象,研究外源性物质对生命细胞损伤的作用规律及其机制的一门科学,是毒理学中重要的组成部分。分子生物学技术的发展,使得从分子水平探索污染物对水生生物和人体产生的机制成为可能,使人们可以尽快确定污染物早期的测试终点并进行早期预测。

1. 氧化应激

金属积累通过产生活性氧(如过氧化氢、超氧自由基和羟基自由基)诱导氧化应激。鱼类受到金属胁迫会产生活性氧,从而导致氧化应激。过氧化氢(H_2O_2)通过芬顿反应转化为羟基自由基,引发氧化应激并导致蛋白质损伤、脂质过氧化和 DNA/RNA 损伤(图 7-10)。氧化应激是由于自由基的产生和生物解毒系统之间的不平衡而产生的,即抗氧化反应,具有抗氧化功能的物质包括超氧化物歧化酶(SOD)、过氧化氢酶(CAT)、谷胱甘肽(GSH)、谷胱甘肽转移酶(GST)等。因此,抗氧化反应可作为评估接触金属鱼类氧化应激的可靠和敏感指标。SOD 将超氧阴离子分解为 H_2O_2。由于对活性氧产生的防御机制,暴露于 Pb 的鱼类的 SOD 活性通常会增加。尼罗罗非鱼(*Oreochromis niloticus*)在 Pb 暴露条件的 CAT 活性显著增加,这可能是因为保护它们免受 ROS 产生的细胞和组织损伤的防御机制所致。Cd 能破坏体内的自由基平衡并且降低机体的抗氧化作用。将黄颡鱼暴露在 50 和 200 $\mu g/L$ Cd 水体中 8 周后,发现 Cd 暴露导致鳃中谷胱甘肽过氧化物酶(GPx)、GST 以及 H_2O_2 含量升高。为了应对草甘膦和铜胁迫引起的氧化应激,漂浮植物槐叶萍可以激活抗氧化防御系统,包括增加 SOD、CAT、过氧化物酶(POD)、抗坏血酸过氧化物酶(APX)的含量。高浓度的复合污染超过植物的氧化防御能力时间,丙二醛(MDA)含量显著增加。表明抗氧化系统的激活可以在一定程度上缓解槐叶萍受到的毒害作用。也有研究表明 Cd 能抑制体外培养人体 T、B 淋巴细胞的增殖,并且能降低其存活能力。25 $\mu mol/L$ Cd 可引起自然杀伤细胞(NK)活性降低,降低免疫活性,且有明显的剂量反应关系,说明 Cd 可以引起生物机体内酶的损伤,造成过氧化胁迫生殖毒性(图 7-6)。

2. 基因毒性

基因毒性被定义为对细胞遗传物质(染色体、DNA 或 RNA)的破坏性影响。多种化合物在体外都表现出了其遗传毒性作用。遗传损伤是许多化合物的毒性机理,尤其是对致癌性化合物。顺铂是一种广泛用于治疗人类恶性肿瘤的抗癌药物,研究结果表明,顺铂暴露处理人类淋巴细胞后,显著增加了细胞内染色体畸变的数量,姐妹染色单体互换的频率也显著

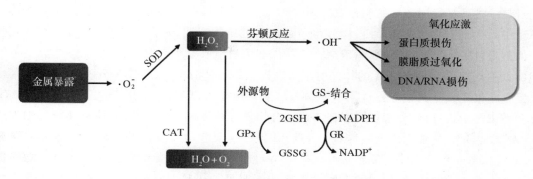

图 7-6　鱼暴露于金属环境中产生氧化应激的机制

(Lee et al.，2019)

增加,从而诱导人淋巴细胞产生基因毒性。单细胞凝胶电泳(彗星)试验结果表明,五种抗癫痫药物(卡马西平、加巴喷丁、拉莫三嗪、左乙拉西坦和托吡酯)都可以造成人类胚胎干细胞 DNA 损伤,表现出基因毒性作用。水合氯醛和水合溴醛是两种常见于消毒水中的三卤乙醛,属于水消毒副产物。结果表明,水合溴醛可以造成突变及 DNA 的损伤,但水合氯醛并没有展现出任何基因毒性影响。在一项联合遗传毒性研究中,甲胺磷(一种在我国禁用的农药)和甲硫磷不仅都可以使 HepG2 细胞的 DNA 受到损伤,在共同暴露处理后,显著增强了 DNA 的损伤情况。重金属一旦进入生物体内后会发生富集浓缩,当重金属剂量浓度超过一定量或长期暴露后会对生物体组织器官造成损伤,并诱导大量的活性氧(ROS)及亲电子代谢产物产生,进而与 DNA 分子结合,使得生物体内的细胞受到外界环境的氧化攻击,导致生物体内脂质发生一系列的反应,如过氧化反应、遗传物质改变、碱基核糖基氧化,进而造成某些细胞死亡或癌变。DNA 在被铁离子诱导以后产生的大量甲基自由基攻击时,会引起 DNA 高度甲基化。金属 Cu、Pb 单独和联合暴露均造成泥鳅卵细胞 DNA 损伤,具有基因毒性。研究表明,暴露在 150 μg/L 氧化铜纳米粒子(CuO NMs)环境中 3 天后,CuO NMs 引起浮萍叶片 DNA 损伤,浮萍叶细胞出现明显的拖尾现象,说明 CuO NMs 具有显著的基因毒性。利用 AFLP(Amplified Fragment Length Polymorphism)技术分析轮叶黑藻叶片基因组 DNA 损伤水平。结果显示,当铜浓度增加时,叶片基因组 DNA 的 AFLP 多态性程度呈现逐渐增加的趋势,并且在 0.1 mg/L Cu 处理下,成熟叶片的 AFLP 多态性和 8-OHdG 含量均显著高于幼嫩叶片。重金属胁迫还会引起植物基因组 DNA 甲基化异常。轮叶黑藻基因组会发生表观遗传修饰变化以响应 Cu 胁迫。

3. 生殖毒性

被农药污染的水体,会给人类健康和动物生殖健康带来严重的威胁。三聚氰胺是一种广泛使用的有机工业化学品,其可以抑制小鼠睾丸细胞的细胞活性,导致细胞发生明显的超微结构变化,并且加速细胞死亡。还下调细胞内 occludin,N-cadherin 还有 vimentin 蛋白的表达情况,破坏睾丸细胞屏障的完整性。邻苯二甲酸二正丁酯是一种普遍存在的化学物质,该化合物可以影响男性生殖系统,这与荷尔蒙紊乱有关,该化合物可以抑制细胞的增殖,并经 PTEN/AKT 途径造成 DNA 损伤并且诱导细胞发生凋亡,显示了该化合物的生殖毒性。

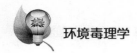

硫丹是一种已被我国禁用的剧毒农药,其作为持久性有机污染物的一种新成员,在多种动物模型中均表现出生殖功能障碍,体外生殖毒性研究结果表明,硫丹对寿命、繁殖力和孵化能力的剂量依赖性下降,伴随着生殖细胞的凋亡率呈剂量依赖性增加,硫丹还能够造成生殖细胞的细胞周期紊乱。双酚A的体外生殖毒性机制是通过IFNβ-XAF1-XIAP途径,诱导雄性大鼠生殖细胞发生凋亡性死亡。十溴联苯醚通常用作阻燃剂,通常用于电子设备、塑料、家具和纺织品中,体内体外毒性研究证实该化合物具有较强的生殖毒性,能使小鼠精母细胞内DNA造成损伤,使细胞周期阻滞在G1期,并且产生氧化应激反应和细胞凋亡现象。研究Cd对吉富罗非鱼(*Oreochroms mossambcus*)毒性效应及繁殖力影响过程中发现,Cd能够提升血清中雌二醇的含量,但对睾丸酮含量影响不明显。在基因水平,Cd能够提高卵巢中雌激素受体的表达,但Cd暴露可以抑制卵黄蛋白原(vitellogenin,VTG)的生成。在精巢中,Cd通过提高糖皮质激素受体(glucocorticoid receptor,GR)的表达抑制精细胞和精子的发育。

二、个体水平的毒性效应

生物个体是污染物发挥效应的直接对象,在个体水平的研究主要为生长抑制或亚致死、致死效应,这些毒理学效应数据是应用于生态风险评价的基础数据。

藻类是海洋和淡水水体中必不可少的初级生产者。然而,微藻中有一部分种类积累到一定数量时会产生毒素,称之为有害藻类。短小凯伦藻是一种能造成鱼类死亡的甲藻,并且能够产生毒性物质抑制其他浮游植物生长。一些不产毒的亚历山大藻类却有毒性能力,也说明了亚历山大藻能产生一些至今未知的毒素。也有研究表明,藻类毒素能抑制共存浮游植物生长,产生毒性效应。多环芳烃在个体水平上研究表明,多环芳烃对藻类的生长具有明显的浓度剂量效应。于娟等研究发现,蒽会使小新月菱形藻(*Nitzschia closterium minutissima*)和亚心形扁(*Platymonas subcordiformis*)的相对增长率下降。低浓度的蒽会刺激赤潮异弯藻(*Heterosigma akashiwo*)、亚历山大藻(*Alexandrium tamarense*)和中肋骨条藻(*Skeletonema costatum*)的生长,而高浓度的蒽则抑制藻类的生长。砷对藻类的毒性因砷形态的不同而有所差异。一般来说,无机砷的毒性要远高于有机砷,而iAs^{III}(三价砷酸盐)的毒性要高于iAs^V(五价砷酸盐)。但水体中的砷对藻类的毒性效应也存在差异。有研究表明,相比于iAs^V来说,绿藻(*Stichococcus bacillarisde*)对iAs^{III}的耐受性更强。砷对藻类毒性的影响与藻的种类也有关。研究表明,当iAs^V浓度超过7.5 mg/L时,会轻微地抑制莱茵衣藻(*Chlamydomonas reinhardtii*)的生长,然而却严重抑制了普通小球藻(*Chlorella vulgaris*)的生长。用含镉化合物处理蚕豆后,种子的发芽率随着种子中镉积累量的增加而显著下降。种子中积累的镉(内源性镉)对种子萌发的抑制效应比外源性镉强得多。用含镉250 mg/L的溶液处理正常种子,其发芽率比对照降低5%;而镉积累量为5 mg/kg的种子发芽率与对照相比降低约34%(图7-7)。

Cu、Pb和Zn等重金属都能够显著影响生物早期胚胎的发育和孵化,进而导致胚胎发育延迟的后果。重金属Cu和Cd对斑马鱼胚胎具有明显的毒性。研究发现,海洋多毛纲动物沙蚕(*Nereis succinea*)的胚胎和幼虫对Ag十分敏感,暴露于$AgNO_3$中显著增加了胚胎的

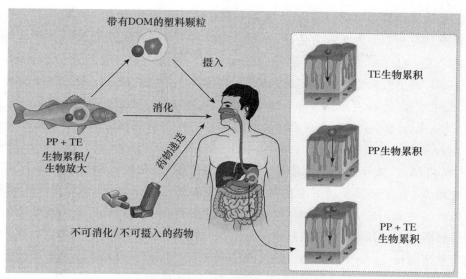

图 7-7　带有微量元素的微粒塑料中微量元素在人体内归趋

（Bradney et al.，2019）

注：PP，塑料颗粒；TE，微量元素（如重金属）；DOM，溶解有机物。一旦进入胃肠道和下呼吸道，吸附微量金属的颗粒塑料可释放金属，金属将进入组织，导致微量元素（TE）生物累积；或者塑料本身会进入组织，导致颗粒塑料（PP）生物累积；或者金属和塑料都会进入组织，同时导致颗粒塑料和微量元素累积。

致死率和畸变率。水生蜗牛（*Fruticicolidae*）暴露于重金属 Co、Cu、Pb、Ni 中 28 天后，早期胚胎生长受到抑制，到 56 天产卵量受到了抑制。随着 Pb 离子浓度的升高，斑马鱼胚胎的孵化率降低，鱼仔的畸形率升高。摄入微/纳米塑料对水生动物的影响在目前已经引起了研究人员广泛重视。大部分调查提供了机械效应的证据。摄入塑料碎片可能导致窒息、内部或外部伤口、溃疡、消化道阻塞，并进一步导致虚假饱腹感、摄食能力受损、饥饿、虚弱、回避捕食者效应受限，甚至死亡。聚乙烯微塑料也被证明抑制了浮游生物的生长繁殖。研究者发现暴露于聚苯乙烯微塑料对红皮短尾轮虫可造成氧化应激和抗氧化酶的增加，并导致生长速度、生殖力、寿命、繁殖时间和体型的下降。改性聚苯乙烯纳米塑料对海虾的亚致死效应后表明纳米塑料对海虾的摄食、运动和多次蜕皮产生了不利影响。较小的纳米塑料比较大的微塑料更容易被淡水鱼吸收，并且纳米塑料的排泄速度比微塑料更慢。颗粒塑料进入食物链后，最终可能留存在海鲜中被人类吃掉（图 7-9）。例如，一项研究对四种鱼干进行了塑料颗粒检测。检查的每条鱼含有 0～3 个塑料颗粒，总共在检查的鱼中发现了 36 个塑料微粒。大量的塑料类型为聚丙烯（47.2%），其次是聚乙烯（41.6%）。

三、种群和群落水平的毒性效应

著名生态学家 Odum 认为，生物群落（community）是生活在特定地区或自然栖息地种群的集合，他是一个有组织的单位，除了其中个体和种群等组分，还有它自己的特性。它是生态系统中"有生命的部分"。环境污染物对水域生态系统群落结构的影响不仅可通过单一作用于生物的存活、生长以及繁殖上，也可能存在干扰生物间的捕食关系或者竞争。

随着水体富营养化问题的突出，微囊藻与其他水生藻类的竞争成为热点。铜绿微囊藻与斜生栅藻具有典型的资源竞争关系，绿藻作为饵料与水溞类的捕食关系。稀土元素镧和乙二胺四乙酸（EDTA）对铜绿微囊藻（*Microcystis aeruginosa*）和四尾栅藻（*Scendesmus quadricauda*）的生长和竞争具有复杂的影响，当 EDTA 浓度为零时，低浓度镧刺激两种藻的生长，但中浓度（2.69～13.4 μmol/L）时，可以减轻镧对微囊藻的抑制，美丽星杆藻占优势，镧在低浓度（7.2 μmol/L）也可以减轻高浓度 EDTA 对微囊藻的抑制。硅藻（*Asterionella formosa*）和铜绿微囊藻（*Microcystis aeruginosa*）共存的环境中，在 P 限制时，硅藻处于优势种，在 Si 限制时，微囊藻处于优势种。也有研究表明衣藻（*Chlamydomonas reinhaidtii*）和微囊藻随着乙酸铅质量浓度的变化而变化，在低浓度（0～1 mg/L）微囊藻为优势种，而在高浓度（10～100 mg/L）衣藻为优势种，这种变化主要是由衣藻对铅污染的耐受能力比微囊藻高而导致的。蜉蝣动物（Mayflies）对重金属输入的反应很快，因为它们高度敏感。研究人员在美国爱达荷州 Coeur d'Alene 流域中等金属浓度的区域发现最主要的蜉蝣类群数量减少，蜉蝣生物 *Rhithrogena robusta* 和 *Cinygmula* sp. 的丰度下降了 75%。

污染物对群落的毒性效应可从两个方面理解。首先是以物种的存在或减少指示污染物毒性；其次，污染物耐受物种优势度的提高可能表明畸形的群落结构正在形成。比较多环芳烃胁迫下自然浮游植物群落和人工培养植物群落的敏感性，发现自然浮游植物群落更加敏感。

不同的生物对重金属的敏感性不同，从而影响群落结构。许多研究表明，沉积物中的重金属对底栖生物群落有不利影响。重金属污染水体，直接影响底栖无脊椎动物，并通过改变栖息地或营养关系等使其无法适应水中生存。大型水生无脊椎动物的金属敏感群体，如蜉蝣目（*Ephemeroptera*）、毛翅目（*Trichoptera*）和襀翅目（*Plecoptera*），由于重金属污染而死亡。硅藻受到重金属的强烈影响后，少数种类的硅藻在其截锥体内发育出畸形形态。淡水生态系统中的金属污染对水生昆虫群落构成巨大威胁。在受重金属影响的地点，物种多样性减少。英国学者的研究发现，河流中的铜对蜉蝣生物有显著的负面影响，认为铜元素是造成河流群落结构发生变化的原因。另一项研究表明，相较于锌和铅，科罗拉多河中受废弃矿井影响的鱼类和无脊椎动物在更大程度上积累了铜和镉。七星蜉蝣（*Rhithrogena*）中的浓度超过了捕食者石蝇（*Megarcys*）和杂食动物石蛾（*Arctopsyche*）中的浓度。学者研究了在瑞典北部一个已经废弃但曾经是欧洲最大的铅锌矿附近的 9 个湖泊中铅（Pb）和锌（Zn）对水生昆虫数量、沉积物和水中不同的铅和锌浓度下的变态和成虫羽化的影响，同时还调查了分类群之间对金属污染的反应差异以及潜在的群落组成变化。结果表明，总的昆虫数量不受金属污染的影响，但锌对水生昆虫的变态有负面影响，当水中的生物有效锌浓度增加时，成虫数量与幼虫数量成比例减少。对于生物可利用的铅，发现了相反的模式，即对幼虫产生负面影响，但对成虫羽化没有负面影响（图 7-8）。所有研究的昆虫类群对金属污染都有相似的反应，并且没有观察到群落结构对更具耐受性的类群的优势化的变化。

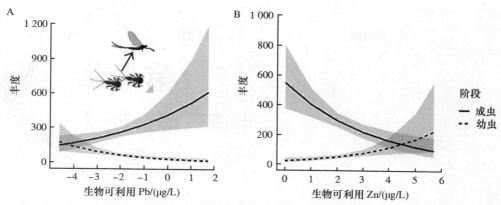

图 7-8 生物可利用铅(A)和锌(B)对水生昆虫幼虫(虚线)和成虫(实线)总丰度的预测影响

(Lidman et al. ，2020)

四、生态系统水平的毒性效应

在水环境中,污染物影响水生生物种群和群落结构变化,使生态系统结构与功能受到损害。生态系统中的相互作用亦可使水生生物种类组成发生变化。当污染物在一定的时空范围内持续作用于水生生态系统时,生态系统物质流动和能量流动受阻,生态系统健康(ecosystem health)受到影响,逐步走向衰退。

AQUATOX 模型是应用较成功的生态系统风险评价模型,被广泛用于北美地区水体中有机氯农药、多环芳烃、多氯联苯及酞类化合物的生态风险评估。我国研究人员通过调查得到白洋淀的优势种群的信息及其毒理数据、水体和沉积物浓度、生物累积浓度,结合白洋淀的水体特征,利用 AQUATOX 模型,评价生态系统尺度下 PBDEs 可能导致的直接效应和间接效应,计算了不同 PBDEs 暴露浓度条件下各个种群生物量变化 20% 的风险水平,并以此确定自然生态系统中化学物质在"可接受风险"水平时的浓度阈值。结果表明,在暴露浓度为 1.85 μg/L 时,轮虫(rotifer)和鲤鱼(carp)种群生物量变化 20% 的风险概率为 50%;在 PBDEs 的暴露浓度低于 0.80 μg/L 时,所有生物种群生物量变化 20% 的概率较小。

长期环境污染对生态系统产生负面的生态效应表现在:①生物多样性的丧失,包括遗传多样性的丧失、物种多样性的丧失和生态系统多样性的丧失;②生态系统复杂性降低;③自我调控能力下降。例如,在 12.5～50.0 mg/L 的高浓度单甲脒农药作用下,藻类和水生植物严重受损或死亡,光合作用十分微弱甚至完全停止,导致产氧量急剧下降,生态系统的功能明显衰退,呼吸量大于产氧量,pH 和溶解氧量也明显降低,引起一系列反应,使鱼类等消费者死亡率增加,生态系统受到严重损害。如果污染程度不变,随着时间增长,生态系统结构与功能受损严重,将不可恢复。

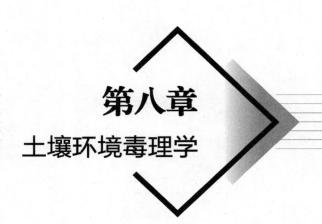

第八章
土壤环境毒理学

概　述

一、土壤圈介绍及其功能

土壤是生态系统中最重要的组成部分之一,受母质、地形、生物、气候、人为因素等多种综合因素的影响,形成因素十分复杂。同样,一些土壤理化性质也与成土因素密切相关,包括土壤肥力、土壤 pH、土壤元素组成、土壤持水能力等重要指标。土壤圈与大气圈和水圈紧密相连,是它们的重要过渡带。能量和物质循环不仅只在土壤圈中发生,而且在土壤和水、大气等圈层之间也在发生。因此,一旦污染了其中一个圈层,污染物就不可避免地迁移并转变为其他圈层中。同时,由于食物链的传播,不同圈层内的生物体会转移和富集污染物。例如,作物可以吸收和富集各种土壤污染物,人体通过食物链受到健康的影响。土壤主要有以下两个重要功能:

(1)从农业生产的角度来看,土壤表面的松散表层不仅可以为植物生长提供机械支撑,还可以为植物生长提供水、肥、气、温等多种肥力因子。土壤对农业生产非常重要,是人类生存的重要资源。

(2)从环境健康的角度来看,由于污染源主要来自人类活动,土壤生态系统不仅是污染物的最大接受者,也是污染的最大起点。土壤生态系统具有代谢和吸收外部输入物质的能力。总的来说,这意味着土壤可以将外部输入材料转移并转化为土壤的一部分,然后将其输出到外部世界。然而,这种能力是有限的。经过一定程度的污染和破坏后,土壤很难恢复。特别是在工业高度发达的时代,各种污染物的不达标排放以及不合理资源的开发和长期使用对土壤健康产生了重大影响。

二、土壤生态系统中常见的污染物

众所周知,化学污染是涉及土壤生态系统中最为重要的环境问题。根据污染物的浓度,可以将土壤生态系统中的污染物分为以下两类:

①大量污染物:包括氮磷钾肥等,因不合理施肥及利用率低等原因造成大量流失。②微量污染物:包括无机微量污染物、非农药类有机微量污染物、农药等。

根据污染物的性质,可以将土壤生态系统中的污染物分为以下三类:

①物理性污染物;②化学性污染物;③生物性污染物。

根据污染物的来源,可以将土壤生态系统中的污染物分为以下三类:

(1)水体污染型。利用工业废水或城市污水进行灌溉时,污染物随水进入陆地生态系统。我国农田采用污水灌溉已有40多年的历史,尤其在干旱缺水的北方地区,污水灌溉有着重要的意义。污水灌溉解决了农用供水不足的问题,起着保证农作物产量的作用,同时也带来了土壤污染及地下水污染等问题。通过对我国污水灌溉区普查发现,污水灌溉区域以汞、铅等重金属污染最为突出,在西安、太原、保定、成都、沈阳等郊区,污水灌溉区均已出现重金属污染超标情况。

(2)大气污染型。其特点是以大气污染源为中心,呈椭圆状或条带状分布。空气中各种颗粒沉降物(如富含镉、铅、砷等的粉尘),沉降到林木、作物及地面而进入陆地生态系统。大气中的气态污染物,如硫和氮的氧化物及氟化氢等废气,分别以硫酸、硝酸、氢氟酸等酸类形式随降水进入陆地生态系统。

(3)固体废物污染型。主要由垃圾、矿渣、粉煤灰等物质进入陆地生态系统,而使其生态环境遭到污染。另外,塑料地膜等塑料制品的普遍应用,所造成的陆地生态系统的"白色污染"也属于固体废物污染型。

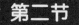

污染物在土壤中的环境行为

一、污染物进入土壤的途径

陆地生态系统中污染物的主要来源是人类直接使用污染物和生产过程中的污染物排放。大气中的污染物也可以通过降水进入陆地环境,或通过地表径流和地表水循环输送到不同地区。污染物进入陆地生态环境的主要途径有三种:一是生产加工企业的污染物排放和泄漏;二是在农田和林区喷洒各种农药,农林作物病害的杀虫剂和各种肥料除草剂落到土壤或水面上;三是污染物通过大气沉积、灌溉水和动植物废物进入陆地生态系统。进入陆地生态系统的污染物的自然形式包括火山爆发、森林火灾、细菌、病毒和植物花粉的传播。

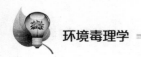

二、化学污染物在土壤中的迁移转化

1.重金属

进入地球生态环境的重金属可以迁移、富集和化学转化。重金属主要以溶解或悬浮的形式进入土壤,并随着水的运动(从液相迁移)在生态系统中迁移和运输;重金属也可以通过复杂的食物链(网络)在生物体之间运输,起到逐渐放大的作用。一般来说,进入土壤的重金属主要在上层土壤中,然后通过植物的根系吸收和迁移到植物体内,或随雨水流向下层土壤移动。几种主要有害重金属在土壤中的迁移和分布情况如下:

(1)镉(Cd)。由于 Cd 在土壤中的吸附和化学固定作用,其主要积聚在土壤表面。根据其溶解性,可以将土壤中的镉可分为水溶性镉和不溶性镉两大类。水溶性镉包括离子态和络合物态,水溶性 Cd 的生物利用性极强,十分容易被生物吸收,危害性更大。对于不溶性Cd,则恰恰相反,包括硫化镉(CdS)、碳酸镉(CdCO$_3$)、磷酸镉[Cd$_3$(PO$_4$)$_2$],其在土壤中的迁移转化能力很弱,并且生物利用性低,危害较小。土壤对 Cd 的吸附率通常为 $80\%\sim95\%$,并且不同土壤表现出完全不同的吸附效果,有学者报道称 Cd 在常见土壤中的吸附顺序为腐殖质土>重壤土>壤土>砂质冲积土。

(2)汞(Hg)。Hg 可根据其化合物的性质分为无机 Hg 和有机 Hg。按照其水溶性来分可分为可溶性 Hg(HgCl$_2$)、不溶性 Hg(包括磷酸汞、碳酸汞和硫化汞等)。据相关学者报道,Hg 在地表土中的平均含量极低,约为 0.03 mg/kg。但是随着电池等行业的快速发展,汞在地表土中的污染越来越严重。汞在土壤中的迁移转化能力很差,95% 以上的汞能被土壤迅速吸附或固定(与汞螯合)。黏土矿物和有机物对 Hg 的作用力极强(吸附、螯合等)。

(3)铅(Pb)。土壤中的 Pb 主要以 Pb(OH)$_2$、PbCO$_3$ 和 PbSO$_4$ 的形式存在。与 Hg 类似,土壤中的各种黏土矿物、腐殖质和有机物对 Pb 的各种化合物及其络合物吸附作用力极强,此外 Pb 极其容易与各种腐殖质发生反应,如腐殖酸、富里酸容易与 Pb 形成十分稳定的物质,值得注意的是这些反应中与 Pb 的结合远强于与其他重金属发生反应,而且这些物质的稳定性与 pH 密切相关,pH 越低,Pb 的迁移及溶解性更强,生物利用度更高,毒性危害也更强。

(4)铬(Cr)。铬与 Cd、Hg、Pb 等金属较为类似,其主要也分布在地表土壤上,很难向下迁移超过 40 cm。Cr 在土壤中主要以两种价态存在,即三价铬和六价铬,主要是 Cr^{3+}、Cr$_2$O$_7^{2-}$ 和 CrO$_4^{2-}$ 的形式存在。其中三价化合物的形式是最稳定的,如 Cr(OH)$_3$。土壤中六价铬易迁移转化,故六价铬比三价铬毒性更大。土壤胶体对铬的强烈吸附,是土壤中的铬迁移能力和生物有效性降低的原因之一。

(5)砷(As)。砷是一种剧毒的准金属元素,但不同形式的砷的毒性大不相同。土壤中As 的形态主要包括三价 As、五价 As 和甲基 As 化合物。三价 As 的毒性最大,其次是五价As,其次是甲基 As 化合物。通常甲基 As 化合物的毒性随着甲基数的增加而降低的。土壤对砷的吸附的主要物质是黏土矿物中的氢氧化铁、铝等化合物,其次是有机胶体。我国土壤对砷吸附能力的大小顺序为:红壤>松土>黄棕壤>黑土>碱性土壤>黄土。砷在土壤中的溶解度受 pH 的影响很大,当土壤 pH 低于 3 或高于 9 时,砷的溶解度增加;当 pH 接近中性时,砷的溶解度低。

2. 农药

进入陆地生态系统的农药主要在土壤生态系统中迁移和转化。农药随水迁移有两种方式,一种是水溶性高的农药直接溶于水;另一种是吸附在水中悬浮颗粒表面的农药随水流迁移。土壤表面的农药会随着灌溉水和水土流失向周围迁移和扩散,造成水污染。农药在土壤中的迁移率是预测其对水资源特别是地下水影响的重要指标。

3. 塑料

塑料对环境造成的污染称为"白色污染"。塑料是从石油或煤中提取的石油化工产品。一旦产生,它们很难自然降解。塑料进入陆地生态系统的主要途径是:农业覆盖、果树套袋、生活垃圾填埋以及焚烧或再处理废塑料过程中产生的有害气体。后者可通过颗粒物沉降和降水进入陆地生态。系统塑料结构稳定,不易被微生物降解。大量塑料垃圾进入土地将破坏土壤的渗透性,使土壤变硬,并影响植物的生长。如果牲畜意外食用混有饲料或残留在野外的塑料,也可能导致消化道阻塞并导致死亡。因此,如果塑料垃圾不回收利用,将对环境造成极大的危害。

三、土壤生物对化学污染物的吸收与富集

陆地生物对某些元素或难降解环境污染物的吸收主要包括:①植物根系对污染物的吸收可使污染物从土壤的下层往上层富集。植物地上部分死亡、分解后,污染物会转移到土壤上层,这一过程可称为土壤上层生物富集过程,如铜、铅、锌等重金属有以上现象;②土壤微生物对污染物的吸收和富集;③蚯蚓和其他生物可以通过吞食土壤吸收和积累污染物。

土壤污染物主要通过植物根系吸收积累在植物的根、茎、叶和果实中。进入植物体内的污染物会沿着食物链进行生物积累和生物放大,从而危及动物或人类的健康。植物对进入陆地生态系统的环境污染物具有普遍的吸收特性。可溶性污染物可被植物的根系附着吸收。挥发性污染物可以通过植物的呼吸作用进入植物体内,即使它很难溶解在水中。难以挥发的污染物也可以被陆地生态系统环境中的植物吸收。植物吸收污染物是一个复杂的过程。一方面,它受温度、土壤湿度、pH、土壤质地和有机质含量等环境因素的影响。例如,某些农药的药害随着大气温度和土壤含水量的增加而增加,但随着土壤有机质含量的增加而降低。另一方面,污染物本身的性质也将对植物的吸收产生重大影响,例如重金属的类型、价态和存在。例如,当作物从土壤中吸收铅时,它们主要吸收在土壤溶液中的铅离子(Pb^{2+})。土壤中的"有效"铅约占土壤中铅总量的 1/4。作物吸收的大部分铅在根中积累,很少转移到茎和叶中。可溶性差的镉[如 CdS、$CdCO_3$、$Cd_3(PO_4)_2$ 等]不易迁移,不易被作物吸收。当 pH 降低时,植物吸收镉增加;当 pH 增加时,植物吸收的镉减少。通过测定土壤中蔬菜和牧草的砷含量,发现当土壤砷含量相差 20~30 倍时,作物茎叶中的砷含量相差仅 1.3~3.0 倍,而根中的砷含量相差 4~15 倍。污染物的半衰期也直接影响植物对污染物的吸收。半衰期小于 10 天的污染物不太可能被植物吸收。随着半衰期的增加,植物吸收污染物

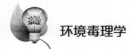

的能力增加。此外,植物的不同生长期和生长期的长短对污染物的吸收也有重要影响。不同的植物在不同的生长期对污染物的吸收能力有很大的不同。一般来说,苗期对污染物的吸收相对较弱,生长期长的植物比生长期短的植物能积累更多的污染物。不同植物种类对污染物的吸收差异很大。例如,豆类和黄瓜容易受到砷的侵害,而谷物和牧草具有很强的耐砷性。

在陆地生态系统中,由于高营养的生物以低营养级生物为食物,生物体内某种污染物的浓度随着营养水平的增加而逐渐增加的现象称为生物放大(biomagnification),造成陆地食物链中高营养生物的污染物浓度大大超过其环境浓度。例如,高效杀虫剂二氯二苯三氯乙烷(DDT)难溶于水,易溶于脂肪,可在各种动植物中高度富集。随着营养水平的提高,DDT在不同营养水平下的富集程度可达到双倍、千倍、万倍甚至百万倍。

四、化学污染物在土壤中的降解

充分探究环境污染物在陆地生态环境中的分解及各种转化降解反应,是理解环境污染物在陆地生态环境中的行为、作用机制和生态安全性评估的重要组成部分。对于各种各样的环境污染物质来说,有机污染物质(农药、抗生素、塑料等)更容易分解。对于各种重金属污染物来说,其半衰期较长,因此这里不作具体讨论。在本小节中将重点讨论有机物污染物(主要针对农药等污染物)。

1.非生物降解

(1)化学水解。环境污染物的水解可以分为两种:生物水解和化学水解。生物水解是有机污染物在生物体内由水解酶作用的反应,化学水解是有机污染物在生态环境中受到酸碱影响而产生的化学反应。化学水解是非生物分解中最常见的反应之一,对生态环境中不同有机污染物的稳定性和生物活性有不同程度的影响。

(2)光化学降解。有机污染物分子在光诱导或光催化作用中的化学反应过程可以通过光化学反应过程分为直接光解和间接光解。直接光解是有机污染物分子吸收光能并进入激发状态后发生的光化学反应。间接光解是因为生态环境中的物质吸收光能并进入激发状态,激发有机污染物分子的光化学反应。光化学降解是一种较为环保的方式,目前越来越多的学者开始从事使用纳米颗粒来提升光降解效率的研究,因为这种方式成本较低,且节省能源,是一种十分绿色的方法。

2.生物降解

生物降解是通过生物作用将有机污染物分子分解成小分子化合物的过程。生物的种类包括微生物、高等植物和动物。其中微生物的分解是最普遍且重要的。土壤微生物对农药的分解是农药从土壤中消失的最重要的手段。影响土壤微生物活性的所有因素都会对农药的分解产生影响,有机污染物本身的性质对其分解有很大的影响。微生物对有机污染物的分解和代谢一般包括氧化、还原、水解和合成反应。近年来有大量学者研究相关的作用机理,如在污染环境中筛选针对某种污染物的强力微生物,相关例子有石油污染物的微生物降解,相关研究目前已较为成熟。但是由于生物降解受污染物浓度、生物量等因素的影响,不稳定因素较大。

高等植物与动物相比有着非常不同的生物化学过程和酵素系统。例如，葡萄糖醛酸和硫酸的结合反应在动物中广泛存在，但是在植物中很少。植物中存在很多葡萄糖的结合物，这在动物中是非常罕见的。有机污染物在高等植物中的主要代谢形式是氧化、脱氯和水解。氧化反应在农药对植物体内的生物转化和代谢过程中起着重要的作用。高等植物和动物具有相同的氧化酶系统负责有机污染物的氧化代谢。参与有机污染物氧化代谢的主要酶包括过氧化酶和多功能氧化酶等。如 DDT 脱氧反应首先在植物中被脱氢酶脱氢，然后脱去氯生成稳定的代谢物 DDE。水解反应可以由一些酶系统（例如聚酰胺酶和酯酶等）对植物中的有机污染物进行水解，如植物酯酶可以催化多种有机污染物的水解。

第三节 土壤化学污染物的生物毒性

一、重金属的生物毒性效应

1.对土壤生态系统的危害

土壤是生态系统中物质和能量交换的重要场所。有毒重金属通过大气和水进入土壤，蓄积在土壤中，超过土壤重金属元素的背景值引起土壤污染，减少土壤动物的种类和数量，破坏生态环境。特别是土壤重金属污染具有潜在性、不可逆性、长期性和严重后果的特点。最终直接影响土壤中生物重金属离子的含量，影响土壤生态平衡。发生骨痛病的日本土壤中的镉含量超过了 50 mg/kg。大型土壤动物重金属含量的分析结果表明，重金属的富集度随着污染程度的增加而增加。例如，镉是土壤生态系统中的主要有毒元素。一些种类的巨大蠕虫富含镉，富集系数为 11.96。

根据环境保护部、国土资源部 2014 年发布的《全国土壤污染状况调查公报》，实际调查土壤面积 630 万公里，总超标率为 16.1％，轻微、轻度、中度、重度污染点分别为 11.2％、2.3％、1.5％ 和 1.1％。污染类型以无机污染为主，复合型污染的比例比较小。无机污染占所有污染点的 82.8％。南方土壤污染程度比北方严重。长江三角洲、珠江三角洲及东北老工业基地等地区的土壤污染问题引人注目。在四种无机污染物中，镉、汞、砷、铅的排放量从西北到东南、东北到西南有逐渐增加的趋势。全国的土壤环境整体不乐观，农地的土壤环境令人担忧。人为活动，例如工业、采矿、农业和高水平土壤环境背景值是土壤污染或超标的主要原因。

2.对土壤生化过程的影响

重金属对土壤生物化学过程的影响主要表现在以下几个方面。①对土壤有机残留物分解的影响。土壤有机残留物的分解主要通过土壤有机质矿物化、氨化、硝化、反硝化过程进行。多种重金属可以抑制土壤有机残留物的分解。②对土壤呼吸代谢的影响。土壤的呼吸

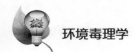

强度与土壤微生物数、土壤有机质水平、氮磷转化强度、pH、铜、铅及砷含量等因素有关。在盆栽试验中,重金属对土壤呼吸强度有一定的抑制效果,As 对土壤呼吸强度的抑制作用最强。不同重金属抑制土壤呼吸的顺序是:As>Hg>Zn>Sn>Sb>Ti>Ni>Pb>Cu>Co>Cd>Bi。③对土壤氨化和硝化作用的影响。例如,镉浓度越高,土壤的氨化和硝化作用越低。

3. 对土壤植物的毒性效应

重金属对陆生植物的影响主要表现在以下几个方面。①对植物吸收的影响:重金属会影响植物根系土壤养分的吸收。第一,重金属可以影响土壤中某些元素的释放和生物的有效性,从而改变土壤微生物和酶的活性。第二,重金属抑制植物呼吸,减少细胞 ATP 的产生,影响根系的吸收能力。②对植物细胞超微结构的影响:在没有明显症状的重金属影响之前,在组织和细胞中发现了生理、生物化和亚细胞结构(细胞核、线粒体、叶绿体等)等微观变化。③抑制植物种子活力、发芽、植物生长。④重金属对植物的生理代谢的影响是植物受害的重要机制。例如,镉污染对植物的酶活性、光合作用、呼吸作用、蒸腾作用、养分吸收和水分代谢等产生影响,从植物外观(根、茎、叶)的形态解剖中可以看出。

4. 对土壤微生物的毒性效应

重金属一旦进入陆地生态系统,首先会影响土壤中细菌、真菌、放射线菌等微生物的生长,例如溶解固态氮菌、磷菌、纤维素分解菌、枯草芽孢菌和树木霉菌等。不同重金属对土壤微生物的影响有很大差异,同一金属对于不同微生物的临界浓度和抑制率也不同。重金属对微生物的毒性主要表现为微生物硫醇基(—SH)酶的失活。许多金属与其他生物配体,例如核酸,具有强烈的亲和力,可以与细胞膜紧密结合。重金属中汞的毒性最大,除了与酵素蛋白中的硫醇基有很强的亲和力外,还可以破坏微生物的三羧酸循环和呼吸链。汞、铅、砷等无机毒物在一定条件下可以通过土壤中的烷基化来生成烷基金属盐。一些烷基金属盐比无机金属盐的生物毒性更高,脂溶性更高。随着食物链的传递,高营养生物的健康受到威胁。

5. 对土壤酶活性的影响

重金属破坏土壤酶的活性中心、必需基团和空间结构,降低其活性。另外,重金属抑制土壤微生物的生长增殖,最终导致土壤酶活性降低。不同土壤酶对同一重金属的敏感度明显不同,相同酶对不同重金属的感受性也不同。重金属作用于土壤酶的机制分为三种:①酶是蛋白质,作为修复基板需要一定量的重金属离子。这时,重金属的添加促进了酶的活性中心和基板的配位结合,使酶分子保持一定的结构,维持酶催化反应的性质和蛋白质的表面电荷,提高酶活性。即具有激活作用。②重金属占据酶的活性中心,与酶分子的熔体基相互作用。胺基和羧基的结合导致酶活性降低,即具有抑制作用。③与土壤酶没有特定的对应关系,酶的活性不受重金属的影响。

6. 重金属对蚯蚓的毒性效应

蚯蚓是土壤中的主要动物,在农田生态系统中起着重要作用。土壤被化学物质污染后,会对蚯蚓的生长和繁殖产生恶劣影响,甚至死亡。因此,评价化学物质对蚯蚓,以表征其对环境的危害程度,被认为是土壤污染的生态毒理学诊断方法之一。蚯蚓体内重金属积累明显与土壤中重金属的含量有正相关关系,一定程度上反映了蚯蚓生存的土壤污染程度。土壤中重金属 Cd、Pb、Zn、Cu 的复合污染对蚯蚓的急性效应有很强的协同作用。蚯蚓对重金属的吸附顺序是 Cd＞Hg＞As＞Zn＞Cu＞Pb,富集系数大于 1,所以表现出较强的富集效应。因此,可以分析蚯蚓中重金属的含量,进行土壤中重金属程度评价。

二、农药的生物毒性效应

1.陆地生物种群的生态毒理学效应

(1)农药对植物多样性的影响。农药渗透到植物组织中,引起植物毒性。碱性物质(松香混合物、过量石灰-波尔多混合物等)通过侵蚀植物叶子的表皮细胞引起药害。有些农药会堵塞植物的气孔。严重的植物毒性导致植物死亡,进而改变植物的群落结构。只有合理使用农药,才能控制有害生物,促进作物的生长。滥用杀虫剂会对植物的多样性产生不良影响。长期使用除草剂的农业用地,植物的多样性显著降低,附近的草地和林地(约 5 m)的植物多样性也受到影响。长期使用单一除草剂改变了杂草的群落结构,进一步提高了杂草的预防和治疗的难度。在美国东南部的松林,由于使用除草剂,松树林下 1.4 m 以下的木本和草本植被的丰富度大幅度减少。

(2)农药对动物种群的影响。农药的化学毒性对害虫的预防和治疗起到了很大的作用,但也对非靶标的昆虫、鱼类、动物和人类造成了危害,引起了一系列生态毒理学问题。除草剂用于根除杂草,但对动物也有毒。例如,敌敌畏和百草枯等农药对动物的毒性很大。另外,对害虫毒性高的杀虫剂也会杀死大部分天敌。害虫的数量通常比天敌恢复得快,如果没有天敌,害虫会再次蔓延,可能比使用前还要多。另外,杀虫剂在抑制主要害虫后,会产生次要害虫,并使其成为主要害虫。自 DDT 等农药出现后的 10 年间,由于农药的使用,世界 13 科 50 种以上的害虫异常增加。

(3)农药对土壤微生物群落的影响。农药对土壤微生物的影响主要表现为农药对土壤微生物群落的影响,以及根际微生物、根瘤菌等土壤微生物活性的影响。不同的农药对微生物群落有不同的影响,相同的农药对不同的微生物种类有不同的影响。在推荐剂量下,有些有机氯农药和有机磷农药对土壤中的细菌、放射线菌和真菌的总数以及微生物呼吸作用影响不大。但是过高剂量的农药对土壤微生物有很大影响,可以杀死和抑制有益的微生物,如硝化细菌和氨化细菌。如果过度使用杀虫剂和除草剂,甚至可以杀死土壤中微生物。

2.陆地生态系统的生态毒理学效应

农药对陆地生态系统生态毒理学影响的研究一直备受关注,并取得了丰富的成果。这里以有机氯农药和有机磷农药为例,介绍如下。

(1)DDT 在生态系统中的生态毒理学效应。早期关于 DDT 生态毒理学效应的研究主要是观察野生动物在栖息地中的散布和未散布区域的物种变化。最初对 DDT 的损害评价过低,但是认为森林中使用的 DDT 很多(5.6 kg/km²),可能会影响野生动物。在随后的研究中,DDT 的使用大大增加了野生动物的死亡率,给各国带来了严重的生态毒性的影响,DDT 的生产停止和使用给各国带来了影响。DDT 毒理学研究主要得出以下结论。

①动物接触特定化学物质的频率和持续时间比接触线量重要。有些化学品的 LD_{50} 非常大,急性毒性属于低毒性类。因为使用的农药浓度不会对靶标对象以外的动物产生急性

毒性,所以在一定量的范围内无法发现毒性症状。进入环境后,这些化学品通常是难以分解的有机化学品,长期存在于环境中,长期接触野生动物,长期摄取后容易在脂肪,并转移到不同的组织和器官,引起慢性中毒,进而引起生殖毒性及物种繁殖障碍。DDT和其他有机氯化合物是环境中难以分解的有机化合物。它们长期存在于污染环境中,长期被动物吸收后在脂肪中储存并积蓄。如果转移到大脑中,可能会引起亚致死或致命毒性。并且长期接触DDT和六氯苯(BHC)后,啮齿类动物有可能患肝肿瘤。

②农药的代谢转化产物比母体化合物毒性大,或在动物组织的耐久性长。DDT在肝脏中可以转换成2,2-双-(对氯甲酯)-1-二氯乙烯(DDE)。虽然毒性比DDT小,但是可以长期保存在动物体内。DDT将以DDT和DDE的形式被保存在体内,其中DDE的含量占60%。

③对部分成人及动物毒性较小的化学物质,通过影响繁殖可以抑制该群体的发展。在现场观察中,接触亚致死量的DDT可能导致繁殖能力降低,但DDT可能导致鸟类卵壳强度降低,这是导致其繁殖能力降低的机制。在饲料中添加DDT会降低蛋壳的强度,降低鸟类的繁殖成功率。有机氯农药影响鸟类蛋壳的机制主要是:血液和钙消耗ATP进入输卵管,并通过与壳腺放出的二氧化碳和水反应生成碳酸。在蛋壳上,DDE是DDT的代谢产物,能抑制ATP酵素和碳酸酶的活性,进而抑制碳酸钙的形成及其在蛋壳中的堆积。DDT和其他有机氯农药也能诱导雌激素和雄性激素的代谢,从而给动物带来生殖毒性。有机氯农药由于食物链的传递和放大也会对水鸟的繁殖产生严重影响。例如,在美国的湖中使用DDT来控制蚊子对湖中生物造成污染,鱼体内DDT含量增加,以小鱼为食的水鸟体内DDT含量达到1600 mg/kg,鸟蛋DDT含量为69.2~100.7 mg/kg,导致孵化率降低并显著影响了鸟类群的发展。

④不同种类生物对DDT的毒性反应有很大不同,对于特定农药的近亲种的敏感度可能也有很大的不同。

(2)有机磷农药的生态毒性效果。在通常的生理条件下,刺激胆碱神经,其周围部分会释放乙酰胆碱,乙酰胆碱会将神经冲动传达给支配它们的效果器官。同时,乙酰胆碱在效果器官中被乙酰胆碱酶快速分解,确保了神经生理功能的平衡和协调。有机磷农药和氨基酸酯农药能延长胆碱酯的活性,导致乙酰胆碱的积蓄,过度刺激胆碱神经系统和其效果器官,引起组织器官的变化,引起一连串的中毒症状。

①急性及亚急性毒性:有机磷农药的初步研究主要集中于急性及亚急性毒性试验,观察鸟类及其他野生动物的危害。有机磷化合物是胆碱酯的抑制剂,通过测定动物脑中胆碱酯酶的活性,可以确认动物中毒是否与有机磷有关。基于动物对化学物质的感受性,对有机磷农药的急性毒性和亚急性毒性进行了分类。大部分有机磷农药的亚急性毒性低于急性毒性,而一些急性毒性化合物在亚急性投药时几乎无毒。这是因为鸟类对这些化学物质有排斥作用。因此,简单的灵敏度(LD_{50}等)不是可靠的风险指标。有些剧毒化学品与野生动物的灭绝无关,其他毒性低的化学品有可能导致野生动物死亡。这可能与野生动物的行为、饮食习惯和生理状态有关。另外,化学物质的气味会给动物带来不愉快的感觉从而避免进食,即使这种化学物质毒性较强,但对动物危害性较小。相反,如果动物无法避免化学物质的气味,即使化合物的毒性低,也会长期暴露、大量摄取,导致慢性中毒甚至动物死亡。

②对繁殖和发育无影响或轻微影响:有机磷农药散布区的八哥幼鸟的发育只受轻微和

暂时的影响。在人工饲养的鹌鹑饲料中,添加了不同浓度的有机磷农药二氨酸,观测到了繁殖率的降低。将有机磷农药混入饲料中饲养鸭子,探究高剂量有机磷农药和低温对雏鸟生存的影响。在低温条件下,胆碱酯抑制剂的毒性增加,毒性时间变长。在亚致死剂量浓度下,动物抵御低温的能力减弱。

③食物连锁效果:如果鸟类和两栖动物接触杀虫剂后死亡,会进一步造成食物链上游的动物死亡。根据野外观察,海鸥和幼鸟有可能因食用有毒昆虫而死亡,喜鹊和其他肉食动物也有可能因吃了用杀虫剂处理的牛的毛发和扁虱而中毒。

④种族差异:理想的农药对害虫具有较强的选择性毒性,对人类无毒。有机磷农药具有一定的选择性,从动物获得的毒理学信息中推断对其他动物的毒性作用可能不可靠。老鼠、水鸟、两栖动物、爬虫类、鸣禽、猛禽和其他动物对毒物有不同的反应。例如,两栖类对几乎所有的胆碱抑制剂都具有高度的抗药性,这可能由于其适应了淡水池的生活,而有毒的淡水藻类会产生胆碱抑制剂的毒素。

三、有机污染物和肥料

土壤中有机污染物浓度达到一定值后会影响植物生长。例如,2.4-D 可以以各种形式影响植物细胞的分裂,低浓度会促进细胞的成长,浓度超过一定限度时,促进作用就会减弱,并且会强烈抑制细胞的成长。除草剂可以抑制作物种子的发芽和根的生长,这是因为除草剂对与种子发芽有关的重要酶的活性产生不良影响,并且对种子发芽期间根尖细胞的有丝分裂产生不良影响。此外,除草剂影响植物根部生长,破坏其吸收功能,并使植物在吸收不同元素时显示选择性。用含有高浓度阿特拉津和乙烯胺的水灌溉稻田时,稻苗的根由白变黑甚至腐烂。这些环境污染物的生态毒性效应最终可能导致作物产量和质量下降。另外,一些正辛醇-水分配系数(K_{ow})是 $10^2 \sim 10^5$ 的疏水性有机物在生物体内不能及时代谢或排泄,陆上食物链对其具有明显的生物放大作用,对高营养生物会产生一定的生态和健康风险。

农业生态系统除了与人类有密切关系的特征外,还具有独特的特点。例如,新烟碱类杀虫剂可以在土壤的食物链之间传播(用杀虫剂处理的大豆种子喂食蛞蝓)。杀虫剂逐渐被软体动物蛞蝓积蓄,之后被独角仙捕食,所以独角仙也受到了杀虫剂的影响,但是这种食物链的传播成为甲虫受伤害及死亡的原因。害虫蔓延,破坏农业生态系统平衡,最终导致大豆产量下降。由此可见,农业生态系统生态毒理学的研究不仅具有理论意义,而且具有重要的应用价值。

合理施肥有利于提高农业的产量,长期过度施肥会给生态系统特别是农田生态系统带来严重破坏。长期不适当地使用有机肥料和化学肥料,大气中的 NO 和其他的臭氧层气体含量增加,CO_2 等温室效应气体浓度增加,导致水体的富营养化等生态环境恶化,间接对动物、植物、微生物产生生态毒性。另外,肥料特别是化学肥料与重金属、农药、苯、酚类、偶氮、抗生素等污染物容易混合在一起,并通过施肥进入土壤,直接影响植物生长。如果不科学地使用化肥,植物就会吸收过量/过少的营养元素,这同样也不利于农业生产。过量的氮肥会导致植物生长开花延迟、抗病性降低、容易倒伏、产量低和质量差。微量元素肥料的不当使用往往会导致微量元素过剩,影响其他微量元素的吸收和代谢,对植物的成长产生不良影响。

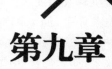

第九章
纳米材料、微塑料的毒性作用

第一节

纳米材料、微塑料概述

一、环境中纳米材料的概述

纳米材料（NM）的定义由英国标准协会、美国材料测试协会和欧盟新兴和新发现的健康风险科学委员会提出，纳米颗粒（NMs）被定义为具有 1～100 nm 的两个维度的材料。纳米粒子一直存在于我们的环境中，分别为自然和人为来源。空气中的纳米颗粒传统上被称为超细颗粒，而在土壤和水中，它们是胶体，尺寸范围略有不同。本章节的目的是介绍与环境中纳米材料有关的关键方面，并讨论关于它们的命运、行为、处置和毒性等内容，特别关注人造纳米材料的部分。

（1）天然和偶然释放的纳米材料。在城市大气中，以柴油和汽油为燃料的车辆和固定燃烧源多年来一直在提供各种尺寸范围的颗粒物质，包括纳米颗粒，其占总颗粒数浓度的36%以上。此外，大气中存在 NMs 的自然背景，尽管与人造 NMs 的潜在释放相比，其总浓度较低。此类颗粒对健康的影响仍在调查中，监管重点从传统的 PM_{10}（空气动力学直径小于 10 μm 的颗粒）转移到 PM_5、$PM_{2.5}$ 及以下，因为已经确定了更细颗粒毒性增加。迄今为止，在该领域开展的大多数研究都集中在超细颗粒材料（包括纳米级颗粒）及其对人类健康的影响，尤其是对呼吸系统的影响，生态系统方面的工作相对较少。关于人类健康的研究集中在许多影响上，包括氧化应激以及炎症和纤维化反应。

在水生系统中，胶体是适用于 1 nm 至 1 μm 尺寸范围内的颗粒的通用术语。水生胶体包括大分子有机材料，例如腐殖酸和富里酸、蛋白质和肽，以及胶体无机物质，通常是含水的铁和锰氧化物。它们的小尺寸和每单位质量的大表面积使它们成为有机和无机污染物的重要结合相。此外，高表面能、量子限制和构象行为可能很重要，尽管由于胶体或纳米颗粒的复杂性,目前对这些参数的讨论仍然是定性的。尽管溶解物质在操作上被定义为通过 $0.45~\mu m$ 过滤器的物质,但该部分还包括胶体物质,其生物利用度与真正可溶的有机或离子金属物质完全不同。最近的一些研究工作强调了溶液、胶体和颗粒物质的必要分离。

在土壤中,天然纳米颗粒包括黏土、有机质、氧化铁和其他在生物地球化学过程中发挥重要作用的矿物质。几十年来,人们一直在研究土壤胶体对土壤发育(成土作用)的影响及其对土壤结构行为(分散和团聚)的影响。与人造纳米颗粒特别相关的是,土壤胶体和其他多孔介质可能会促进污染物在土壤和其他多孔介质中的移动。当胶体运输的条件有利时,吸附到或掺入胶体的污染物可以被运输。例如,已发现天然土壤胶体是通过土壤剖面传输金属的载体(在之后章节中进一步讨论)。

(2)人造纳米材料。人们已经认识到纳米材料具有增强的甚至独特的机械、催化和光学特性以及导电性,这主要是因为它们的纳米尺寸。在过去十年中,新型制造或工程纳米材料的开发及其新兴纳米技术产业的开发呈指数增长。纳米技术产品的范围现在很广泛,可以分为许多不同的化合物类别,包括碳纳米材料、金属氧化物、半导体材料,包括量子点、零价金属,如铁、银和金和纳米聚合物,如树枝状聚合物。现在正在生产各种产品,包括纳米颗粒、纳米纤维、纳米线和纳米片。

NMs 的制备通常涉及直接合成路线,产生纳米尺寸范围的颗粒,或者应用研磨来减小大颗粒产品的尺寸,困难的部分是精确控制尺寸和形状。已经表明,通过机械研磨(例如球磨)可以实现的颗粒尺寸存在平衡限制。使用直径低于 $30~\mu m$ 的细陶瓷珠进行湿磨的方法,被证明是非常有效的 NMs 制备方法。在材料高度结晶的情况下,研磨后的尺寸可以低至 $1 \sim 10$ nm。

第一类 NMs 为碳纳米管(CNT)及其相关材料,起源于 1985 年富勒烯的首次发现:一种具有 60 个碳原子的空心球,也称为巴基球,由蒸发石墨棒发现。1991 年的后续研究产生了圆柱形富勒烯衍生物 CNT,它在规定的条件下合成,可以使用电弧放电或激光烧蚀石墨;或使用化学气相沉积的含碳气体控制管的直径和尺寸。第一个产品是多壁碳纳米管,同心圆柱的长度可达 10 μm,直径可达 $5 \sim 40$ nm。后来表明,在钴镍催化剂的存在下也可以生产单壁碳纳米管。这些富勒烯结构具有优异的导热性和导电性。单壁碳纳米管(SWCNT)的强度重量比是钢的 460 倍。尽管按成分分类在一起,但很明显 C_{60} 和 CNT 在环境中的表现可能完全不同。例如,在人类健康领域,碳纳米管越来越多地与其他棒和管组合在一起作为高纵横比纳米材料,因为人们担心它们的行为可能与石棉相似。在水性体系中,碳纳米颗粒由于其固有的疏水性而易于沉淀和聚集。这限制了它们在水性和生物医学应用中的使用。已经进行了大量研究以对这些碳纳米管进行表面改性,以提高水悬浮液的稳定性。通过共价修饰(例如聚乙二醇与 SWCNT 的连接)和非共价修饰,(例如 SWCNT 和磷脂溶血磷脂酰胆碱或 C_{60} 和溶血磷脂酰胆碱的自组装)能够形成非常稳定的碳纳米颗粒悬浮液。这些修改对它们在某些应用中的使用以及它们在环境中的命运和行为产生影响。到 2020 年,全球单壁碳纳米管的年产量估计将超过 2 000 t。C_{60} 和 CNT 在产能高达 1 500 t/年的工厂大量生产。碳纳米管及其衍生物可用于塑料、催化剂、电池和燃料电池电极、超级电容器、水净化系统、整形外科植入物、导电涂层、黏合剂和复合材料、传感器以及电子、飞机、航空航天和汽车行业的组件。增加的产量导致向环境释放的可能性增加,无论是有意排放还是意外泄漏,将对环境产生不利影响。

　　第二类纳米材料,由金属材料或金属氧化物组成。金属和金属氧化物纳米粒子的合成非常普遍,并且在大多数化学实验室的能力范围内。大颗粒材料的研磨是生产金属氧化物纳米颗粒的常用程序。二氧化钛(TiO_2)和氧化锌(ZnO)因其光解特性而被广泛利用。二氧化钛是一种光催化剂,已用于太阳能电池、油漆和涂料。ZnO 和 TiO_2 由于它们的紫外线阻挡能力和纳米颗粒形式的可见透明性,在防晒霜、化妆品和瓶子涂料中得到了广泛的应用。2005—2010 年,用于护肤产品的金属氧化物的产量估计为 1 000 t/年。纳米颗粒金属氧化物的范围包括单独的[例如 ZnO、TiO_2、二氧化铈(CeO_2)、二氧化铬(CrO_2)、三氧化钼(MoO_3)、三氧化铋(Bi_2O_3)和三元氧化物,如 $BaTiO_3$、钴酸锂($LiCoO_2$)或氧化铟锡(InSnO)]。二氧化铈主要用作柴油燃料中的燃烧催化剂,用来提高排放质量,也作为太阳能电池、气体传感器、氧气泵以及冶金和玻璃/陶瓷应用。

　　第三类 NMs 包括半导体纳米晶体,也称为量子点(QD)。量子点具有控制其光学特性的反应核,这些 NMs 可以由金属或半导体制成,例如硒化镉(CdSe)、碲化镉(CdTe)、Cd-SeTe、磷化铟(InP)或锌硒物(ZnSe)。反应性半导体核被 NMs 包围,例如二氧化硅或 ZnS 单层,可保护核免受氧化并提高光致发光产率。核是通过金属/半导体材料的成核反应产生,例如在高温溶液相合成中,以及这些晶体的后续生长,反应条件控制尺寸。溶液中的表面活性剂最初形成有机帽,使颗粒稳定,这个帽子以后可以修改或与其他材料交换。尽管迄今为止主要用于医学成像和靶向治疗等医学应用,但 QD 的使用正在扩展到包括太阳能电池和光伏、光子学和电信等领域。

　　零价金属构成第四类纳米材料。它们通常通过还原金属盐溶液制成。它们的物理性质可以通过改变还原剂类型和还原条件来控制。对于零价铁,最简单和最流行的制备方法是用硼氢化钠还原三价铁(Fe[Ⅲ])或亚铁(Fe[Ⅱ])盐。纳米颗粒零价铁已用于修复水体、沉积物和土壤,以通过还原法去除硝酸盐,最近用于对有机氯农药和多氯联苯进行解毒。美国广泛使用纳米零价铁。然而,由于未知的游离 NPs 释放到环境中的潜在影响,英国暂停使用零价铁用于修复目的。迄今为止,NMs 的最大数量的消费品应用涉及纳米银颗粒。正如伍德罗威尔逊国际学者中心新兴纳米技术项目编制的清单中所列,这些产品包括伤口敷料、袜子和其他纺织品、空气过滤器、牙膏、婴儿用品、吸尘机和洗衣机。在某些情况下,这些是金属银 NPs,而在其他情况下,它们是电化学产生的离子银。离子银具有高反应性,很容易被大颗粒和胶体颗粒(如氢氧化铁或天然水中的天然有机物)吸附,其吸附范围$>0.45~\mu m$。银的抗菌活性最常归因于溶解的阳离子,而不是高表面积、低溶解度的非离子金属 NP。然而,单价阴离子和非离子 NPs 的不稳定性导致其半衰期极短。这影响了银纳米颗粒的稳定性研究,使它们可用于生物和其他水性应用。例如,制造商通常将胶体银描述为纳米银。金元素胶体已使用多年,特别是在医学应用中作为肿瘤治疗的载体。金纳米颗粒的新应用包括其在电子产品中的柔性导电油墨或薄膜中以及作为催化剂的用途。

　　第五类 NMs 是树枝状聚合物。这些是多功能聚合物,其尺寸、拓扑结构、柔韧性和分子量都可以控制。树枝状聚合物可用于不同领域的许多应用,从生物学、材料科学和表面改性到对映选择性催化。这些包括大胶囊、纳米乳胶、有色玻璃、化学传感器、修饰电极、DNA 转染剂、朊病毒疾病治疗剂、水凝胶、药物递送和 DNA 芯片(图 9-1)。

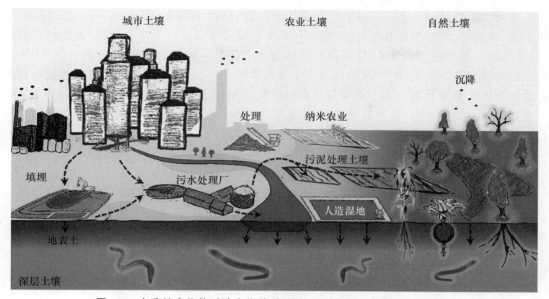

图 9-1　人造纳米物体对陆生物种(如植物、蚯蚓)可能的暴露途径总结

图片来源：A critical review of the environmental impacts of manufactured
nano-objects on earthworm species. Environmental pollution. 2021.

二、微塑料的概述

1. 白色污染的概述

近几十年来,塑料垃圾的产生呈指数增长,2018 年全球总量达到 380 Tg($=10^{12}$ g)。长期以来,这种塑料消费水平被认为是对人类健康构成风险的环境威胁。进入环境的塑料不断被机械过程破碎,特别是在海洋中,直到它们变成微米和纳米尺寸的颗粒。微塑料(MPs)被定义为长度小于 5 mm 的颗粒,而纳米塑料(NPs,在本节中 NPs 特指纳米塑料)至少在一个维度上小于 100 nm。纳米颗粒也可以定义为工业塑料降解过程中产生和释放的尺寸在 1~1 000 nm 之间的颗粒。这些颗粒可以表现出胶体行为。由于缺乏标准化的测量方案,对纳米颗粒的分析和毒理学化学的理解仍处于起步阶段。联合国环境规划署已将 MPs 污染确定为十大新出现的全球环境问题之一。MPs 污染发生在陆地、淡水、大气和海洋等生态系统中。由于 MPs 可以通过地表径流、风、大气沉降和洋流运输,它们广泛分布在所有环境区划中。因此,MPs 和 NPs 对水生和陆地环境的生态破坏产生重要作用。邻苯二甲酸盐、双酚 A(BPA)和多溴联苯醚(PBDE)等新兴化学品通常用于改变塑料产品的质量和特性。然而,塑料在释放到环境中后会继续降解,因此使用这些化学品会使由此产生的塑料产品对植物群、动物群和人类更加有害。在这些添加剂中,邻苯二甲酸盐和 BPA 不仅被确定为内分泌干扰物,而且还被确定为致癌物。吸附在 MPs 和 NPs 上的化学添加剂会加剧生物群和人类的生态毒理学反应,同时在化学污染、生态毒性和生理/遗传生物标志物之间产生强烈的相互关系。

MPs 和 NPs 的摄入可能会对生物体构成健康风险,因为这些化学物质随后会转移到器官和组织中。事实上,MPs 和 NPs 可以作为载体将危险化学品[例如,多环芳烃(PAHs)、壬基酚和多氯联苯(PCBs)]转移到生物体中。因此,MPs 和 NPs 对生物群(例如,甲壳类、腹足类、浮游植物、鱼类和其他动物)的不利影响已得到充分证明。迄今为止,关于塑料对植物、动物构成的健康风险的信息还很少。鉴于此限制,本章节从各个方面调查了 MPs 和 NPs 的环境意义。MPs 和 NPs 的转移发生在营养水平上,因此描述了与其接触和摄入相关的生物和人类健康风险。为了阐明负载有污染物的 MPs 和 NPs 的生态毒性机制,本章节试图对生理、生化和遗传生物标志物的作用进行明确描述。此外,还讨论了塑料-微生物相互作用的重要性及其相关的健康风险。

2.塑料垃圾的来源

MPs 和 NPs 的来源可以分为两类:a.初生微塑料:来自制造业的 MPs(例如,化妆品和三维打印机墨水);b.次生微塑料:通过紫外光和光/微生物降解成 NPs 的 MPs 碎裂。污水处理厂(WWTP)排放的前两类颗粒物的浓度为每立方米 5 万～1 500 万。在塑料颗粒的光降解中,聚合物中的不饱和结构/添加剂与紫外线辐射相互作用。这种由紫外线引起的降解会引发一系列化学变化,例如通过形成聚合自由基,然后添加氧和夺氢。这些由紫外线引起的化学反应机制最终会导致塑料聚合物链断裂,从而将它们转化为 MPs 和 NPs。

陆地和农业系统中的大部分 MPs 和 NPs 污染可以追溯到污水处理厂,其中 NPs 倾向于在活性氧(ROS)的帮助下渗入生物膜。在那里它们可以抑制酶活性、代谢和微生物多样性。重金属和 POPs 被吸附到 NPs 表面的倾向显著增加,阻碍了处理厂的最佳运行。根据其规模和效率,一个典型的污水处理厂每天可以将 3 亿块塑料碎片释放到附近的水道中。污水、污泥的使用可能是土壤中 MPs 和 NPs 的主要来源。在发展中经济体,农业经营经常使用污水污泥和塑料覆盖物为土壤和粮食作物施肥。然而,这些也是塑料被引入陆地生态系统的途径(图 9-2)。

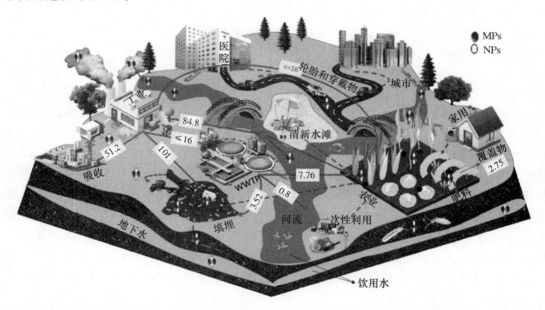

图 9-2　环境中塑料来源和运输途径的估计;全球尺度的数据以百万吨表示,以及生态系统中高低运输的平均数据,实线代表已知运输,虚线表生态系统中未知运输

图片来源:Uptake and Accumulation of Nano/Microplastics in Plants: A Critical Review. Nanomaterials. 2021.

MPs/NPs 也可以从垃圾填埋场漂浮到大气中。尽管如此,对大气中 MPs/NPs 的研究很少,关于其大气分布和行为的数据有限。例如,据报道,英国伦敦高度城市化城市的 MPs 日浓度为 $575\sim1\,008$ MP s/m²,其中大部分(92%)呈纤维状。在法国巴黎的空气中观察到 MPs 污染,中国东莞、瑞士阿尔卑斯山、德国城市和法国偏远山区也存在此类污染。即使是原始的山区环境也不能免于这种污染。除了室外,塑料颗粒还会污染室内环境,对人体健康构成严重威胁。对 12 个不同国家/地区的 286 个室内灰尘样本进行的一项研究报告称,聚对苯二甲酸乙二醇酯(PET-38)的 MP 浓度为 120 000 μg/g,聚碳酸酯(PC)的 MPs 浓度为 $0.11\sim1\,700$ μg/g。

全球塑料垃圾数量以每年 8.7% 的速度增长。2016 年,欧洲产生了大约 60 Tg 的塑料垃圾,其中 $0.8\sim2.5$ Tg 被倾倒在海上。在海洋和陆地环境中,塑料垃圾的数量显著增加。2016 年北美陆地农业生态系统中塑料垃圾的质量估计在 $0.063\sim0.43$ Tg 之间。在海洋生态系统中,同年估计总共有 270 Tg 的 MPs(意味着 5 万亿个塑料颗粒)。每年引入公海的塑料碎片可能达到 $4\sim12$ Tg。

第二节 纳米材料与微塑料的表征、检测与分析

一、纳米材料的表征、检测与分析

纳米材料的主要表征检测和分析方法有以下 9 种:

①透射电子显微镜。透射电子显微镜(TEM)是通过样品的电子束成像对碳纳米材料内部形貌进行表征。在计算机辅助处理成像出现之前,TEM 图像通常用来定性分析。随着现代图像处理和模式识别技术的出现,TEM 图像定量分析技术应运而生。②扫描电子显微镜。扫描电子显微镜(SEM)是通过入射电子束扫描样品表面并与其发生相互作用,从而得到表面原子组成和分布细节的信号。SEM 可以直接获得纳米材料的尺寸分布以及形态信息,所以它被用于不同形貌、尺寸的纳米材料表征,如碳圈、二维或三维的碳纳米花等。SEM 可以直接获得的空间分辨率能达到 1nm。SEM 与能量射散 X 射线(EDX)分析结合能够对碳纳米材料的掺杂、元素组成和纯度进行进一步表征。③原子力显微镜和扫描隧道显微镜。原子力显微镜(AFM)和扫描隧道显微镜(STM)分别是利用原子尺寸的针尖与样品表面的微弱的原子间的作用力,以及隧道效应产生的隧道电流对固体的形貌进行表征的手段,它们可以对纳米材料的尺寸和表面性质进行分析。④光谱分析。光谱分析主要包括发射光谱、吸收光谱和散射光谱。常用于纳米材料的分析方法主要是吸收光谱和散射光谱,如紫外-可见吸收光谱法、傅立叶红外吸收光谱法、X 射线吸收光谱法、核磁共振波谱法以及拉曼光谱法。⑤同位素标记和成像法。为了充分了解碳纳米材料在人体内的生物效应和归趋,包括吸收、分布、代谢、毒性等信息,需要对纳米材料进行准确的定量分析。但是基底碳质的干扰、赋存浓度低以及缺乏特异性检测信号,所以对纳米材料进行定量十分困难,尤其是原位

定量分析。因此,高灵敏和特异性同位素标记的方法被用于对碳纳米材料进行原位的定量分析。目前,多种同位素已经被用来标记纳米材料。⑥电化学检测方法。电化学分析是以电响应为基础的分析方法,常用于检测的电化学方法主要包括循环伏安法(CV)、线性扫描伏安法(LSV)、开路电位时间曲线(OCP-T)和电化学直流极化分析法等。⑦热分析。热重分析和差热分析通常用于碳纳米材料的热分析方法。Doudrlck 等通过程序热分析对蓝藻和城市空气基质中的碳纳米管进行了检测,并且提出了一套温度程序来分离有机碳和无机碳,从而来量化大范围的碳纳米管。Noreen 等研究了热分析碳纳米管在工业中的应用,利用蠕动流动模型研究了磁场对非均匀管内碳纳米管流动和传热的影响,发现单壁碳纳米管和多壁碳纳米管在水中有明显的延迟作用,通过它的固体体积分数对碳纳米管的物理性质,如速度、梯度等进行了相关研究。⑧多种分析方法的结合。在实际样品的分析中,往往需要结合多种技术手段对碳纳米材料及其衍生物和复合物进行表征才能对它各方面的性能有一个全面的了解。⑨定量分析。纳米材料粗略的定量可以使用紫外-可见吸收光谱,根据吸光度的改变来对它的浓度变化进行定量,如富勒烯可以通过液相色谱与紫外-分光光度计联用来实现沉积物、烟煤、沥青、炭黑等样品中的分离和浓度定量。但紫外吸收的灵敏度和特异性都比较欠缺。具有荧光吸收的碳纳米材料也可以使用荧光分光光度计进行定量分析,灵敏度和特异性都能得到相应的提高。而激光诱导击穿光谱可以通过对样品表面等离子体的发射光谱的信号强度的变化来对碳纳米材料进行浓度定量和粒径表征,它不需要复杂的样品前处理过程,常被用于现场和原位在线分析。微等离子体光谱法由于其灵敏以及可携带的特性已经被用于实时测量碳质起气溶胶的浓度,更有潜力被用于其他碳纳米材料的实时在线监测。扫描拉曼显微镜也被用于碳纳米材料的定量。

二、微塑料的表征、检测与分析

尽管已证明微塑料在海洋和淡水系统中普遍存在,但不同研究小组的分析方法各不相同。目前,关于陆地生态系统中微塑料的知识存在空白,还没有可用于土壤中微塑料量化的标准化方法。土壤是固体(如有机物、黏土、矿物质等)和液体的混合物,是土壤生物的栖息地。有机物多数来自土壤中的植物和动物等生物的遗骸。这些有机物可以进一步代谢为相对稳定的物质,即腐殖质。在这些条件下,土壤有机质和其他杂质可能嵌入微塑料。因此,土壤的成分可能会影响浮选和分离的有效性,并干扰红外显微镜识别微塑料的信号。因此,迫切需要开发一种准确有效的分析方法来测定土壤样品中的微塑料。一般来说,土壤中的微塑性分析过程与水体和沉积物中的微塑性分析过程相似。首先,正确收集土壤样品是微塑料分析的最重要步骤。通常根据不同类型的土壤利用模式收集不同层内的表土或深层土壤。采样点应适当设置,以反映田间(微)塑料污染的总体或平均水平,以便后续分析和量化能够准确反映土壤微塑料的状况。其次,土壤样品应根据黏土和有机物的比例进行干燥、筛分、漂浮、过滤和密度分离。然后,进行有机物的密度提取和消化。最后,需要在光学显微镜下目视识别潜在的微塑料,然后通过微傅立叶变换红外光谱(μ-FT-IR)和拉曼光谱进行确认。

1. 微塑料提取

微塑料提取是筛选干燥土壤样品进行分析的初始过程。在以前的研究中有不同的筛分尺寸。例如,使用 5 mm 大小的筛子筛分干燥的海滩样品以去除大的宏观碎片;并使用 5 mm 和 0.3 mm 的叠层筛对分解后的沉积物进行筛分。与水柱和沉积物样品不同,土壤样品一般建议先过 2 mm 筛。然后,通常使用密度分离来分离微塑料颗粒。在此过程中,使用已知密度的盐溶液将微塑料颗粒从宿主土壤基质中浮出。当土壤样品倾析成高密度溶液时,塑料颗粒漂浮在溶液表面,但密度较大的土壤材料留在溶液梯度的底部。最近的一项研究开发了一种用蒸馏水从土壤中提取 PE 和 PP 等轻密度塑料的方法,具有简单、经济的优点。早期,饱和 NaCl 溶液(密度,1.18 g/cm^3)用于提取沉积物中的微塑料;然而,该方法被怀疑不能分离出许多高密度塑料,如 PET 或 PVC。在最近的一项研究中,开发了一种分离农业土壤样品中微塑料的方法。该方法仍然采用饱和 NaCl 溶液进行萃取,但增加了萃取次数和超声波处理,延长浮选时间。此外,$CaCl_2$ 溶液也被用于提取土壤中的微塑料,与 NaCl 溶液相比,$CaCl_2$ 溶液具有相对较高的效率,但 Ca^{2+} 会聚集有机物质并影响后续的鉴定实验。与 NaCl 相比,这些溶液的成本相对较高。此外,通常添加酸溶液以使 $ZnCl_2$ 溶液达到最大密度。然而,酸性溶液可能会改变土壤样品中微塑料的存在。除了密度浮选外,其他方法也用于从土壤基质中分离微塑料。克莱顿等提供了石油提取方案,利用微塑料的亲油特性实现微塑料与沉积物的分离;通过这项技术,微塑料的回收效率超过了 90%。另一项研究侧重于微塑料的静电行为,这有助于它们与多种环境(包括水、沉积物和漂白砂)分离;据报道,每种塑料的回收率几乎高达 100%。然而,还不确定这些方法是否适用于从土壤中大规模分离微塑料。

2.去除土壤有机质

从富含有机物的土壤中分离微塑料,简单的密度分级可能还不够,因为土壤有机质的密度通常在 $1.0 \sim 1.4 \text{ g/cm}^3$ 之间,类似于 PET 和尼龙等几种塑料类型。因此,需要一个去除有机质的附加步骤。对于水、沉积物和生物样品,使用不同类型的化学品去除有机质(包括酸性、碱性或氧化处理,以及酶消化)。赫尔利等比较了 10 mol/L NaOH、10% KOH、30% H_2O_2 等用于去除土壤微塑料分析中有机物质的溶液,提供了不同试剂去除效率的关键信息,这表明芬顿试剂的适用性与密度分离相结合是一种有效的微塑料提取方法。另一项研究表明,HNO_3 溶液消化后,大部分有机物在短时间内被去除;然而,一些微粒的形态,如 ABS、PA 和 PET,在 HNO_3 的作用下发生了变化。迄今为止,H_2O_2 被最广泛地用于去除环境基质中的有机物。根据以前的文献,可以比较 H_2O_2、酸和碱处理之间的消化或去除效果。例如,酸处理可以消化塑料本身;碱处理会导致塑料表面降解。PE 和 PP 塑料的形状在与 H_2O_2 接触时会发生轻微变化。然而,最近的一项研究证实,大多数微塑料不会被 H_2O_2 消化($70^{\circ}C$)。最近的一些研究还表明,H_2O_2 处理可以成功去除农业土壤中的有机物质。

3.鉴定和表征

从环境样本中分离出的微塑料需要使用多种技术进行进一步鉴定和量化。常用的方法包括视觉识别和化学分类,如红外或拉曼光谱和热解气相色谱-质谱。视觉识别是必不可少的步骤,可以直接、快速地获取可能的微塑料的表面纹理等特征。然后微塑料可以根据它们的特性进行分类,例如大小、形状和颜色。微塑料根据形状通常包括 5 个主要类别:纤维、碎片、珠子、泡沫和薄膜。尽管如此,视觉识别仍存在一些局限性或不足。例如,埃里克森等描述了大约 20% 的颗粒最初通过视觉观察被识别为微塑料,随后使用 SEM 将其识别为煤灰中的硅酸铝。在其他工作中,32%的目视计数小于100 μm的微塑料颗粒在微拉曼应用后未被确认为微塑料;通过FTIR分析,多达70%的颗粒被错误地识别为微塑料。因此,微塑料的目视识别有些不准确,应结合其他物理或化学技术。此外,扫描电镜还用于微塑料的识别,并提供高倍率和更清晰的微塑料结构图像。然而,SEM检测需要大量时间并且相对昂贵。此外,扫描电镜在早期制备中需要其他涂层,这可能导致对微塑料表面纹理和颜色的识别不准确。一般来说,红外显微镜是微塑料化学鉴定中最广泛使用的技术之一。类似的非破坏性振动技术包括μ-FTIR、衰减全反射(ATR)和(微)拉曼光谱。这些具有独立仪器和自动扫描与显微光谱相结合的优势。μ-FTIR和μ-Raman之间存在不同的空间可区分性。μ-Raman的测定尺寸限制可低至1 μm,而μ-FTIR只能检测大于10～20 μm的微塑料。此外,μ-FTIR和μ-Raman技术都必须面临土壤样品中富含有机物的问题,这可能会干扰光谱仪的信号。在拉曼光谱的情况下,有机物的信号可以通过强荧光背景部分降低,然而,它可能会超过聚合物信号的幅度。虽然μ-FTIR和μ-Raman可以为微塑料提供可靠的识别信息,但该过程将花费大量时间。另一种技术,宏观尺寸近红外(NIR)光谱分析与化学计量学相结合,可以克服时间成本的缺点,无须任何化学预处理即可快速评估微塑料的化学成分。最近的一项研究表明,高光谱成像技术是一种潜在的技术,可以直接确定和可视化土壤表面上粒径为0.5～5 mm的微塑料。另一项研究开发了一种热萃取解吸气相色谱质谱(TED-GC-MS)方法,可以对PE、PET、PP和PS进行精确有效的定量。总的来说,土壤基质复杂且富含有机质,分析土壤中的微塑料仍然是一个巨大的挑战。目前用于确定土壤微塑料的方法存在不一致之处,包括报告单位、时空变异模式、环境因素的影响、污染控制等。这导致不同研究之间的数据无法比拟,并且令人担忧结果是否是微塑料污染的真实水平。科学界有必要对有效监测和比较微塑料的方法进行标准化。

第三节 纳米材料与微塑料的生物毒性及作用机制

一、纳米材料的生物毒性及作用机制

鉴于所有类型的NMs的产量不断增加,它们在环境中释放的可能性以及对生态系统健康的后续影响正日益成为需要解决的问题,尤其是监管机构。为此,首先有必要确定人造纳米材料在环境中的命运和行为。它们在水生和土壤/沉积系统中是否保持其名义纳米尺寸和原始结构和反应性?是否与其他胶体和颗粒成分存在关联?溶液和物理(例如流动)条件的影响是什么?它们对水生和沉积生物群的影响是否与相同材料的较大颗粒的影响不同?这些问题的答案将指导监管准则的制定,为生态系统提供充分保护,同时充分发挥纳米技术的优势。制造的NMs通过有意释放和无意释放进入环境,例如大气排放和来自生产设施的固体或液体废物流。NMs的释放包括它们用于修复受污染的土壤,包括使用铁NPs用于修

复地下水。从烟囱排放中过滤 NPs 需要新一代纳米结构吸附剂才能有效去除。此外，涂料、织物和个人保健产品（包括防晒霜和化妆品）中的 NPs 会与其使用成正比地进入环境。排放的颗粒最终会沉积在陆地和地表水体上，尽管与其他来源的 NPs（例如柴油排放产生的 NPs）相比，会导致这些 NPs 的浮力增强。到达陆地的纳米材料有可能污染土壤，迁移到地表和地下水中，并与生物群相互作用。固体废物、废水、直接排放或意外溢出中的颗粒可以通过风或雨水径流输送到水生系统。随着对制造过程中产生的逃逸释放的控制越来越多，环境释放的最大风险来自制造的 NPs 从生产设施运输到其他制造场所相关的溢出、环境应用的有意释放以及与磨损和侵蚀相关的扩散释放途径。迄今为止，大部分研究都集中在产量最大的纳米材料、碳纳米管和金属氧化物以及 NMs 的制造、使用和潜在释放先于对生态系统（包括人类）的风险评估这些方面。开发测量和表征大气、水生和陆地环境中 NMs 的技术是一项重要的研究优先事项，以促进定量生态风险评估。用于水生生态风险评估的经典方法可能不太适用于 NMs，因为暴露评估通常依赖于预测污染物的可溶部分。此外，已经假设污染物的主要生物可利用部分是可溶形式。这些假设和方法必须谨慎采取和修改，以处理对 NMs 定量生态风险评估至关重要的粒子归宿和行为、生物利用度和毒性问题。事实上，环境化学家、毒理学家和风险评估员可能会很好地为 NPs 的研究打基础，介绍胶体的归宿、行为和毒性。如前所述，需要对环境中的 NPs 命运和行为进行表征，以量化暴露场景。与此相关的是，由于 NPs 在环境条件下的溶解和聚集而导致的物种形成（溶解相、胶体相和颗粒相之间）的差异也很重要。此处值得注意的是，尽管这些特征现在已在纳米材料的毒理学和生态毒理学的背景下逐渐得到解决，大多数环境毒理学家、化学家和风险评估员仍对其不熟悉。显然，生物学家、化学家、物理学家和材料科学家之间跨学科合作十分有必要。一旦确定了暴露场景的特征，就必须确定可能处于危险之中的生物体。必须对有机体对 NPs 暴露的反应进行定量评估，以促进影响评估。一旦暴露和影响评估完成，就可以完成风险表征。

关于纳米材料的生物毒性机制已有相关报道。NPs 能够在基因、细胞、生物个体及群落等水平上产生毒性效应。NPs 可以采取主动运输和吞噬作用等方式进入细胞，以诱导氧化应激效应、影响酶活性、损伤 DNA/RNA 等途径对细胞产生毒性。未进入细胞内的 NPs，可利用物理接触导致膜损伤，金属 NPs 释放的金属离子主要通过被动扩散进入细胞内产生毒性效应（图 9-3）。

（1）氧化应激效应。研究认为，ROS 的产生是导致细胞损伤的主要机制。纳米材料可激发生物体内的基态氧产生大量的 ROS，如羟基自由基（·OH）、单线态氧（$^1O_2$）、超氧阴离子自由基和过氧化氢（H_2O_2）等。·OH 具有极强的氧化能力，氧化电位为 2.8 V，能够不可逆地破坏很多生物大分子，包括糖类、脂肪和蛋白质等。$^1O_2$ 能够氧化损伤多种生物组分而破坏有机体，超氧阴离子自由基十分不稳定，在生物体系中可转化为 ·OH 和 $^1O_2$。如果 ROS 不能及时清除，可使细胞内氧化还原状态失衡，造成生物体的氧化损伤，如细胞发炎和死亡。例如，GO 可以诱导植物发生氧化应激效应，使植物的发育基因表达受到破坏，细胞死亡率升高。CuO NPs 可导致植物产生脂质过氧化作用，进而导致小麦根部 SOD 活性降低、丙二醛含量升高，玉米根细胞质膜完整性受损。CuONPs 能引起微生物体内产生大量 ROS，迅速消耗腺嘌呤核苷三磷酸使细胞信号传导受阻，从而导致大量微生物死亡。

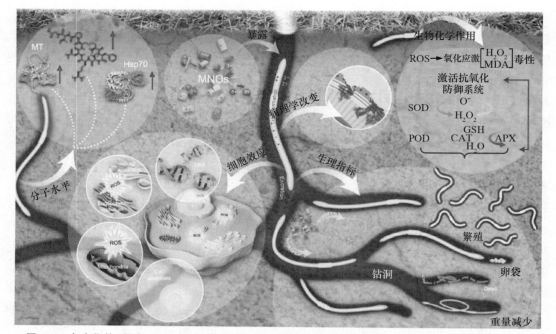

图 9-3 在生物体、器官、细胞、生化和遗传水平上报告的对蚯蚓的潜在 MNOs 毒性作用和机制。在生物体层面，MNOs 暴露会导致诸如回避、生存、生长和运动等终点的变化。在器官水平，组织病理学观察报道了皮肤和肠道屏障和通路异常。在生化水平上，已经报道了对不同应激途径的影响，包括一般应激和氧化应激。

图片来源：https://www.sciencedirect.com/science/article/pii/S0269749121016237? via%3Dihub

（2）物理接触导致的细胞破坏。纳米材料可通过黏附于细胞表面，产生遮蔽效应或破坏细胞膜的完整性，影响细胞膜的通透性和营养物质运输，对生物产生毒害作用。研究证明，GO 通过静电作用吸附在细胞膜上，因其具有锋利边缘的片状结构，会破坏细胞膜的完整性，从而造成不可逆的机械损伤。低毒性的 TiO_2 NPs 在细胞膜表面过量积聚可堵塞离子交换通道、破坏胞吐过程进而导致细胞死亡。此外，NPs 吸附在细胞膜表面后，还可通过扩散、吞噬或内吞作用进入细胞，损伤细胞器。

（3）金属离子的释放。纳米材料释放的金属离子能够与细胞膜组分或者细胞内的蛋白质和脂肪等结合，对生物产生毒害作用。研究发现，CuO 和 ZnO NPs 能够释放金属离子 Cu^{2+} 和 Zn^{2+}，穿透细胞膜，与细胞内蛋白质的巯基反应使蛋白质变性，导致细胞丧失分裂增殖能力而死亡，抑制小麦生长。CeO_2 NPs 可以释放 Ce^{3+} 进入植物组织内部导致营养元素流失，产量降低，对玉米产生毒性效应。ZnO NPs 释放的 Zn^{2+} 在细胞中过量积累，引起体内稳态失衡，溶酶体和线粒体损伤，进而导致细胞死亡。

（4）其他机制。研究证明，NPs 还可以通过多种机制对土壤生物产生毒害作用。NPs 可以对 DNA/RNA 造成基因水平上的遗传毒性。质量浓度是 0.1～100 mg/L 的 GO 与秀丽线虫接触 24～48 h 后，可以造成 DNA 损伤、干扰 RNA，诱导细胞凋亡，导致生长发育迟缓、生殖能力丧失。NPs 还可以阻挡细胞信号传输，例如水溶性富勒烯干扰拟南芥根细胞生长素的分布，阻碍生长素的传递，从而破坏分生区细胞分裂，减少根尖细胞活性（图 9-4）。

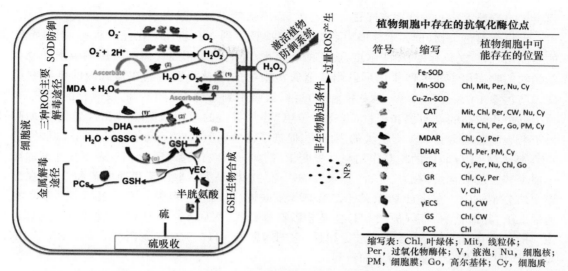

植物细胞中存在的抗氧化酶位点		
符号	缩写	植物细胞中可能存在的位置
	Fe-SOD	
	Mn-SOD	Chl, Mit, Per, Nu, Cy
	Cu-Zn-SOD	
	CAT	Mit, Chl, Per, CW, Nu, Cy
	APX	Mit, Chl, Per, Go, PM, Cy
	MDAR	Chl, Cy, Per
	DHAR	Chl, Per, PM, Cy
	GPx	Cy, Per, Nu, Chl, Go
	GR	Chl, Cy, Per
	CS	V, Chl
	γECS	Chl, CW
	GS	Chl, CW
	PCS	Chl

缩写表：Chl, 叶绿体；Mit, 线粒体；Per, 过氧化物酶体；V, 液泡；Nu, 细胞核；PM, 细胞膜；Go, 高尔基体；Cy, 细胞质

图 9-4　植物中抗氧化酶清除金属基纳米材料诱导的过量 ROS 产生的示意图。为了防御 NPs 引起的过量 ROS，抗氧化酶可以保护植物免受 ROS 造成的进一步损害。SOD 可以通过将 $O_2^{·-}$ 转化为 O_2 或 H_2O_2 来降低 ROS 毒性。示意图中提出了 GSH 生物合成途径，这是氧化应激耐受的关键途径。

图片来源：https://pubs.acs.org/doi/10.1021/acs.est.5b00685

二、微塑料的生物毒性及作用机制

1. 微塑料与其他污染的吸附毒性

与塑料垃圾相关的化学品可分为（ⅰ）化学添加剂（例如阻燃剂、增塑剂、抗氧化剂、紫外线稳定剂和颜料），（ⅱ）塑料垃圾紫外线降解的化学品（例如 BPA 和氯乙烯），以及（ⅲ）从回收塑料废物中提取的化学品。此外，无机和有机化学污染物在 MPs/NPs 上的吸附引起了人们对其潜在健康风险的关注。EDCs 和其他化学物质吸附到塑料废物的纳米孔上会干扰污染物的降解。由于低剂量效应和非单调剂量反应，难以确定 EDCs 的阈值毒性。回收塑料可能含有高浓度的有毒化学物质。例如吸附在 PS MPs 上的邻苯二甲酸二丁酯对蛋白核小球藻等绿色微藻有拮抗作用。据报道，与新鲜 MPs 相比，老化的 MPs 颗粒可吸附更高浓度的非极性疏水化学物质。MPs 颗粒中会吸附 POPs、PAHs、DDT 和重金属等化学品。此类化学物质吸附在 MPs 表面所造成的危害大于塑料直接排放的危害。五种农药（多菌灵、敌百虫、除虫脲、马拉硫磷和苯醚甲环唑）的吸附特性已在被 PE MP 污染的农业土壤生态系统中得到证实。同样，在水生条件下，PE MPs 也通过分配有效地吸附了 8 种农药残留（氟环唑、戊唑醇、阿维菌素、嘧菌酯、西玛津、特丁津、莠去津和异丙甲草胺）。水中 MPs 的分配系数与农药的 $\log K_{ow}$ 值呈正相关。因此，预计塑料颗粒的存在会增加水生生态系统中农药的毒性。在 PE MPs 存在下，有机拟除虫菊酯疏水性杀虫剂（溴氰菊酯）对大蚤的毒性显著增强。在一项研究中，不同 PBDE 同系物在所有 MPs（例如 LDPE、PVC、PET 和 PS）表面的吸附潜力更高，尽管化学提取取决于聚合物成分和所用溶剂的性质。在塑料聚合物中，来自沿海地区的 PP 和 PE 颗粒含有多环芳烃、多氯联苯和滴滴涕等危险有机化学品和重金属镉和铅。微塑料对药物的吸附取决于 pH，并且仅在酸性 pH（接近 2）条件下有促进作用。吸附

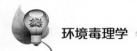

程度还与颗粒大小和重金属离子的存在有关,而不依赖于离子强度。

无机金属污染物(例如重金属)可以有效地被吸附到 MP 表面。在此过程中,塑料特定的官能团、pH、老化程度、离子强度、腐殖酸和疏水/静电化学相互作用都会影响吸附。聚合物颗粒的物理化学和生理变化可以调节金属污染物的解吸并提高其在器官内的生物利用度。防污漆中的一些重金属(例如铜和锌)可以被吸附到新的 PS 颗粒和/或老化的 PVC 碎片上。由于较高的表面积和极性,老化的 PVC 碎片报告的金属吸附率较高。老化的 MPs 由于开裂和羧基含量而具有更大的表面积,促进了铬酸铅颜料的释放(解吸)。同样,研究了 Cd^{2+} 离子与 MPs 表面的相互作用与许多变量(例如,聚合物类型、环境 pH、表面活性剂的离子强度和腐殖酸含量)有关。Cd^{2+} 在聚合物表面的吸附动力学取决于表面电荷和 MPs 在土壤中的分布效应。在来自 PCP 的十二烷基苯磺酸钠(SDBS)等多种阴离子表面活性剂存在的情况下,其他化学因素(例如 pH)会显著影响重金属(例如 Cr^{6+})与 PE 珠粒的相互作用。Cr^{6+} 的吸附在 pH<6 时得到促进。相反,它的吸附在 pH>6 时受到阻碍,与 SDBS 对 PE MPs 上可用吸附位点的竞争更加激烈。

2. 微塑料对无脊椎动物的毒性

已经研究了 MP 对海洋无脊椎动物的暴露途径,包括双壳类动物,如 *Scrobicularia plana* 和 *Mytilus edulis*。MPs 可在排泄前对双壳类动物造成肠道损伤。*M. edulis*,鳃表面的微绒毛通过内吞作用引导 MPs 进入消化道。巨牡蛎暴露于 PS μBs（6 μm）也会破坏溶酶体的稳定性。塑料聚合物的生物积累已在使用异养纤毛虫和荧光纳米球的纳米塑料的吞噬吸收中得到证明。消化动力学分析表明,90% 的 PS NPs 在摄入后 24 h 内在卤虫的下颌骨、胃和肠道中生物积累。当化学污染物被塑料颗粒吸收时,它们对个体的生物影响可能会有所不同。PAHs(荧蒽和菲)被吸附在 PE 和 PS μBs 表面,相对于它们在水中的自由溶解形式,海洋桡足类动物在摄入 PAHs(荧蒽和菲)时表现出不同的反应。并且与前者相比,后者对海洋桡足类动物表现出显著的不利影响。因此,只有海洋桡足类生物可利用的自由溶解的多环芳烃才能在水相的共同暴露条件下诱导生态毒性反应。使用荧光标记的 PS NPs(3~9.6 μm)进行的测试证实了贻贝 *M. edulis* 通过吸入虹吸管摄入 MPs(2~4 μm)及其随后的迁移转化。在蓝贻贝中也观察到免疫反应和肉芽肿形成的改变。已经通过 *Chironomouss* sp. 摄入 MPs 研究了淡水生态系统中塑料负荷的影响。对于陆生无脊椎动物,已经在几种蚯蚓(例如 *Eisenia andrei*)中证实了 PE MP 的存在。此外,蚯蚓中 MPs 和 NPs 的存在会引起炎症,并对其肠道上皮造成明显损害。

3. 微塑料对脊椎动物的毒性

摄入 MPs(1~5 mm)可能对中华白海豚 *Sousa chinensis* 和其他脊椎动物构成威胁,尽管它们对海洋哺乳动物的影响需要进一步研究。一些海洋生物,例如 *Fulmar*(一种海鸟)被《奥斯陆/巴黎公约》用作生态风险评估标志,以保护和养护东北大西洋及其资源(OSPAR)。在 48 种已知物种中,约有一半被认为是 MPs 污染的标志物。海龟 *Cheloniamydas* 和 *Carettacaretta* 一直是肝脏和性腺中邻苯二甲酸盐毒性浓度研究的重要对象。MPs 和 NPs 对两栖动物的生态毒性研究是追踪它们从水生生态系统到陆地生态系统的归趋/迁移路径的有意义的工具。在实验条件下(PS MPs：0 ~ 10^3 particle/mL),两栖动物(例如,幼虫 *Alytes obstetrican*)摄取荧光 PS MPs(10 μm)作为与附生生物相关的食物材料。较高浓度的 PS 微球（1 800 particle/mL）会对进食和身体状况产生不利影响。在海洋无脊椎动物 *En-graulisen crasicolus* 已经在肝中检测到 MPs，并通过内吞作用和吞噬作用被转移到肠。类似地，已在海洋脊椎动物鱼（*Carassius carassius*）中检测到 MPs 的生物和化学衍生物（例如，氨基修饰的 PS NPs）。如果 MPs 穿过血脑屏障，可能会导致负面影响。在海洋鱼类中，MPs 可以通过摄入低营养级生物而转移。例如，鱼类中 PS NPs 的存在归因于摄入了与塑料颗粒生物积累有关的浮游动物（*D. magma*）。除了海洋无脊椎动物，在淡水脊椎动物中也发现了 PS NPs，例如 Danio rerio。PS 和 PC NPs 对淡水鱼（肥头鲦鱼）的体外影响显著改变了它们的中性粒细胞结构。据报道，这些变化与 PS NPs 对免疫系统的诱导有关。此外，暴露于 PS NPs 的 *Girella laevifron* 幼鱼出现了严重的浓度依赖性肠道损伤，与白细胞浸润、隐窝引起的超中膜和绒毛细胞丢失有关。

鸟类也倾向于摄取 MPs 和 NPs，将它们输送到消化道，并最终将它们排出体外。在 17 只陆生鸟类的消化道中观察到大小塑料纤维的存在，尽管没有详细描述 MPs 大小的部分。在鸡的消化道中也观察到 MPs 的存在，这些鸡很可能是从用于喂养的蚯蚓中摄取的。与陆生鸟类不同，海鸟的消化道（内脏/肠道）中尚未发现 MPs。据观察，海鸟很容易通过靠近食物来源的受污染粪便将 MPs 转移给它们的后代。大多数（77%）的王企鹅粪便样本被发现被 MPs（合成聚酯和尼龙超细纤维）污染。

4. 微塑料对粮食作物的影响

植物和粮食作物是食物网的基础，因此它们具有与 MPs 和 NPs 相互作用的强大潜力。由于 MPs/NPs 会对土壤特性产生负面影响，它们对植物的不利影响（例如，生长受阻、种子发芽和基因表达）很明显，其中大部分可归因于氧化应激和细胞遗传毒性。因此，关于 MPs 和 NPs 进入植物系统的研究应侧重于阐明可能影响人类健康的机制。尽管 MPs 和 NPs 对动物的影响已经得到深入评估，但缺乏关于它们对粮食作物影响的详细信息。已经研究了塑料垃圾对粮食作物生长的多重影响，涉及土壤中的结构、容重、微生物多样性和营养成分。因此，观察到纳米材料通过改变根生长、微生物定植根共生体，如菌根联合/固氮微生物）和养分吸收直接对植物产生毒性作用。这些纳米材料还可以对粮食作物产生不利影响，因为它们可以通过胞间连丝/运输通道通过内吞作用直接被根吸收。研究 PS NPs 暴露对小麦的影响发现，当用三维激光扫描显微镜评估时，PS NPs 暴露会导致根伸长率、叶绿素含量和幼苗生长的增加。据报道，从芽到根的生物量和微量营养素含量下降，但在这项对粮食作物的研究中没有观察到对种子发芽的影响。暴露于吸附有镉的 PS NPs 的小麦作物并非完全危险。相反，PS NPs 降低了小麦中吸附镉的毒性作用。PS NPs 对酶促生物标志物（例如 SOD、CAT 和 POD）的影响可以忽略不计。在这方面，小麦的代谢组学分析表明，NPs 的积极作用是由于增强了碳水化合物和氨基酸代谢，从而减轻了镉的毒性。在此，PS NPs 胁迫下小麦叶片代谢谱的改变与能量/氨基酸代谢调节有关（图 9-5）。

迄今为止，对 MPs 和 NPs 在粮食作物中的生理、生化和分子影响的评估很少。MPs（<6 μm）可以被运送到植物的子房，然后到达花序。蚕豆暴露于 PS MPs（5 μm）导致根生物量和 CAT 水平下降，同时增加 SOD 和 POD 活性。然而，与 PS MPs 的作用相比，PS NPs（100 nm）暴露于蚕豆会导致更大的遗传毒性和氧化损伤，通过阻塞细胞壁孔来阻碍营养吸收。此外，MPs 和 NPs（50 nm、500 nm 和 4 800 nm）暴露于家独行菜 *Lepidium sati-*

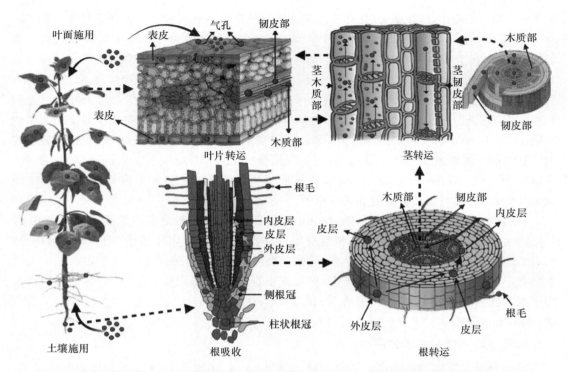

图9-5 通过根部吸收和从根到茎和茎到叶和果实的运输途径,土壤施用塑料的植物吸收机制。叶面喷施揭示了塑料进入叶气孔,然后转移到植物的其他部分。固化箭头表示可用于种植的塑料,虚线箭头表示植物内的运输。

vum 会导致种子荚膜堵塞,从而抑制种子的萌发。从这项 72 h 的生物测定研究中发现,暴露 24 h 后根部生长受到抑制(Bosker 等,2019)。即使在藻类中,MPs 和 NPs 的吸附也会抑制光合作用中的电子传递。在水生浮萍青萍暴露于塑料下根部生长受到了大幅抑制。这种根抑制是由于机械阻塞和根细胞活力降低。

5. 对食物网的影响

食物链中 MPs 和 NPs 的存在可以将毒性转移到各营养水平的生物群中。MPs 和 NPs 对食物网的累积影响是生态和人类健康风险评估的重要考虑因素。MPs 降解产生的 NPs 很容易进入食物网的底部,在那里它们被滤食生物聚集。NPs 营养转移的证据已经建立了 20 多年。在暴露于 MPs 的金鱼的摄食行为中观察到差异。相对于对照处理,他们花费两倍的时间来喂养浮游动物。除了进食行为的变化外,还报告了代谢效应(例如,体重减轻、甘油三酯的变化、血清胆固醇比例的变化以及肌肉和肝脏之间的胆固醇分布)。吸附在 MPs 上的持久性有机污染物作为生物群有机污染物载体。在 *Oryzia slatipes* 中,在摄入含有危险有机化学品(如 PCB、PAH 和 PBDE)的 MPs 后,已经观察到基因表达和内分泌功能的变化。如果被 *Mytilus galloprovincialis* 摄入,据报道吸附有 PAHs 的 MPs 会引起代谢和生化扰动。MPs 与吸附的化学物质相互作用也会对低营养级生物产生不利影响。MPs 和 NPs 中有害有机化学品的吸附会引起生物群中的生态毒性反应,并使分析复杂化。

生物群中吸附的内分泌干扰化学物质（EDC）会扰乱生殖系统（导致低出生率）、消耗生物多样性、改变甲状腺功能和代谢，并增加激素敏感性癌症的发病率和进展。PC 等塑料聚合物也可以吸附 EDC，包括 BPA（既是雌激素激动剂，又是雄激素拮抗剂）。BPA 会导致血液激素水平失衡，导致心血管和心脏病，从而对甲壳类动物、昆虫、鱼类甚至顶级食肉动物的健康产生不利影响。邻苯二甲酸盐对生物群具有遗传毒性，尤其是在无脊椎动物和鱼类中。此类 EDC 可以渗入水和沉积物中。

6. 微塑料的毒性机制

MPs 和 NPs 的生态毒性可以在亚细胞、细胞和个体水平上观察到。生态毒性的生理和生化机制通过氧化应激表现出来。在水生生态系统中，MPs 和 NPs 的毒性作用可通过多种途径导致细胞凋亡，包括 ROS 的产生和过氧化损伤、从消化道转移到内脏器官（例如心血管器官）、免疫调节、扰乱神经传递和炎症回应。邻苯二甲酸盐、BPA、重金属、PAHs 和 PCBs 等化学物质的吸附可以在非极性 MPs 和 NPs 上顺利进行，具有高表面积与体积比，使它们能够在生物体内进一步转移。例如，PS NPs（50 nm）与 BPA 结合导致基因上调和斑马鱼中枢神经系统髓鞘碱性蛋白的产生，在那里它们抑制乙酰胆碱酯酶活性。斑马鱼暴露于 PS MPs 会引发其代谢特征和氧化应激的改变，从而破坏脂质和能量代谢。除了有机和无机化学物质外，纳米塑料还可以吸附病原微生物（如藻类和细菌）。MPs/NPs（生物膜）上微生物的聚集可以诱导病原体的遗传交换和扩散，以促进生态毒性反应。无脊椎动物对 MPs 和 NPs 暴露的应激反应已被广泛研究。在脊椎动物中，MPs 的影响已经得到很好的证实，鱼类可以成为研究塑料生态毒性的模式生物，具有明显的生理、生化和遗传改变。关于 MPs 对鱼类不利影响的组织病理学研究表明脂质和能量代谢紊乱（例如，肝脏炎症、免疫系统紊乱和血液参数/代谢特征改变）。生物体中的毒性生物标志物包括生物转化酶活性增强、乙酰胆碱酯酶活性降低、氧化应激参数增加、肠道微生物群的改变以及摄食行为的变化。不利健康影响的程度与物理化学 MPs/NPs 属性和细胞代谢的变化有关。最近关于 PS NPs（50 nm 和 100 nm）对 Hydra 衰减影响的研究显示细胞内脂质样液晶（LC）、极性脂质水平和黏度增加，同时观察到脂质过氧化（LPO）以大小依赖性方式降低。同样，LPO 和 LC 也被观察到能够作为 NP 毒性的生物标志物。

MPs 和 NPs 与活生物体的相互作用导致的生理和生化变化可以为在生态毒理学研究中识别生物标志物提供有用的线索。例如，氧化应激意味着有害 ROS 和活性氮物种之间的不平衡，如相关酶生化水平的改变所证明的。在这方面，超氧化物歧化酶（SOD）、过氧化氢酶（CAT）和谷胱甘肽（GSH）、过氧化物酶（Px）是对抗氧化应激的最前沿生物标志物。SOD 将有害的 O^{2-} 自由基化学转化为 H_2O_2，通过 CAT 和 GSH-Px 的联合作用将其去除或转化为无害物质。GSH 是几种 GSH-Px 反应中的非酶辅助因子，同时也是对抗氧化应激机制的一个组成部分。GSH 清除通过结合产生的有害自由基。为了维持 GSH 浓度，谷胱甘肽还原酶（GR）等生物标志物通过将氧化形式的谷胱甘肽（GSSG）转化为 GSH 来补充。一系列变量，包括增强的脂质过氧化、DNA 链断裂、SOD、CAT、GSH-Px 的酶活性升高、能量代谢（异柠檬酸脱氢酶和乳酸脱氢酶）和神经毒性作用（作为生物标志物的乙酰胆碱酯酶活性的抑制)都被观察到并被确定为潜在的毒性生物标志物。氧化应激也被证明是 PVC MPs 暴露于鲤鱼的潜在毒理学机制。在这项研究中,发现 SOD 和 CAT 之间呈负相关,丙二醛（MDA）水平降低。在为期 7 天的实验中,在四个欧洲淡水内陆系统中评估了几种 MP（PE 和 PP 是主要聚合物形式）对多形藻的生态毒性。在这项研究中,斑马贻贝的蛋白质羰基化、酶活性和细胞活力发生了显著变化。此外,所有湖泊样本中的生物标志物响应指数表明 MPs 污染的影响相似。刺参暴露于 MPs 纤维的研究揭示了几种生理生物标志物的积极作用,例如溶菌酶水平的增加、总抗氧化能力、MDA、过氧化物酶（POD）和酚氧化酶（PPO）的增加。在一项类似的研究中,MPs 暴露于中华绒螯蟹导致氧化酶（例如 CAT 和 GST）浓度呈剂量依赖性降低。在此,应激生物标志物的改变与丝裂原活化蛋白激酶（MAPK）、细胞外信号调节激酶（ERK）、蛋白激酶 B（AKT）和 MEK 通路中 $p38$ 的基因表达编码相关。暴露于 PS MPs 的轮虫的生长、繁殖力和寿命表现出尺寸依赖性毒性的降低,其中最小的尺寸部分（0.5 μm）毒性最强。酶生物标志物水平的这些变化最终破坏了过氧化氢的解毒作用。类似地,$Tigriopus$ 粳稻暴露于 PSμBs（50 nm 和 10 μm）证明更大的尺寸和较长的曝光时间可以增加细胞内 ROS 水平。对这种海洋桡足类的研究还证明了抗氧化酶活性的改变与抗氧化相关基因表达的调节。MPs 的不同化学成分会导致生物群中的不同毒性,正如在暴露于 PS 和羧化 PS（PS-COOH）的粳稻中所证明的。PS-COOH 以增加 ROS 产生的形式对牡蛎配子产生不利影响,但这种影响与暴露于 PS-NH$_2$ 无关。

MPs 和 NPs 可以穿透生物体的消化道、胃、消化腺、肝脏、胰腺、卵巢、鳃板和血淋巴,并被输送到其他组织和细胞。这会对脊椎动物和无脊椎动物的健康产生不利影响。长期接触 MPs 和 NPs,通常会由于粒细胞瘤的形成和溶酶体膜的不稳定而发生强烈的炎症反应。在 MPs/NPs 暴露后,在 $Carcinus\ maenas$ 血淋巴中观察到离子不平衡,Na$^+$ 减少但 Ca^{2+} 增加。MPs 和 NPs 还可以通过产生可导致细胞凋亡和坏死的持续炎症反应来破坏低营养级生物（植物和浮游动物）的细胞机制。MPs 和 NPs 会加剧鱼类和贻贝中有机化学物质的遗传毒性和神经毒性作用,从而对摄食率、繁殖和内分泌系统产生不利影响。MPs 与汞的协同暴露可以显著增加 CAT 水平,同时降低 $Corbicula\ fluminea$ 中的 GR 和 GSH-Px 活性。在淡水贻贝中观察到汞和 MP 之间的竞争性生物标志物机制。

MPs 和 NPs 可以将异生物质（例如,重金属、杀虫剂和 PAHs）、抗生素和抗微生物剂转移到生物群中以调节生物标志物的浓度和活性。MPs 与芘结合显著抑制海贻贝中硒依赖性 GSH-Px 和 CAT 活性。在 $Oreochromis\ niloticus$ 的肝脏中暴露于 PS MPs（100 $\mu g/L$）并补充药物化合物（抗生素罗红霉素 —50 $\mu g/L$）两周后,SOD 活性显著增强,建立了 MPs 与生物标志物之间的相关性。纳米尺度的塑料颗粒可以在生物膜内被动运输,而宏观尺寸的塑料则需要主动运输机制。阳离子颗粒通常通过主动传输机制传输,因为它们很容易与塑料表面结合。因此,NPs 比 MPs 更具毒性,因为它们较小的尺寸使多种机制成为可能。在研究 NPs 的毒理学和归宿时,82% 的已发表研究使用 PS,其次是聚甲基丙烯酸甲酯（PM-MA）（10%）,而其他聚合物衍生物仅是此类研究的 8%。PS NPs 可以被贻贝吸收,PMMA 纳米衍生物可以被藤壶吸收。PS NPs 改变贻贝中的基因表达并降低酶活性,导致过氧化损伤和神经传递中断。PS NH$_2$ 已经观察到 NPs 通过上调转运蛋白和破坏细胞膜完整性,诱导铜绿微囊藻释放肝毒素(微囊藻毒素)。NPs 更大的健康危害归因于它们通过吞噬作用/内吞作用穿透上皮生物膜的能力。例如,发现乳胶纳米材料会积聚在 *Oryzia slatipes* 的肝脏、睾丸、肠道、循环系统和鳃中。NPs 也可以深入亚细胞器线粒体内部,而 MPs 则局限于线粒体外膜。这往往会通过潜在的影响代谢功能来降低线粒体膜的通透性。在这方面,Mi-toB 方法提供了一种通过测量 ROS 水平来评估生物体生态毒性反应的简单方法。

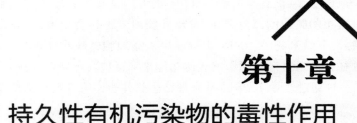

第十章
持久性有机污染物的毒性作用

概　述

持久性有机污染物(persistent organic pollutants，POPs)是指在环境中难降解、高脂溶性、毒性大且可以在食物链中富集放大，能够通过各种传输途径而进行全球迁移的一类污染物。由于 POPs 具有三致效应，并且具有隐蔽性和突发性的特点，一旦发生重大污染事件，将会产生灾难性后果甚至会持续危害几代人。由于其污染的严重性和复杂性远超过常规污染物，最近数十年成为国际社会关注的热点。

一、POPs 与斯德哥尔摩公约

2001 年 5 月 22—23 日，各国全权大使会议在斯德哥尔摩召开，91 个国家政府和欧共体在"POPs"控制的斯德哥尔摩公约上签字，115 个国家和欧共体签署了最终法案。联合国环境规划署政府和区域经济合作组织签署这份公约，推动其在 2004 年前获得批准。《斯德哥尔摩公约》的全称是《关于持久性有机污染物的斯德哥尔摩公约》，它是国际社会鉴于持久性有机污染物对全人类可能造成的严重危害、为淘汰和削减持久性有机污染物的生成和排放、保护环境和人类免受持久性有机污染物的危害，经过数年谈判后于 2001 年 5 月 22 日在瑞典首都斯德哥尔摩举行的《斯德哥尔摩公约》全权代表大会上签署的一项国际环境公约。该公约控制内容包括 12 类 POPs 的生产、进口、出口、处置和使用：8 类农药(艾氏剂、氯丹、狄氏剂、滴滴涕、异狄氏剂、七氯、灭蚁灵和毒杀芬)；2 类工业化合物六氯苯及多氯联苯(PCBs)以及工业生产过程产生的危险副产品多氯代二苯并-对-二噁英(PCDDs)和多氯代二苯并呋喃(PCDFs)。按规定，前面 7 种杀虫剂类农药被列为明令禁止继续生产和使用的物质，其中，DDT 目前在一些贫穷的发展中国家仍是不可替代的杀虫剂，但此次仍被列为严格限制使用的物质,需要一提的是 DDT 目前在我国已被禁用;PCBs 暂时仍需用于变压器和电容器等设备上,将在 2025 年之前被禁用;六氯苯除了作为农药被生产外,还会在一些化工过程中作为副产物产生,因此它与非人为故意制造的 PCDDs、PCDFs 一起被列为各国应采取措施控制其在最小范围内的物质。

2009 年 5 月,《斯德哥尔摩公约》第 4 次缔约方大会审议通过了需要采取国际行动的第二批 9 种物质,即全氟辛基磺酸及其盐类以及全氟辛基磺酰氟、十氯酮、五氯苯、林丹、α-六氯环己烷、β-六氯环己烷、六溴联苯、商用五溴二苯醚以及商用八溴二苯醚。至此,列入《斯德哥尔摩公约》控制的持久性有机污染物已达 21 种。截至 2019 年 5 月公约第九次缔约方大会审议通过,累计共有 30 种(类)新 POPs 物质被增列入公约管制物质名单。根据这些物质的生产用途和公约控制要求,这 30 种物质可以分为农药类、工业化学品类和非故意排放副产物三大类(表 10-1)。

表 10-1 《斯德哥尔摩公约》受控 POPs 类别

附件	类别	受控物质
A	农药	艾氏剂、氯丹、狄氏剂、滴滴涕、异狄氏剂、五氯苯、六氯苯、七氯、灭蚁灵、毒杀芬、十氯酮、林丹、α-六氯环己烷、β-六氯环己烷、五苯酚及其盐类和酯类、三氯杀螨醇、硫丹
B	工业化学品	多氯联苯、短链氯化石蜡、六溴联苯、六溴十二烷、商用五溴二苯醚、商用二苯醚、商用十溴二苯醚、全氟辛基磺酸及其盐和全氟辛基磺酰酸、全氟辛酸及其盐类和相关化合物
C	非故意排放副产物	多氯代二苯并-对-二噁英、多氯代二苯并呋喃、多氯萘、六氯丁二烯

二、POPs 污染物的来源

1. 有机氯农药类

作为一个农业大国,我国在 20 世纪 60—80 年代大量生产和使用的农药主要是有机氯农药。据统计,1970 年我国共使用六氯苯(六六六)、滴滴涕(DDT)、毒杀芬等有机氯杀虫剂 19.17×10^4 t,占农药总用量的 80.1%。10 年后的 80 年代初,在调查统计的全国 2 258 个县(市)中,有机氯农药使用量仍然占农药总用量的 78%。列在《公约》中的有机氯农药中,我国除了艾氏剂、狄氏剂、异狄氏剂和灭蚁灵未生产之外,曾大量生产和使用过毒杀芬、六氯苯、氯丹和七氯等农药。1982 年我国开始实施农药登记制度以后,已先后停止了滴滴涕、六氯苯、氯丹、七氯和毒杀芬等农药的生产和使用。到 21 世纪初,我国累计施用有机氯农药约 81 多万 t,占国际用量的 20%。

2. 多氯联苯(PCBs)

我国自 1952 年开始生产多氯联苯,其代号 PCB_3 和 PCB_5,典型的商品名为 ♯1 PCBs(含氯量为 41%)以及 ♯2 PCBs(含氯量为 56%)。到 1978 年大多数工厂已停止生产,20 世纪 80 年代初全部停止生产。在此期间我国生产的 PCBs 总量累计达到万吨,其中约 9 000 t 用作电力电容器的浸渍剂,约 1 000 t 用于油漆添加剂。此外,在 20 世纪 50—80 年代,我国在

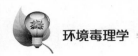

未被告知的情况下，还先后从比利时、法国等国进口过大量装有 PCB 的电力电容器，这些设备目前已经报废。

3. 多溴联苯（PBBs）

2009 年，商品化的六溴联苯作为新型持久性有机污染物（POPs）被列入《关于持久性有机污染物的斯德哥尔摩公约》的附件 A（表 10-1）。PBBs 是一类由溴取代了联苯中氢的溴代芳烃化合物，其结构与多氯联苯（PCBs）相似，根据溴原子取代数目和取代位置的不同有 10 个同系物、209 种单体。目前尚不具备全部 209 种 PBBs 单体的理化性质数据，很多单体的理化数据尚未测定，并且由于计算或实验方法的不同，一些文献报道的特定单体理化性质的数据存在差异性。早在 20 世纪 70 年代初期，PBBs 被用作溴代阻燃剂，主要用于家具、建材、ABS 树脂等材料和电子等产品的阻燃。据统计，1976 年，美国约生产 6 100 t 的 PBBs，主要类别是六溴联苯（hexa-BBs）、八溴联苯（octa-BBs）和十溴联苯（deca-BBs），六溴联苯约 5 400 t（约占 88%），八溴联苯和十溴联苯的总量共约 700 t。PBBs 是添加型阻燃剂，以物理方法添加而非化学键合，因此可以通过渗出等方式释放到外界环境中。1973 年美国密歇根州事件后，美国 1974—1979 年逐渐停止生产 hexa-BBs、octa-BBs 及 decaBB。

4. 多环芳烃（PAH）

多环芳烃（polycyclic aromatic hydrocarbons，PAHs）是指两个以上苯环以稠环形式相连的化合物，是一类广泛存在于环境中的持久性污染物，PAHs 组分十分复杂，其苯环结构数有 2～7 环。2～3 个苯环的低分子量芳烃有萘、菲、芴等；4～7 个苯环的高分子量芳烃，如芘、苯并[a]芘、荧蒽等。这些化合物沸点高，不易挥发，其本身没有毒性，但具有致癌、致突变性。PAHs 来源主要为天然源和人为源，天然源包括陆地和水生植物、微生物的生物合成、森林、草原的天然火灾及火山活动等；人为源主要是各种矿物燃料、木材、纸以及其他含碳氢化合物的不完全燃烧或在还原气氛下热解形成，包括：①工业来源（冶金、发电等）；②机动车、轮船、火车燃油挥发及尾气排放；③家庭燃烧来源（煤、木材等）；④人为习性，如吸烟。

5. PCDDs 和 PCDFs

在我国，PCDDs 和 PCDFs 的来源主要有两类：一是精细化工行业，如氯碱化工、有机氯化工、染料化工、农药化工、纸浆漂白等，PCDDs 和 PCDFs 可能存在于最终产品及生产废渣中；二是含氯废物及垃圾焚烧过程中产生的副产物。我国目前仍在生产和使用五氯酚（用作木材防腐剂）和五氯酚钠（防治血吸虫的杀钉螺药剂）。据统计，在 20 世纪，我国年产五氯酚及其钠盐近 10 000 t，约占世界年产量的 1/5。而有关研究表明，当时国产五氯酚钠和五氯酚产品中杂质 PCDDs 和 PCDFs 的平均含量分别为 15.76～25.47 $\mu g/g$ 和 2.26～4.74 $\mu g/g$。据此推算，仅作为这两种农药产品的杂质，当时我国 PCDDs 和 PCDFs 的年产生量已超过 100 kg。中国是氯碱的生产大国，1998 年烧碱的年产量约为 508 万 t，居世界第 2 位。通常垃圾焚烧的飞灰和尾气中含有 PCDDs 和 PCDFs，如 1 个处理能力为 300 万 t/年的垃圾焚烧装置，其中有 1/5 由烟囱直接排入大气，而研究表明焚烧炉飞灰中含有全部的 PCDDs 和 PCDFs 及几百种其他有机物（图 10-1）。

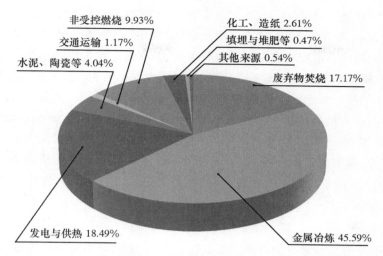

图 10-1 2003 年中国二噁英类（PCDDs）年排放量 10.2 kg 毒性当量的来源分布比例
（高丽荣等，2020）

6.全氟化合物（PFCs）

全氟化合物（perfluorinated compounds，PFCs）是一类具有重要应用价值的含氟有机化合物，可被定义为是一类化合物分子中与碳原子连接的氧原子全部被氟原子所取代的一类高氟有机化合物。全氟磺酸类化合物和全氟羧酸类化合物是全氟化合物中的一类。根据碳链尾部基团（R）不同可分为全氟烷基磺酸（PFSAs）、全氟烷基羧酸（PFCAs）和全氟烷基膦酸（PFPAs）。在工业生产领域，PFCs 被大量应用于泡沫灭火剂、润滑剂、表面活性剂、纺织品的添加剂以及电镀生产中的铬雾抑制剂等。在生活消费领域，PFCs 被应用于日用洗涤剂、食品包装材料和炊具制造等。PFCs 的广泛生产和使用，导致其大量释放到自然环境中。目前已在多种环境介质中（地表水、地下水、沉积物、土壤、大气和生物体内）广泛检测到了PFCs 的存在。

三、POPs 在环境中的迁移

国内外学者也开展了许多关于 POPs 在各介质中聚集分布、迁移趋势影响因素的研究，这些研究主要集中在对土壤、底泥、颗粒物等理化指标的研究上。近年来，国内陆续开展了许多关于 POPs 迁移转化影响因素的研究。

1.大气中的迁移

POPs 的迁移方式包括：大气迁移、洋流迁移、随着生物迁徙迁移，其中大气迁移是快速且主要的迁移方式。南、北极和青藏高原虽地处偏远、人烟稀少，但依然能检测到一定浓度的 POPs，大气长距离迁移（long range atmospheric transport，LRAT）被认为是该区域污染物的主要来源。研究表明，青藏高原大气 POPs 浓度具有明显的季节性变化，在印度季风盛行的 5～8 月，以四氯联苯（tetraCBs）为主要组成的 PCBs 浓度显著升高，以此获得了印度季风将南亚污染物传输至青藏高原的直接证据。研究监测了近二十年来北极 4 个大气监测站

POPs 的时间变化趋势。结果显示,大气(气态＋颗粒态)PCBs 浓度缓慢降低,低氯代 PCB52 和 PCB101 浓度有所上升,且多溴联苯醚类(PBDEs)溴系阻燃剂 BDE49 和 BDE99 是主要检出单体。苔藓和地衣没有根部和维管组织,没有气孔和角质层组织,不存在内部迁移机制,其营养物质完全来自大气而不是从根部吸收,大气中的 POPs 能够大范围进入苔藓和地衣。因此,林下苔藓和地衣也常被用作大气环境污染的指示物。例如,学者在观测了智利安第斯山脉苔藓中有机氯代化合物随海拔的变化情况,发现 PCBs 浓度沿海拔增加而增加,浓度变化范围为 240～2 400 pg/g dw。在我国南岭山苔藓中检测到 16 种多环芳烃浓度随海拔升高而降低,其中轻 PAHs 分布没有明显变化,重 PAHs 沿海拔升高而降低,原因是大分子量的 PAHs 倾向于以颗粒附着态迁移,更易通过沉降作用从大气中清除,阻碍了其向高海拔地区迁移。

2. 土壤中的迁移

POPs 随气团传输至远离污染源的地方,在大气干、湿沉降作用下进入地表生态系统。土壤是分布最为广泛的地表介质之一。土壤有机质吸附降低了 POPs 的再挥发能力,可显著影响/阻滞 POPs 的全球再分配。国外研究者对全球 191 个背景点表层土壤的多氯联苯浓度进行了调查,结果显示,最低和最高浓度分别出现在格陵兰岛(26 pg/g dw)和欧洲大陆(97 000 pg/g dw),其组成以五氯联苯和六氯联苯为主。此外,对全球表层土壤中 PCBs 浓度数据进行整合研究后发现澳洲土壤的背景值最低(13～17 pg/g dw),欧洲(5.1～170 pg/g dw)、亚洲(17～150 pg/g dw)和北美地区(49～120 pg/g dw)的土壤背景值相当,中美地区土壤的背景值最高(9～670 pg/g dw),并指出背景土壤中的 PCBs 仍主要来自污染物的一次排放,北极地区和北半球高纬度森林覆盖地区的土壤一般为 POPs 的"汇"。北半球森林土壤中低氯代 PCBs 浓度随纬度增加而增加,高氯代 PCBs 则表现出相反的变化规律,表明 PCBs 向北极迁移过程中发生了分馏现象,森林土壤尤其阻碍了大分子有机污染物的长距离迁移。我国背景森林土壤的 PCBs 空间分布与总有机碳(TOC)呈显著正相关,与温度无线性相关性,主要受控于源区和大气输送过程,而新型 HFRs 的空间分布显著受控于区域人类活动强度(图 10-2)。

3. 水体-底泥中的迁移

POPs 的疏水亲脂性使其在水体中的含量较低,水体中有机污染物的大多被悬浮颗粒物如胶体物质、生物碎屑及矿物所吸附,悬浮颗粒物会随着重力沉降作用等物理化学行为沉入水体底泥或被生物吸收积累并富集在生物体中,底泥是有毒性的有机污染物的归宿之一,POPs 在底泥中的含量可能是水中 POPs 含量的几百倍甚至上千倍。有机氯农药的低水溶性(S_w)和高吸附性(K_{oc})使其极容易吸附土壤有机质中。例如,西班牙 Teide 山上的表层土壤中有机氯农药(OCPs)的浓度与土壤 TOC 的相关系数范围为 0.3～0.7。但溶解性有机质(DOM)可以在很大程度上促进 OCPs 在土壤中的迁移进而污染地下水。另外,土壤侵蚀也可能导致 OCPs 进入底泥和地表水中。对九龙江 15 个表层水点位检测研究后发现,13 个间隙水点位中的 18 种有机氯农药,间隙水中的 OCPs 比表层水中的 OCPs 的含量要高,说明了其易吸附于底泥的颗粒上,其存在的浓度差使得 OCPs 通过再悬浮作用从底层水体向上层水体进行迁移。湖泊水体交换周期相对河流较长,对污染的自我修复能力弱,持久性有机

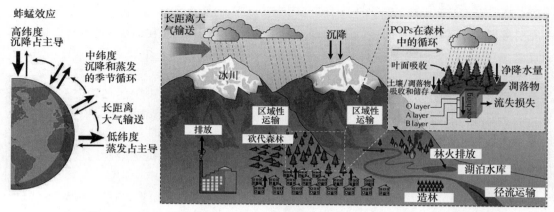

图 10-2　POPs 全球迁移模式(左部分)及森林中的 POPs 循环过程(右部分)

(Gong et al., 2021)

注:POPs 的全球传输受控于其在环境中反复进行的热挥发和冷沉降,即所谓"蚂蚱跳效应"。城市地区的当地排放和持久性有机污染物向森林的长期运输供应(图中央区域)。森林增加了大气持久性有机污染物向地面的沉积(图右上部分)。森林干扰,如毁林、植树造林和火灾,在地方和区域范围内影响持久性有机污染物的循环。

污染物的排放和进入是导致湖泊水体恶化的重要原因之一。此外,湖泊中 POPs 易随生物链在水生动物组织中累积,通过湖泊鱼类被人体吸收,在人体中积累。对天津市某一小型封闭湖泊水体中六六六(HCHs)的赋存水平进行分季节研究,结果表明水溶相中 HCHs 的浓度为 nd-52.5 ng/L,悬浮颗粒相中赋存水平为 nd-3 561 ng/L,水体 HCHs 含量季节变化显著,春季最高。有研究表明,PAHs 在溶解相中的空间分布特征为:入湖河流>湖体>出湖河流,颗粒相在湖体中的浓度高于环湖河流,沉积物湖体 PAHs 浓度低于环湖河流(淀山湖)。结果同时表明,水体和沉积物中 PCBs 浓度季节变化均为冬季>春季>夏季>秋季,均以五氯联苯为主,水体均值 30.47 ng/L,高于长江上游支流;水体中 OCPs 浓度呈现春季>秋季>夏季>冬季的特征,春、秋季 OCPs 的浓度明显高于夏季和冬季,与农业活动密切相关,湖体浓度大于环湖河流。

第二节　持久性有机污染物的检测技术

一、我国 POPs 监测的发展历程

由于我国 POPs 监测起步较晚,借鉴发达国家 POPs 监测的经验,结合国情开发 POPs 检测技术,是认识我国 POPs 污染现状进而采取有效的防控措施的基础。王极德等早在 20 世纪 70 年代末就开始关注我国生产和使用的多氯联苯(PCBs)对生态环境的危害,开发了一系列 PCBs 分析测试的方法,同期技术达到国际先进水平。二噁英作为一种典型 POPs,被认为是毒性最强的化学污染物之一。由于其结构复杂且在环境中浓度极低,二噁英的分析是环境科

学研究的一大难题。中国科学院生态环境研究中心的一批科学家在 20 世纪 80 年代中期起率先引进同位素稀释-气相色谱/质谱分析二噁英的技术,建立了与国际标准匹配的二噁英检测方法。1995 年,中国科学院武汉水生生物研究所建成我国第一个装备高分辨质谱的二噁英分析实验室。21 世纪以来,我国 POPs 检测技术得到快速发展。2003 年江桂斌院士领衔承担我国 POPs 研究领域第一个“973”项目——“持久性有机污染物的环境安全、演变趋势与控制原理”,我国典型区域 POPs 污染特征和演变趋势到污染控制技术与对策开展全方位基础研究;2008 年继续领衔“持久性有机污染物的环境行为、毒性效应与控制技术原理”“973”项目。2014 年由江桂斌团队牵头“973”项目“新型持久性有机污染物的区域特征、环境风险与控制原理研究”;该研究立足国际前沿,重点针对新型 POPs 开展研究。上述 3 个“973”项目系统研究了从环境样品的前处理、分离纯化到检测的新原理、新技术和新方法,形成了系统、集成的 POPs 监测技术方法体系。针对复杂 POPs,如毒杀芬,突破了在 10^{-12} 浓度水平从数万种毒杀芬同类物中检测指示性毒杀芬的技术难题。此外研制了一批 POPs 分析的标准物质,如土壤中多氯联苯成分分析标准物质(GBW08307)、底泥中有机氯农药成分分析标准物质[GBW(E)082042]等,为我国 POPs 分析的质量控制提供了技术保障。全氟烷基化合物(PFAS)是国际上高关注的新型 POPs。我国是 PFAS 生产和使用大国,因而PFAS 产生的环境污染及其对人类健康的影响值得深入研究。我国研究人员开发了一系列针对 PFAS 的检测方法,一批科研成果引领并推动了国际上该领域的发展(表 10-2)。

表 10-2　2010—2020 年全球发表 PFAS 相关论文最多的 10 个研究机构

(高丽荣等,2020)

排名	研究机构	发表论文数	h 指数	总被引频次	他引频次
1	中国科学院生态环境研究中心	176	35	3 959	3 365
2	瑞典斯德哥尔摩大学	103	31	3 394	3 043
3	丹麦奥胡斯大学	89	30	2 840	2 601
4	美国国家环境保护局	87	29	3 057	2 906
5	加拿大环境与气候变化部	85	26	2 784	2 537
6	中国南开大学	82	24	1 990	1 763
7	美国纽约州立大学	77	23	1 749	1 665
8	美国加州大学	77	22	1 920	1 809
9	美国哈佛大学	70	21	1 750	1 580
10	中国清华大学	69	18	1 278	1 155

2007 年起,环境保护部对外合作与交流中心委托中国环境监测总站和生态环境中心联合开展探索性 POPs 监测实践;2007—2008 年,完成了 11 个大气背景点空气中的 11 种POPs 的采样与检测。同期,中国疾病预防控制中心提交了中国母乳中 POPs 监测报告。2008 年完成了《首次履约成效评估 POPs 监测国家报告》并提交《斯德哥尔摩公约》秘书处。以 2008—2013 年度监测数据为基础,2014 年完成了《第二次履约成效评估 POPs 监测国家报告》并提交《斯德哥尔摩公约》秘书处。2014—2019 年,环境保护部(2018 年 3 月整合为生

态环境部)继续组织开展第三次履约成评估 POPs 监测。大气采样点包括 11 个大气背景监测点、4 个城市、3 个农村采样点,监测大气中 20 种 POPs;同时,开展 2 个海域和 2 个湖泊水体中 PFOs 的监测。以 2014—2019 年度监测数据为基础,2020 年完成了《第三次履约成效评估 POPs 监测国家报告》并提交《斯德哥尔摩公约》秘书处。中国科学家在国际履约实践中正发挥越来越大的作用。

二、识别 POPs 的分析方法

对新型有机污染物的筛选和判别,需考虑化学品排放和使用引发的环境影响能力、明确污染物的环境行为特征。综合而言,只有当市售化工产品满足以下 3 个要求时才可能对自然环境和生物产生重要影响:①该化合物的物理-化学性质必须满足一项或多项 POPs 类物质的特性(环境持久性、长距离传输性、生物富集性、毒性);②该化合物必须具有一定的生产量和使用量;③该化合物需具有特定的使用和环境释放途径。分析方法的研究是发现新型有机污染物的关键。其主要难点在于无特定的目标化合物,研究对象是复杂环境介质整体,所覆盖组分的复杂程度决定了多样化引导发现方法策略的重要性。集合样品前处理、仪器分析和数据挖掘的体系创新,对定量结构-效应关系模型、高分辨质谱疑似目标/非目标解析方法、效应导向分析等技术手段的综合应用是完成对研究对象的"全覆盖"、实现新型污染物发现"必然性"的可靠保证。

1. 定量结构-性质关系模型方法

定量结构-性质关系(QSPR)方法的基本假设是化合物分子结构决定了物理-化学参数的变化;而物理-化学参数与实际环境行为存在密切关系。因此,在仅掌握化合物分子结构信息的基础上,利用理论计算得到物理-化学参数的集合,即可实现对具有潜在 POPs 特性污染物的识别和筛选。物理-化学参数的预测是化学计量学研究的经典分支。方法的建立需要一系列分子的结构编码信息,以及各物质通过实验得到的实际物理-化学参数数据。将二者通过统计分析建立定量关系函数模型,继而预测具有类似官能团分子结构的新型化合物性质参数,具有简单、准确、高通量的特点。环境行为的预测也可基于计算得到的物理-化学性质参数进行展开。经济合作与发展组织(OECD)发布的多环境介质的逸度模型,利用大气-水分配系数(K_{aw})、辛醇-水分配系数(K_{ow})、大气/水体/土壤半衰期($T_{1/2}$)参数对化合物的环境持久性(P_{ov})、长距离传输潜力(LRTP)和迁移效率(TE)进行评估,取得了较好的模拟预测效果。水生生物毒性的预测亦是如此。美国国家环境保护局发布的 ECOSAR 预测模型通过大量的文献和实验毒性数据结果,定量描述了 130 种不同分子结构类型化合物的辛醇-水分配系数(K_{ow})对鱼、水蚤、绿藻式动物的半致死浓度计量值(LC_{50})之间的函数关系。

2. 高分辨质谱疑似目标/非目标分析方法

除了登记注册的已知化学品,新型有机污染物还可能包括新合成且尚未登记的人工化学品,经环境转化反应生成的化合物(如大气氧化反应二次生成的含羰基、硝基的多环芳烃类似物等),以及天然源化合物(如类雌激素、藻毒素等)。对于此类完全未知化合物的发现,更多的是总结污染物结构的共性特点,并通过仪器分析的方式展现。高分辨质谱可精确测量带电离子的荷质比,进而分析元素组成、获得化合物的分子式,在新型化学污染物结构解析过程中发挥着至关重要的作用。高分辨质谱疑似目标/非目标分析方法与传统的目标分析方法存在显著差别。目标分析必须依靠标准品获得化合物质谱信号,实现对目标化合物的确认。在新型污染物研究对象未知目标准品难以获得等诸多情况下,该方法的应用存在一定局限性。不同的是,疑似目标/非目标分析方法不以特定目标物作为预设研究对象、无须依赖化合物标准品,而是针对整个环境样本中包含的化合物信息数据进行较为全面的分析,因而在新型有机污染物发现的研究中应用更为广泛。常见疑似目标/非目标分析方法的样品准备过程较为简单,多采用具有广谱性的预处理和富集步骤。仪器分析主要采集样品的总离子流图并同步获取高丰度离子的二级质谱碎片信息。对获取的色谱和质谱数据进行深入挖掘是非目标分析方法的关键步骤,需要依据指定的实验方案和感兴趣的化合物类型灵活选取适当的数据筛选规则(如精确质量数比对、同位素丰度筛选、色谱保留时间和质谱二级碎片信息的数据库匹配及逐步剔除等)(图 10-3)。

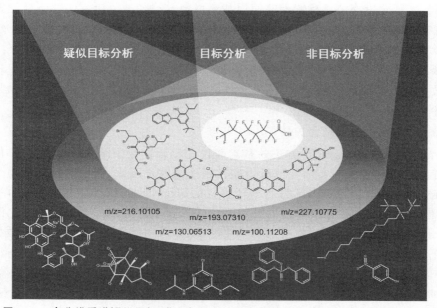

图 10-3 高分辨质谱疑似目标/非目标分析方法与传统的目标分析方法存在显著差别
(阮挺和江桂斌,2020)

注:疑似目标/非目标分析相比传统的目标分析方法,在检测分析物的范围和类型方面存在显著差异;对应地,在复杂基质前处理、仪器检测和数据处理等方法学流程方面也有所不同。

3.效应导向分析方法

效应导向分析(EDA)方法以生物学检测为核心,配合样品前处理、色谱分离和化合物表征流程,通过生物效应检测和多步分离纯化,最终实现主要效应污染物的浓度测定、结构鉴定和毒性确认。该方法能够克服"从物质到风险"评价方法生物效应阳性检出效率低的缺点,是将分析化学与生物学检测体系有机结合的分析手段,能够为特定污染地区主要贡献污染物的筛查及未知有毒组分的识别提供宝贵的基础数据。该方法对大气、土壤、水体、生物样本基质中的有机物均具有很好的兼容性效应。导向分析的方法学流程大概包括 4 个步骤(图 10-4):①毒性测试流程。生物学筛查终点可选择范围广泛,可包括生物个体测试,亦可包括细胞、菌株等体外毒性测试。选用的生物学筛查终点作为关键的"生物检测器",贯穿于方法的各个阶段。②组分提取流程。关键要求是尽可能地对样本中的所有有机物进行无差别的广泛提取。分离流程可根据目标化合物的极性、分子量和修饰基团等性质多步分离,逐步获得贡献污染物。③毒性贡献污染物的鉴定流程。具有活性效应组分中的贡献化合物需要结合核磁、质谱、光谱等多种化学表征手段进行结构鉴定和定量分析。④贡献污染物的毒性确认流程。根据实际测定组分中的总体毒性,对组分中阳性检出化合物浓度的毒性贡献值进行量化回溯分析,在实际样本中总体毒性贡献占比大的检出物即视为关键致毒物(图10-4)。

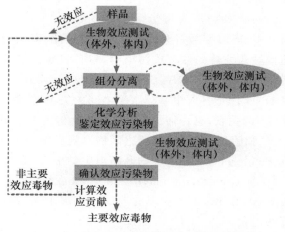

图 10-4 效应导向分析的方法流程示意图
(阮挺和江桂斌,2020)

第三节
持久性有机污染物的生物毒性与作用机理

一、遗传毒性

早期的遗传毒性是指环境中的理化因素作用于有机体,使其遗传物质在碱基分子和染色体等水平受到各种损伤,从而造成的毒性作用。研究主要针对污染物对碱基水平的点突变,分子水平的 DNA 损伤与加合物染色体水平的微核、染色体异常,以及与上述损伤相关的修复系统等指标的影响。现代的遗传毒性,泛指某一物质或因素产生的、能够在代际之间传递的可遗传效应(heritable effect),不仅包括早期的遗传毒性,还包括与遗传物质密切相关的表观遗传因素(如 DNA 甲基化、组蛋白甲基化、miRNA 等)的变化,以及与遗传物质/表观遗传物质不直接相关的其他世代间的传递效应。污染物对遗传物质的损伤,包括基因突变、DNA 加合物、染色体微核 DNA 修复系统损伤、染色体异常等水平,这些指标是早期遗传

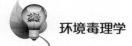

毒性的常用指标；同时，污染物对遗传物质的损伤，也包括对遗传物质表达调控的表观遗传物质损伤，包括 DNA 甲基化与组蛋白修饰、微 RNA(miRNA)等，这些属于现代遗传毒性研究的新指标。

基因突变是指基因中 DNA 序列的改变。由于这种改变一般局限于某一特定的位点，又称为点突变(point mutation)。基因突变可分为碱基置换、移码突变、整码突变、片段突变等基本类型，常用评价方法是鼠伤寒沙门氏菌回复突变试验(Ames Salmonella test，或略写为 Ames)。研究表明，含有有机氯农药(如 DDE、DDT、狄氏剂和艾氏剂和硫丹等)的土壤能够在 Ames 试验中诱发突变。在采用果蝇模型的研究中，硫丹表现出致突变性。硫丹及其代谢物在中国仓鼠卵巢(Chinese hamster ovary，CHO)细胞和人类淋巴细胞中产生了显著的、低浓度依赖($0.25 \sim 10 \ \mu mol/L$)的 DNA 损伤。

在许多流行病学研究中，产前接触持久性有机污染物与新生儿的许多不良出生状况有关。有研究调查了产前接触几种持久性有机污染物，包括有机氯农药(OCPs)、多溴二苯醚(PBDE)和多氯联苯(PCBs)对胎盘中 DNA 长散布元素 1(long interspersed element 1，line-1)甲基化水平以及胎盘 DNA 印记基因甲基化水平之间的关系，并评估了 DNA 甲基化与每个目标 POP(单 POP 模型)的关联，也评估了 DNA 甲基化与多个 POP 的关联。结果表明，在单 POP 模型中，在 OCP 和胎盘 DNA 甲基化之间检测到显著的关联。分娩期间采集的孕妇血清中六氯乙烷(β-hexachloroethane)浓度的升高与胎盘中 LINE-1 甲基化的减少显著相关。母血中 p, p'-DDT (p, p'-dichlorodiphenyltrichloroethane)水平升高与胰岛素样生长因子 IGF2 (insulin-like growth factor 2)高甲基化有关。在多 POP 模型中，DDT 和 IGF2 甲基化之间也观察到显著的正相关。

彗星实验又称单细胞凝胶电泳，是一种在单细胞水平上通过检测 DNA 损伤来判断遗传毒性的技术，能够定量分析细胞中 DNA 单、双链缺口损伤的程度。解螺旋的 DNA 带负电荷，分子量小且被碱变性为单链，在电泳过程中，会离开核 DNA 向正极迁移形成"彗星"状图像，而未受损的 DNA 部分则保持球形。DNA 受损越严重，"彗星"尾越长。多数研究表明 2,2',4,4'-四溴联苯醚(BDE-47)可造成动物细胞核 DNA 非微核化的基因毒性。$0.01 \sim 1 \ \mu mol/L$ 的 BDE-47 对人体呼吸道上皮细胞的遗传毒性，此外还发现当浓度大于 $0.1 \ \mu mol/L$ 时，DNA 损失严重，核内 DNA 可迁移至核外 $40 \sim 80 \ \mu m$ 处，形成明显的拖尾现象。BDE-47 处理导致了水稻根尖细胞 DNA 的损伤和 DNA 片段的产生。当 BDE-47 浓度大于 $50 \ \mu g/L$ 时，水稻(甬优 9 号)根尖细胞已难以观察到清晰的细胞核，$500 \ \mu g/L$ 时，无法观察到完整细胞核，且无明显"彗星"状图像，表明细胞核裂解，核内 DNA 流失严重，导致电泳图像呈现星点状。

二、生殖毒性

POPs 对健康的影响是多方面的、复杂的，不仅具有"三致"效应(致癌、致畸、致突变性)，而且对生殖系统产生毒性。对动物生殖发育过程的关注最初来自种群稳定的自然需求。具有生殖发育毒性的污染物往往最可能威胁种群的生存和发展。生殖健康也关乎人类繁衍，更能对人口素质乃至社会的发展产生深远影响。因此，POPs 的生殖毒性以及对人类生殖健康和其他生物的生殖影响一直备受关注。

1. 有机氯农药

有机氯农药是一类典型的内分泌干扰物,可以直接影响生殖系统。早在 20 世纪 60 年代就发现,高剂量的 o,p'-DDT、p,p'-DDT 和甲氧滴滴涕(methoxychlor,MXC)暴露能够使雌性大鼠子宫增重,表明这些有机氯农药具有显著的类雌激素活性。o,p'-DDT、p,p'-DDT、β-HCH、MXC 和林丹等都能与雌激素受体(Estrogen Receptor,ER)ERα 和 ERβ 结合,因此一般认为有机氯农药的类雌激素活性是通过激活 ER 通路作用。也有研究表明,MXC 可以诱导 ERα 基因敲除小鼠子宫中雌激素反应基因的表达,即使同时注射 ER 抑制剂也不能阻断 MXC 的作用。o,p'-DDT 通过 ER 非依赖性途径干扰卵巢中前列腺素的合成。这些研究提示有机氯农药的类雌激素作用机制并不同于天然雌激素,而存在 ER 非依赖性途径,比如直接激活转录因子 AP-1 或者影响激酶的信号传导。目前关于有机氯农药对女性生殖力影响的研究还比较少,对女性排卵率也无法直接监测,因此流行病学研究通过评估女性怀孕时间来度量女性生殖力。两项调查结果显示 p,p'-DDE 的水平与女性怀孕延迟呈正相关,表明 p,p'-DDE 可能降低女性生殖力。用 DDT 暴露兔子,结果显示胚胎能显著积累有机氯化合物,且胚胎植入子宫前的死亡率提高,导致受精卵着床失败。与此动物实验结果相对应的是,调查发现有机氯和女性早期流产之间也有一定相关性。血清中高浓度的 DDE 能增加妊娠早期流产的风险。有机氯农药还能导致雄性动物生殖器官畸形,影响精子浓度以及精子活力。林丹能减少大鼠睾丸间质细胞合成睾酮的水平,导致大鼠前列腺重量显著降低,睾丸组织解体,并影响精原细胞形态,精子数量下降。调查发现,男性血液中 DDE 含量越高,体内总睾酮水平和游离雄激素水平越低,精液量减少以及精子活力降低,精子畸形率增加。如果亲代暴露有机氯农药,会影响到雄性子代的生殖力。

2. 多氯联苯

虽然世界各国禁止生产和使用多氯联苯(PCBs),但其能持久存在于环境中,并能在食物链中富集。在血浆、组织样本和多种动物乳汁(包括人的乳汁)中都有检测到 PCBs。PCBs 能改变雌性体内的正常激素水平。PCB 能在脂肪组织和母乳中富集,易穿过血胎屏障,因此哺乳动物在胎儿发育和母乳喂养过程中容易受到高浓度的 PCBs 暴露。PCB 77、PCB 126 和 PCB 153 暴露牛的粒层细胞和黄体细胞,能促进粒层细胞分泌催产素。牛在发情周期暴露 PCBs,能显著抑制类固醇激素分泌,促进催产素分泌,刺激子宫肌宫缩,导致流产和早产。体外受精实验发现,PCB 188 能增加人受精卵着床失败概率,能诱导受精卵中细胞色素 P 450 的表达水平。人类流行病学调查也发现 PCBs 与女性流产和不育有一定相关性。母亲暴露 PCB 187、PCB 156、PCB 99、PCB 105、PCB 138 和 PCB 183 能导致女性怀孕延迟,怀孕延迟的女性患妊娠期流产和不育的比例升高。动物实验发现,雄性大鼠暴露 PCB 126,血清中睾酮的浓度显著降低,精子活力也降低。小鼠在胚胎期和哺乳期暴露 PCBs,F1代雄性表现出输精管直径变短、精子活性降低和睾丸重量减轻,甚至对 F3 代雄性仍有生殖毒性,表现出代际传递效应。PCBs 对男性体内的激素水平和精子活力也有不良影响。来自美国的调查数据显示,PCBs 能降低男性精液中的精子浓度与精子活力。美国男性血清中 PCB 118 浓度和体内的 SHBG 水平呈负相关。

3. 多环芳烃

多环芳烃(PAHs)具有诱变性和致癌性,PAHs 及其代谢产物可能会引起人类和哺乳动物的生殖毒性。苯并[a]芘是 PAHs 家族中的典型代表。毒理学研究中常把苯并[a]芘作为研究 PAHs 的毒性效应的一种典型化合物。研究表明,它对雌性生殖系统的卵巢和子宫、雄性的睾丸都有很强的毒性。苯并[a]芘暴露雌性小鼠,能导致卵巢衰竭,诱导卵母细胞凋亡,并且其雌性后代卵泡发育能力显著降低。苯并[a]芘对子宫组织有毒性,能改变小鼠子宫细胞形态并诱导子宫细胞凋亡,导致新生大鼠子宫重量降低,使子宫内 ER 的表达水平显著降低,引起子宫形态改变且功能紊乱。苯并芘暴露能降低雄性大鼠血浆中睾酮水平,导致调节类固醇合成的 StAR 和 3β-羟基类固醇脱氢酶(3β-hydroxysteroid dehydrogenase,3β-HSD)基因表达降低,能引起睾丸中生殖细胞的凋亡,并降低睾丸生成精子的功能。我国研究者发现 PAHs 对人类生殖健康的影响主要表现为妊娠早期流产风险提高和胎儿的发育受到干扰。母亲血液中含有苯并[a]芘-DNA 加合物的量高于中值水平,早期流产的风险提高 4 倍,因此母亲受到高水平 PAHs 暴露时,能导致妊娠早期流产的风险增加。

4. 二噁英类

二噁英类通过食物链的途径进入人体,在脂肪组织(包括母乳)中富集。二噁英的毒性效应主要是通过芳香烃受体(aryl hydrocarbon receptor,AhR)介导,能改变体内基因的表达,产生多个毒性终点和内分泌干扰效应。目前对二噁英中毒性最强的污染物 2,3,7,8-四氯代二苯-并-对二噁英(2,3,7,8-tetrachlorodibenzo *para* dioxin,2,3,7,8-TCDD)的毒性效应研究得最多。妊娠期的雌性大鼠暴露于 TCDD,母鼠及其子代血清中雌激素的水平都显著降低,而孕酮水平则显著增加,导致体重和卵巢重量显著降低,产仔数减少;在妊娠期或围产期暴露于 TCDD 会造成子代雌性生殖器畸形、生育能力降低、动情周期紊乱和排卵作用延迟。对人类的研究发现,在胚胎期暴露于 PCDDs/PCDFs,女婴的脐带血中睾酮水平显著下降,女婴体内雌激素水平降低,并损坏女孩的生殖系统的发育功能。二噁英既能干扰雄性动物的类固醇激素合成和雄性特征,也能损伤睾丸的功能和精子活力。TCDD 能提高雄性大鼠血清中雌二醇的水平,降低血清中睾酮的水平。TCDD 能诱导大鼠减少还原性谷胱甘肽、过氧化氢酶、SOD 的水平,引起氧化损伤,最终导致大鼠的精子活力和精子浓度以及血清中睾酮水平都显著降低。人类流行病学研究表明,二噁英对男性生殖力有巨大危害。例如著名的 1976 年意大利赛维索(Seveso)二噁英泄漏事件。

三、免疫毒性

免疫系统(immune system)能够区分"自己"和"非己"的生物及分子,发现并清除异物、外来病原微生物等引起内环境波动的因素,保护机体的完整性,是机体防卫外界威胁最有效的武器。机体的免疫功能主要包括三方面:①防御功能,用以防御外界有害因素入侵;②自身稳定功能,保持体内组织细胞成分的相对一致,清除衰老或受损细胞成分;③免疫监视功能,防止体内变异细胞出现。免疫系统由若干不同类型的细胞、组织和器官构成。对免疫系统调节起关键作用的是机体内的淋巴器官或腺体。以哺乳动物为例,淋巴器官主要包括中枢淋巴器官(胸腺和骨髓)和外周淋巴器官(脾脏、淋巴结和黏膜相关淋巴组织)。这些淋巴器官内含有大量免疫活性细胞,并通过血液循环相联系。虽然免疫系统的许多细胞是彼此分离的,但它们通过细胞接触和由它们分泌的分子保持通信,相互配合,共同对免疫系统进行精密而平衡的调节。

机体自身有物理（表皮、黏膜等）、化学（如酸性 pH 环境）和生物学（如共生微生物）几类屏障防御微生物和毒性分子的入侵。当这些屏障结构被破坏，就会激活保护机体的两道免疫防线。"第一道免疫防线"是固有免疫系统（innate immune system），可以迅速地起作用，引起急性炎症反应，又称非特异性免疫或先天性免疫。当固有免疫系统不能应对外界刺激时，则机体启动"第二道免疫防线"即适应性免疫系统（adaptive immune system），该系统通常需要较长时间方可得以发展，具有高度特异性，又称特异性免疫。

固有免疫系统的细胞包括来源于髓系细胞的巨噬细胞、树突细胞、肥大细胞、嗜酸/碱性粒细胞等，以及来源于淋巴谱系的自然杀伤细胞等。这些细胞表面表达的受体和病原体表面分子的结合可以使其被激活，迅速执行免疫效应，其作用过程不需要经历克隆扩增，因而不会产生免疫记忆。固有免疫应答包括快速破坏感染有机体、活化吞噬细胞，以及局部保护性应答，称为炎症。适应性免疫系统具有的"特异性"是指由抗原识别分子与抗原的小组分联结，抗原是诱导免疫应答的物质，包括蛋白质、碳水化合物、脂质和核酸。抗原分子可含有若干个不同的抗原决定簇，针对这些抗原决定簇能产生独特的抗体或 T 细胞应答。大的抗原（如蛋白质）具有免疫原性，可直接诱导特异性免疫应答，而较小的抗原分子要先与大分子载体结合后才能有应答。适应性免疫应答的重要特点是具有免疫学记忆能力，由于适应性免疫系统的细胞对威胁或刺激的初级应答可以影响对相同威胁或刺激的再次应答的强弱，最终表现为在它再次遇到相似抗原时，免疫应答出现得更快更强，这也是它不同于固有免疫系统的显著特征之一。适应性免疫包括体液免疫和细胞免疫。体液免疫（humoral immunity）是指存在于血浆、淋巴和组织液等体液中的抗体与相应的抗原特异性结合并发挥免疫效应的过程。B 细胞主要在骨髓的影响下成熟，在与抗原接触时，引起淋巴细胞群体增生并分化成浆细胞，从而产生对抗原具有特异性并能中和或消除抗原的可溶性体液因子（抗体，即免疫球蛋白）。浆细胞来源于分化了的成熟 B 细胞，可以合成和分泌免疫球蛋白。细胞免疫（cellular immunity）主要指 T 细胞介导的免疫应答。T 细胞在发育过程中形成了两类辅助性 T 细胞：Th1 细胞表达 CD4 分子，可识别 pMHC Ⅱ类分子复合物，对 B 细胞的生长和分化提供帮助；Th2 细胞表达 CD8，可识别 pMHC Ⅰ类分子复合物，可识别和杀伤病毒感染的细胞。免疫毒性根据其效应的不同，可分为四种类型：免疫抑制、免疫刺激、超敏反应和自身免疫。免疫毒性表现为机体正常免疫应答出现抑制（免疫抑制）或增强（免疫刺激）的不良效应，而超敏反应和自身免疫反应是免疫应答增强的表现，但不属于正常免疫应答的"免疫刺激"。

二噁英会对机体造成免疫抑制，使传染病易感性和发病率增加，免疫功能下降，疾病加重，并严重影响机体的抵抗力，且对细胞免疫和体液免疫有抑制作用。二噁英对细胞免疫的抑制主要体现为胸腺损伤。因为胸腺是诱导 T 细胞分化、成熟的主要场所，其皮质聚集的细胞主要是由不成熟的 T 细胞组成。体内和体外实验研究发现二噁英的摄入导致胸腺内细胞耗竭和胸腺萎缩，细胞减少先表现在胸腺皮质，后来发展到髓质，而胸腺内最早受损的靶细胞是皮质上皮细胞。除此之外，研究还发现二噁英对骨髓、肝脏和肺脏中的淋巴干细胞、T 细胞分化等均有一定的影响。2,3,7,8-四氯代二苯-并-对-二噁英（TCDD）是其中的一种剧毒化物，曾被用作除草剂。对 20 年前接触 TCDD 多年的工人调查时发现人体内的辅助 T 细胞的功能被 TCDD 长时间抑制。二噁英对体液免疫的影响受染毒的动物品系和染毒方式的影响较大。目前二噁英对人体体液免疫影响的报道较少,其中的一些机理、途径以及影响程度还需要进一步的研究。

目前关于 POPs 对双壳贝类免疫的研究较多。POPs 对双壳贝类免疫系统的影响主要表现为对细胞免疫和体液免疫的影响,研究表明 PAHs 污染地区牡蛎血细胞的吞噬能力低于非污染地区。检测不同浓度的五氯酚(PCP)和六氯苯(HCB)对圆蛤免疫力的影响,结果表明低浓度 PCP($50\sim100$ $\mu g/L$)或 HCB($40\sim130$ $\mu g/L$)可使血细胞活性增加,而高浓度的 PCP($1\,000\sim2\,000$ $\mu g/L$)或 HCB($1\,500\sim2\,000$ $\mu g/L$)则会明显抑制贝类机体的防御功能,使其血淋巴清除细菌等病原生物的能力部分或完全受阻;同时有研究表明双壳贝类的发病率和其生活环境中 POPs 的污染程度正相关,由此说明 POPs 对双壳贝类具有免疫毒性效应。

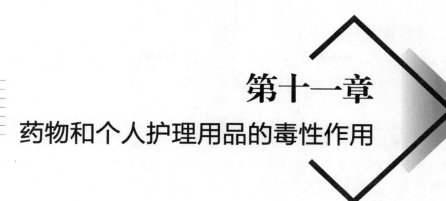

第十一章
药物和个人护理用品的毒性作用

药物及个人护理用品概述

一、药物及个人护理用品简介

在过去的十年里,污染物的生态风险评价研究的重心从常规的优先控制污染物转移到所谓的新兴污染物。新兴污染物通过人类活动持续被排放到环境中,美国环境保护署(USEPA)对这类可能破坏生态环境威胁人体健康的物质进行了分类,主要包括个人护理用品、药物、纳米粒子、抗生素抗性基因和工业化合物等。1999 年,Daughton 等首次提出药物及个人护理用品(pharmaceuticals and personal care products,PPCPs)作为一类环境污染物质,其存在的环境问题及潜在的生物毒性风险研究仍需深入完善。

药物及个人护理用品(PPCPs)是一种多样化的化合物,生活中常见的有肥皂、洗手液、牙膏、香水和防晒产品中的成分,还有抗生素、消炎镇痛药、中枢兴奋剂、抗癫痫药等。而个人护理用品又常被分为消毒剂(如三氯生)、芳香剂(如人工麝香)、驱虫剂(如避蚊胺)、防腐剂(如苯甲酸酯)和紫外线滤过剂(如二苯甲酮)等。不同于药物多用于体内使用,个人护理用品是主要用于人体外部的产品,并不受体内代谢变化的影响。因此,大量使用后进入了环境。不仅如此,在环境中发现的 PPCPs 的污染程度,以及它们通常不为人知的转化产物,实际上是无穷尽的,因为新药物和缺乏监管的化合物代替品源源不断地被引入市场中。许多PPCPs 物质具有环境持续性、生物活性和生物累积性,部分物质还是内分泌干扰化合物。近年来,随着分析检测技术的提高,PPCPs 先后在污水、地表水、地下水、土壤等环境中被检出,且被证明可能对生态环境和人类健康具有一定的风险。然而,许多 PPCPs 的生态毒性和作用机理并不明确,因此对 PPCPs 生态毒性的研究和预测变得越来越重要。

二、迁移转化

进入地表水环境后,PPCPs 会在水环境中的水、悬浮物、沉积物和生物等介质中发生迁移、转化、分配和降解。而目前相关研究不多,主要集中于 PPCPs 在水与悬浮物和沉积物的分配方面。研究人员考察了黄河、海河和辽河沉积物性质(总有机碳 TOC 和 pH)对 17 种常用抗生素吸附的影响,研究表明,黄河沉积物低 TOC 及高含沙量的特点使得其对抗生素的吸附较少,并得出有机质含量等沉积物性质是影响抗生素相分配的重要因素之一的结论。有人研究了氯霉素、四环素和氧四环素在南明河的水相和沉积物相间的分布,结果表明,沉积物对四环素和氧四环素的吸附较弱,并推测河水中较高的 Ca^{2+}、Mg^{2+} 浓度和 pH 可能是导致该现象的原因。

光降解是天然水环境中 PPCPs 类污染物的重要削减方式,如三氯生和双氯芬酸等 PPCPs 可能因自身吸收太阳光,或在腐殖质、悬浮颗粒和藻类等的催化作用下发生光降解。目前中国在自然水环境中光化学降解方面的研究还非常有限,但在实验室模拟条件下对 PPCPs 的光化学降解机理做了深入的研究和探讨。

生物降解是水环境中 PPCPs 转化的另外一种重要方式。很多研究者通过对不同季节地表水中 PPCPs 的监测,指出了所研究地表水体系中可能发生的生物降解等转化过程。Liu 等指出南明河夏季河水流量明显大于冬季,使得抗生素被稀释,这是导致夏季抗生素浓度低于冬季的原因之一。更重要的原因是 1 月的平均温度显著低于 8 月,低温条件下微生物的活性降低,导致抗生素生物降解速度降低,影响了地表水中抗生素的转化。

三、个人护理用品与药品的暴露

1.个人护理用品在环境中的暴露

个人护理用品(parabens 为常见的一种)广泛存在于人们的日常生活中,如护手霜、洗面奶和保湿霜等,其生产过程中添加的防腐剂可以通过皮肤吸收进入人体,因此个人护理品也是 parabens 人体外暴露的重要途径之一,尤其对于女性。动物实验也验证了 parabens 可以通过皮肤进入体内,8 h 暴露实验证实有高达 60% 的 MeP 和 40% 的 EtP 能够完全通过兔子的皮肤。据统计大约有 13 200 种不同类型的化妆品中使用了 parabens 作为防腐剂。调查发现,99% 的涂抹型化妆品含有 parabens,77% 的清洗型化妆品含有该类物质。一些国家和地区对 parabens 在化妆品中的使用有着明确规定,如欧盟规定每种 paraben 在化妆品中的最大浓度为 0.4%,总 parabens 最大浓度为 0.8%。有研究对中国天津地区人们日常使用的 52 种个人护理品中 parabens 的浓度进行了检测,结果表明,MeP 和 PrP 是主要的目标物,大约 75% 的样品中都能够检测到 parabens。同时,在纽约地区收集了 170 种个人护理品(PCPs),并对其中含有的 parabens 也进行了深入研究。通过引入美国环保署的皮肤吸收模型,可以计算个人护理品中 parabens 的皮肤摄入量。通过平均浓度估算出 MeP、EtP、PrP 对于美国婴儿和学步儿童的日暴露量分别为 322 和 200 $\mu g/(kg \cdot 天)$,是成年女性暴露量的 3 倍 [77.9 $\mu g/(kg \cdot 天)$];我国普通人群由皮肤吸收进入人体的暴露剂量为 18700 $\mu g/天$(中位数),其中洗手液和身体洗液是 MeP 和 PrP 的主要暴露途径,其日摄入剂量分别为 10 200 $\mu g/天$ 和 4 890 $\mu g/天$,如果按照我国成年女性的体重为 50 kg 计算,parabens 的皮肤摄入量中位数为 374 μg/（kg·天），远高于美国成年女性的暴露量。与饮食暴露相比，皮肤吸收个人护理品中 parabens 的暴露量比饮食暴露量高 3 个数量级，说明人们在日常生活中，个人护理品的使用可能是 parabens 最主要的外暴露途径之一。不同人群由于 PCPs 的使用种类和使用量不同，parabens 的暴露量也具有较大差异，据估计成人每天使用的化妆品为 17.76 g，婴儿为 0.378 g。如果按照 parabens 的最高含量为 0.8%，parabens 日暴露剂量分别为 142 mg（成人）和 3.02 mg（婴儿），成人的暴露量是儿童的 47 倍。所以对于不同年龄段人群要有针对性地开展暴露评估和风险评价，特别是儿童、孕妇等高危群体，受 parabens 的长期暴露所产生的健康风险需要单独进行评估；对经过皮肤吸收进入人体后 parabens 的代谢过程也要进行深入研究，找出 parabens 的有效生物标志物，才能够更加有效地进行风险评估和污染控制。

2. 药物暴露

药物的生产过程中也会加入 parabens 类防腐剂，通过药物的使用进入人体，所以药物暴露可能也是主要外暴露途径之一。目前，关于这方面的深入研究还未见报道。对于各种不同类型药品中 parabens 的提取、净化和检测方法的开发，具有较大的挑战性，而该问题的解决对于完善暴露途径分析及内外暴露的相关性研究具有重要科学意义（图 11-1）。

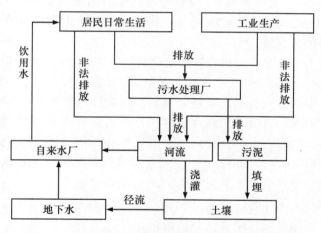

图 11-1　个人护理用品中防腐剂在环境中的迁移转化

第二节　药物及个人护理用品成分环境影响

环境中 PPCPs 的污染来源与人类活动密切相关。比如，在农牧及水产养殖业中，人们经常使用杀虫剂、除草剂等 PPCPs 类物质来减少病虫害对畜禽及农作物的影响；为了增加产量、提高经济效益，几乎所有的地区都将抗生素类药物长期添加于动物饲料，从而起到刺激动物生长的作用；人类的沐浴、游泳、洗涤等活动会将化妆品、洗发香波、沐浴液、防晒霜、

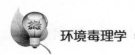

洗涤剂等 PPCPs 通过排水管道排入水体环境。此外,被人类或动物服用的药物并不能被完全吸收和利用;很多未经处理就被扔掉的失效或过期的药物也是环境 PPCPs 的主要来源。

一、抗生素

1.抗生素概述

作为 20 世纪最重要的医学发现之一,抗生素自被发现以来,已拯救了无数的生命,为人类传染病的防治做出了重要贡献。抗生素除了应用于医疗领域之外,由于其预防疾病和刺激生长的作用,常以亚治疗剂量长期添加于饲料中,在全球范围内广泛应用于养殖业。摄入人体或动物体内的抗生素大多未能被充分吸收和代谢,而通过排泄物进入环境,人为增加了对环境中微生物群落的进化选择压力。近年来,随着一些医疗保健药品和个人护理用品的频繁使用以及养殖业中抗生素的长期滥用,使得大量具有耐药性的细菌出现。这些抗性细菌在数量、多样性以及抗性强度上都显著增加,许多菌株具有多重耐药性,甚至出现了能耐受大多数抗生素的"超级细菌"。2011 年德国爆发了"毒黄瓜"事件,疫情短期内在欧洲至少 9 个国家蔓延,33 人确认死亡,超过 3 000 人受感染,包括至少 470 人出现肾功能衰竭并发症。引起本次疫情的 O104:H4 血清型肠出血性大肠杆菌是一种新型高传染性有毒菌株,该菌株携带氨基糖苷类、大环内酯类、磺胺类等抗生素的耐药基因,导致抗生素治疗无效。2011 年世界卫生日的主题"抵御耐药性——今天不采取行动,明天就无药可用",就是号召要遏制抗菌素耐药性的蔓延。

近年来虽然新型抗生素的发现和开发速度持续下降,但相关的抗生素抗性基因(antibiotic resistance genes,ARGs)却快速出现和扩散,极大地影响了抗生素的治疗效果,严重威胁人类健康。抗性基因这一新型污染物兼具"可复制或传播"的生物特性和"不易消亡或环境持久"的物理化学特性,抗性基因在生物体内可长久而持续地传播,即使携带抗性基因的细胞被杀灭或消亡,它释放到环境中的 DNA 与黏土、矿物质和腐殖质物质相结合时,将逃脱核酸酶的降解,在环境中存留的时间更长。抗生素抗性基因污染及其在环境中的传播风险,将是人类面临的最为重要的生态环境安全和人类健康问题之一,尤其是其诱导产生的对抗菌药物具有抗性的病原体,更是严重威胁到人类的健康与生态的安全。研究人员提出将 ARGs 作为一种新型的环境污染物。与传统的化学污染物不同,ARGs 由于其固有的生物学特性,例如可在不同细菌间转移和传播甚至自我扩增,可表现出独特的环境行为。在医疗领域,对抗生素抗性细菌及抗性基因已有较为系统的研究,对各类已知抗性基因的分子机制已有较为清晰的认知,主要包括以下几类:①通过对抗生素的降解或取代活性基团,改变抗生素的结构,使抗生素失活;②通过对抗生素靶位的修饰使抗生素无法与之结合而表现出抗性;③通过特异或通用的抗生素外排泵将抗生素排出细胞外,降低胞内抗生素浓度而表现出抗性;④其他抗性机制包括在细胞膜上形成多糖类的屏障减少抗生素进入细胞内。近年来人们逐渐意识到 ARGs 在环境中的持久性残留、传播和扩散比抗生素本身的危害还要大,ARGs 的研究在环境科学研究领域也日益受到关注,我国科学家建议尽快从国家层面上系统进行抗生素抗性基因的环境污染机理与控制对策研究。

2.抗生素的危害的诊断

国内外大部分环境污染物的毒理效应研究都还处在个体水平,并利用急性毒性试验的生物检测指标来判断污染物的毒性效应。实践表明,急性毒性实验更适用于高污染介质的毒性评价,而对于低水平的环境污染的评价则显得无能为力。例如,一些致畸作用的发生就没有临界值,在远低于可测生态效应产生的剂量条件下,就可能出现不可接受的风险。因此,建立更为精确和敏感的生态毒理指标和方法,进行环境亚致死含量抗生素的生态毒性效应及危害的诊断十分必要。

生物标志物是指通过测定体液、组织或整个生物体,来表征对一种或多种化学污染物的暴露和其生化、细胞、生理、行为以及能量上的效应变化。生物标记物是进行污染环境生态毒理诊断的主要技术手段之一,生物标志物的优点是可以灵敏地检测到环境中低剂量的潜在污染物。其能够在不同水平上指示暴露-效应关系,并可通过多项反应指标提供有关生态毒性的综合信息,可用作污染的早期预警。虽然生态系统各生物组分对污染物能从不同水平上进行响应,但现在研究普遍认为,无论污染物对生态系统的影响多么复杂,结果如何严重,最早的作用必然是从分子水平上开始,然后逐步在细胞、器官、个体、种群、群落、生态系统各个水平上反映出来。人们把那些可遗传的并可检测的蛋白质和核酸水平的标记物称为分子标记物(molecular marker)。分子标记物具有生物标志物的一般特征,但是更加敏感,可探讨并预测更低剂量环境污染物对机体的长期影响及可能的潜在危害,从而防止慢性毒作用的发生。显然,掌握污染物危害发生前生物标记物的状况,对于及时避免或减轻环境污染的损害具有重要意义。

3.抗生素对水生生物的生态毒理效应

抗生素主要针对人类和动物体内的病原性目标致病菌。抗生素及其代谢产物在环境中以低浓度存在,不仅会使环境中产生耐抗生素菌和抗性基因,还会对人体及环境中的其他非目标生物体产生潜在的生态毒理效应。

目前对抗生素毒性的研究主要集中于低等水生生物。Kim 等研究了洁霉素、磺胺甲嘧啶和四环素对大型藻、费氏弧菌和月牙藻(*Selenastrum capricornutum*)的急性毒性效应,结果表明,月牙藻对抗生素最为敏感,最容易受到抗生素的影响。Andreozzi 等研究抗生素对藻类的毒性时发现,洁霉素对蓝藻类(*Cyanobacteria*)有明显的毒性,但膜状眉藻(*Calotrix membranacea*)和贺氏伪枝藻(*Scytonema hofmanni*)由于自身细胞结构特性原因,对洁霉素反应不敏感,所有的绿藻类(*Chlorophyceae*)对洁霉素都没有敏感反应(月牙藻除外)。Liu 等研究了红霉素、环丙沙星和磺胺甲恶唑对月牙藻光合作用的毒性作用,发现 3 种抗生素对月牙藻光合作用中的光反应、电子转移、光合磷酸化和碳反应等都有抑制作用,红霉素对月牙藻的毒性比环丙沙星和磺胺甲恶唑更强。

Wollenberger 等研究了 9 种兽用抗生素对大型潘的急、慢性毒性,发现环境相关浓度的灭滴灵、喹乙醇、地灵霉素、链霉素、磺胺嘧啶、四环素、泰乐菌素对大型潘没有影响。恶喹酸和泰妙菌素 48 h 繁殖试验得到的急性毒性 EC50(半数效应浓度)分别为 4.6 mg/L 和 40 mg/L,而 21 天繁殖试验得到的慢性毒性 EC50 分别为 0.38 mg/L 和 5.4 mg/L,对比发现,抗生素的慢性繁殖毒性效应浓度比急性毒性低 1 个数量级。很多抗生素在环境中可以发生降解,在水生生物体内也可以发生代谢转化。因此,抗生素降解或代谢产物的毒性,尤其是与母体化合物的毒性差异引起了关注。Yuan 等也得到了类似结果,发现氧四环素、强力霉素和环丙沙星在一定紫外光强下的降解产物对费氏弧菌的毒性比母体化合物更强。

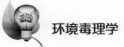

Eguchi 等研究了多种抗生素对小球藻和月牙藻生长的影响,发现红霉素抑制生长的作用最明显,氨苄青霉素和头孢唑啉没有生长抑制作用(EC50s>1 000 mg/L);当在磺胺甲恶唑和磺胺嘧啶中加入甲氧苄氨嘧啶时,生长抑制作用明显加强,而在磺胺类药物中加入叶酸,生长抑制作用减弱。Zou 等研究了磺胺甲恶唑和甲氧苄氨嘧啶的联合作用,发现二者对发光细菌的急性联合作用为拮抗作用,而慢性联合作用为协同作用(图 11-2)。

尽管抗生素对水生生物的毒性效应研究已经起步,但是目前的研究成果极其有限。由于抗生素种类繁多,降解和代谢产物复杂,水环境中共存的抗生素及其转化产物之间的联合毒性作用还有待进一步研究。

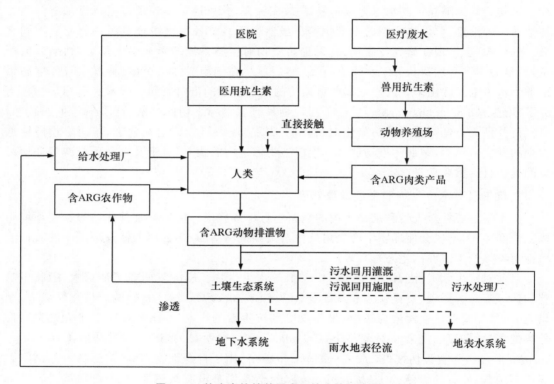

图 11-2　抗生素抗性基因在环境中传播途径示意

二、紫外线滤过剂

近些年,人们渐渐意识到过量的紫外照射对人体健康的风险。这促使人们越来越多地使用含有紫外线滤过剂的防晒霜和化妆品,比如面霜、化妆水等。紫外线滤过剂有两大类,分别是有机、无机紫外线滤过剂。

三、消毒剂、杀菌剂

主要代表物质有三氯生(TCS)和三氯卡班(TCC),广泛应用在肥皂、除臭剂、护肤霜等产品。其中,TCC 自 1957 年被用于 PCPs 以来,大量进入环境中,检测表明地表水中浓度已达到 6.75 $\mu g/L$。而 Gottschall 在加拿大的地下水中检测到了 TCC 和 TCS 两者的存在,平均浓度分别为 12 ng/L、19 ng/L。美国、加拿大、中国、日本和德国等国家的多个城市,在地表水、地下水和土壤中都有 TCC 和 TCS 的存在。面对 TCC 和 TCS 在环境中分布的普遍性,针对二者的生态毒性研究逐步开展。整体上,TCC、TCS 对无脊椎动物、鱼类、两栖动物、藻类和植物均有急性毒性作用,其中 TCS 对无脊椎动物的毒性高于鱼类,在长期暴露中,藻类和无脊椎动物对 TCS 的敏感度更高。TCC 经过毒性实验证明,其急性、慢性毒性均强于 TCS。

目前在不同环境介质中包括:河流湖泊、沉积物、土壤等均检测到三氯生与三氯卡班的残留,并且在人类的血浆、尿液、乳汁、羊水及脐带血中也能检测到三氯生。目前,三氯生与三氯卡班对生态环境及人类健康所产生的负面效应已经被科学家和普通大众所关注。本小节通过三氯生与三氯卡班对生态环境及人类健康所产生的生态毒性进行阐述,旨在为三氯生与三氯卡班的科学管理与污染防控提供科学依据。

三氯生化学名为三氯均二苯脲,具有强亲脂性,易被生物体细胞吸收,并可通过生物富集作用对人体健康产生潜在风险。三氯生在自然光及紫外光照射下均可发生降解,产物为2,8-二氯代二苯并二噁英和 2,7-二氯代二苯并二噁英,还可能生成羟基化二氯代二苯并呋喃。同时,TCS 在自然环境下,在特定降解菌的作用下,会生成甲基三氯生(MTCS),而MTCS 是比母体化合物 TCS 更易在某些生物体内富集。虽然现在已检测到 TCS 的降解产物,但对 TCS 转化为毒性副产物的机理、环境条件、影响因子等还不是很明确。在 2016 年 9月,美国食品和药物管理局禁止在洗手液与沐浴露中添加三氯生。在 2017 年 12 月,加拿大也将三氯生纳入有毒物质清单。从目前研究来看,在不同环境介中均能检出三氯生和三氯卡班,可通过不同的暴露途径到达人体最终危害人体健康。在瑞典的一项研究中表明,以 36位母亲作为研究,研究结果表明,使用过三氯生个人护理品的母亲血清和乳汁中三氯生的含量远高于未使用不含三氯生个人护理品的母亲。同时人们在使用牙膏、漱口水等用品时,三氯生及三氯卡班会随着人体内消化道及口腔黏膜和皮肤吸收,在人体内的降解周期为 14天。已有研究表明,三氯生与三氯卡班可在人体的富集,并产生毒副作用,对人体健康存在潜在风险。

我国是 TCS 生产和消费大国,每年消费的 TCS 中约有 66% 被排放至环境中。随着TCS 消费量不断增加,其环境暴露呈上升趋势,在水环境、土壤和室内粉尘等多种介质中均能检出 TCS。

1.三氯生暴露情况

(1)水体 TCS 暴露情况。由于目前的污水处理工艺无法完全去除 TCS,剩余的 TCS 经由处理厂排放至地表水中。地表水中的 TCS 浓度与水文特征、周边地区 TCS 的生产消费、污水处理厂的处理和排放等因素相关,因此不同地区 TCS 浓度差异较大。王明泉等于2013—2014 年对南水北调山东受水区 19 个水源地的调查发现,其中 7 个水源地检出 TCS,浓度为 0.6~9.0 ng/L。MA 等于 2015 年 3—9 月采集长江中游 120 个地表水样品,TCS 检出率为 98.3%,几何均数浓度为 1.90 ng/L。珠江水系东江流域水样中 TCS 检出率高于95%,TCS 最高浓度达 168 ng/L。HUANG 等根据长江、黄河等主要河流的 TCS 浓度估算出 2008 年中国河流系统中 TCS 平均浓度为 46.45 ng/L。

(2)土壤三氯生暴露的情况。LIU 等对北京市东南郊再生废水农业灌溉系统的研究发现，污水处理厂输出的再生废水中 TCS 浓度为 15.93～26.23 ng/L，灌溉区土壤中 TCS 浓度为 20.22～28.13 μg/kg；TCS 的半衰期（15.68 d）和疏水性（正辛醇水分配系数为 4.8）导致其容易被土壤吸附。

（3）空气三氯生暴露的情况。CHEN 等研究显示，体育馆和住宅的室内空气尘埃中 TCS 中位浓度为 390 ng/g，且体育馆空气尘埃中 TCS 含量明显高于住宅。ZHU 等分别于 2017 年 1 月、2018 年 1 月和 2019 年 1 月在中国华北、东北、华东、华南、西南和西北地区采集室内尘埃样本 289 份，TCS 检出率为 100%，几何均数浓度为 80.0 ng/g 干重，估计中国人群每日从室内尘埃摄入的 TCS 和三氯卡班合计量为 0.044～0.550 ng/kg 体重。

（4）三氯生的人群暴露情况。废水中 TCS 主要流入地表水和土壤，可在水产品和农产品中积累，通过食物和饮水途径进入人体。有研究发现，上海市市售的草鱼和辽河鱼样品中 TCS 浓度分别为 8.14 ng/g 和 20.75 ng/g 干重。LIU 等评估成年人每日从茄子、豆角、黄瓜和小麦中摄入 TCS 的量分别为 0.009 ng/kg、0.074 ng/kg、0.264 ng/kg 和 4.811 ng/kg 体重。LI 等评估广州市成年人每日通过瓶装水和自来水摄入的 TCS 量分别为 7 ng 和 10 ng。但目前仍缺乏环境 TCS 导致人体暴露的剂量数据。TCS 在各年龄段人群的生物样品中均能检出。2009—2012 年江苏省射阳县出生队列研究中，377 对母亲及其 3 岁幼儿的尿液 TCS 检出率分别为 100% 和 99.5%，中位浓度为 0.65 μg/L 和 0.44 μg/L。19～82 岁人群尿液 TCS 检出率为 80%（0.36 μg/L），趾甲为 69%（5.67 μg/kg），指甲为 79%（13.57 μg/kg）。不同国家的人群 TCS 暴露水平有所不同。2009 年韩国一项调查结果显示，约 92.6% 的韩国成年人尿液 TCS 浓度高于 0.05 μg/L，人群尿液 TCS 中位浓度为 1.53 μg/L；2015—2017 年，韩国成年人尿液 TCS 的中位浓度为 0.1 μg/L。美国国家健康和营养调查（national health and nutrition examination survey，NHANES）结果显示，美国人群尿液 TCS 的中位浓度高于 10 μg/L，同性别 19 岁以上组的尿液 TCS 水平均高于 19 岁以下组，提示随着年龄增长和 TCS 产品使用量增加，人群 TCS 暴露水平呈上升趋势。美国人群的 TCS 暴露水平高于中国和韩国。

2. 三氯生与三氯卡班的一般毒性研究

三氯生与三氯卡班的一般毒性主要表现为急性毒性、亚急性毒性和慢性毒性。董玉瑛等对东北蛙幼体蝌蚪暴露于不同 TCS 溶液、不同紫外光照射时间、不同 pH 条件下的 LD_{50} 进行了研究，结果表明，在 pH 较低的偏酸性条件下 TCS 对蝌蚪的毒性较大；在添加紫外光照射后东北蛙幼体蝌蚪 LD_{50} 显著降低，表明此时东北蛙幼体蝌蚪受 TCS 毒性越大。在 TCS 亚慢性实验中，姜淑卿等研究表明，在长期大剂量接触 TCS 可引发大鼠肝肾功能损伤。有学者在对鱼类的 TCC 急性毒性研究，表明 TCC 的急性毒性的阈值为 49～180 g/L，慢性毒性效应方面，TCC 的毒性阈值为 5 g/L，表明 TCC 对水生生物具有一定的毒性作用。

3. 三氯生与三氯卡班的内分泌干扰作用研究

TCS 和 TCC 是与环境内分泌干扰化合物（EDCs）如多氯联苯、双酚 A 和二噁英等具有相似结构，它们有可能是内分泌干扰物。有研究表明，TCS 能够破坏包括鱼类、两栖动物和哺乳动物在内的多个物种的内分泌功能。James 等研究发现，TCS 会对绵羊胎盘中的雌二醇和雌激素磺化产生抑制作用。另有研究表明，TCC 有可能通过与脊椎动物内分泌系统的相互作用而导致毒性，TCC 可增加内源性激素的活性，如 TCC 可能会增加鱼类雄激素和雌激素活性,同时在体内研究中发现 TCC 促进外源雌激素的作用增加。

4.三氯生与三氯卡班的生殖毒性研究。

随着动物研究的不断增多,三氯生可能会直接或间接对雌激素样产生作用。Stoker 等用不同剂量的三氯生对青春期大鼠孕前和孕早期实施添加,结果发现实验组的大鼠阴道张开时间明显提前。2006 有项研究表明,三氯生能对蝌蚪甲状腺激素相关基因的表达产生影响,表明其可以影响青蛙的早期发育。也有研究表明,将日本清鳉鱼苗置于不同浓度的三氯生水环境中,未发现鱼苗的性别发生明显改变,没有发现三氯生的雌激素样作用,分析可能与三氯生的作用浓度太低有关。2013 年 Axelstad 等通过给妊娠期和哺乳期的大鼠直接喂食三氯生明显降低血清中甲状腺素的水平,而通过母乳喂养的子代幼鼠血清中甲状腺素并没有明显降低,这表明通过乳汁将三氯生进行传递的作用是有限的。2010 年美国研究人员发现三氯生可以抑制绵羊羊胎盘中雌激素磺基转移酶活性,从而影响胎盘雌激素分泌能力,进而影响胎盘中胎羊的正常发育。

5.三氯生与三氯卡班的致癌致畸致变研究

近年来学者们对 TCC 和 TCS 是否可导致基因突变方面展开了研究。国外学者利用 Ames 试验在不同的菌株中研究三氯生在有、无 S9 条件下致基因突变研究,结果表明三氯生不具有致基因突变性。另有研究表明,哺乳动物细胞基因突变试验显示三氯生在 20 μg/mL 与 15 μg/mL(加 S9)的浓度下均不会引起真核细胞基因突变。

6.三氯生与三氯卡班的遗传毒性研究

随着对三氯生和三氯卡班毒性的不断研究,发现三氯生和三氯卡班具有对 DNA 造成损伤的能力,可以产生遗传毒性。Giudice 等研究发现,TCC 可以激活一系列的生物酶活性,包括降解核酸的自生核酸酶,可以把 DNA 核酸切成小核苷酸碎片。另 Han 等研究发现,TCC 和 TCS 可以诱发臂尾轮虫相关解毒基因,抗氧化相关基因及热休克蛋白基因的表达,并会导致氧化应激水平及 GST 酶活性的增加。有学者探究了 TCS 对泥鳅的遗传毒性,随着 TCS 浓度升高,浸入时间加长,会造成泥鳅肝脏中 GOT 和 GPT 活性逐渐降低,结果表明,TCS 可对泥鳅产生显著的遗传毒性。综上所述,TCS 和 TCC 这类环境中的新兴有机污染物,目前已在水体、土壤、水生生物体内,污泥等不同环境介质中均有不同程度检出,并存在生物富集效应,对水产品安全,农产品安全及人类健康安全均存在潜在风险,应加强这些新兴目标污染物的检测,并掌握和排除这些污染物可能对生态环境及人体健康存在的潜在危害。

四、芳香剂

由于被广泛应用于生产生活之中,芳香剂在环境中无处不在,最常见的是合成麝香。

1.麝香的概述

合成麝香作为香味剂被添加在包括除臭剂、洗涤剂、肥皂等在内的一系列产品中。合成麝香中的硝基麝香是在 19 世纪末出现的,多环麝香于 1950 年开始大量使用。许多调查研究显示,在深海鱼类和软体动物的体内脂肪中都发现了麝香的存在。2011 年韩国关于地表水的一份调查显示,检测到合成麝香中的佳乐麝香浓度范围为 100～13 920 ng/L。资料表明,硝基麝香虽然对水生生物的急性毒性不强,但仍然有潜在的生态风险。在对斑马鱼的毒性实验中,斑马鱼的早期生命阶段对硝基麝香最敏感,相应的作用剂量约为 $1\,000\ \mu g/L$。而多环麝香的毒性则远强于硝基麝香,当多环麝香浓度达到 $33\ \mu g/L$ 时就会对斑马鱼的早期生命阶段造成显著影响。同样的,有研究选取佳乐麝香分别对多毛虫属和蜗牛开展 14 天和 96 天毒性实验,结果显示这两种动物的幼体阶段对佳乐麝香均非常敏感,而成年生物体受到的影响则非常小。

天然麝香作为十分名贵的中药材和制作高级香料的主要成分,自古以来受到人们的珍爱。天然麝香主要来源于成熟雄麝香囊中的干燥分泌物,随着人们对麝香需求量日益增加,天然麝香已远远不能满足市场需求。因此,近年来各国都逐渐扩大了人工合成麝香的使用范围。根据化学结构的不同,人工合成麝香主要分为硝基麝香、多环麝香、大环麝香和脂环麝香四大类。硝基麝香作为最早使用的合成麝香出现于 19 世纪末,是一系列高度烷基取代的硝基苯类化合物,由于被证明具有潜在的致癌性,应用受到限制,美国及西欧等许多国家已禁止将其用于与皮肤接触的产品。多环麝香(PCMs)作为目前使用最为广泛的人工合成麝香,是一系列高度烷基取代的萘满、茚满和异色满类衍生物。从 1951 年第一种人工合成多环麝香——粉檀麝香出现以后,佳乐麝香和吐纳麝香等一系列具有多环结构的麝香被相继合成。大环麝香的结构与天然麝香相近,是一类含有多个碳原子(通常是 $10\sim15$ 个)的单环化合物,但其制备工艺复杂,生产成本高,故用量很少。脂环麝香作为第 4 代人工合成麝香,由烷基酯构成,目前国内市场上仅有海维麝香出售。PCMs 由于具有典型的麝香香味、优良的定香能力以及低廉的价格等优点,广泛应用于几乎所有的消费产品,如香水、化妆品、香皂、洗发水、洗衣粉、织物柔软剂、家用清洁剂和空气清新剂等家居产品中。由于 PCMs 持续不断地输入,再加上其本身具有持久性和亲脂性等特点,PCMs 及其代谢物在水、土壤、大气和生物等环境介质中广泛存在并呈现出不断增加的趋势,其效应类似于持久性有机污染物。美国 EPA 在有害物质控制方案中,将佳乐麝香列为大产量物质予以重点关注,荷兰、德国等也已经相继开展 PCMs 污染水平和风险评价的研究。目前,PCMs 作为一类新型污染物,其在环境中的存在、分布、迁移转化及潜在的毒性效应受到环境工作者越来越多的关注,日常使用量比较大的 PCMs 包括:佳乐麝香(HHCB)、吐纳麝香(AHTN)、萨利麝香(AD-BI)、特拉斯(ATII)、粉檀麝香(AHDI)和开许梅龙(DPMI)等,目前使用最为广泛的是 AHTN 和具有"麝香大王"美誉的 HHCB。与多环芳烃(PAHs)和多氯联苯(PCBs)相似,PCMs 具有半挥发性、较高的正辛醇/水分配系数、易在生物体内积累等特点。此外,PCMs 的化学性质比较稳定,在自然界较难发生化学和生物降解。

含有 PCMs 的个人护肤品或者清洁剂使用后,通过污水管道进入污水处理厂,现有污水处理工艺不能够将 PCMs 完全清除,大量含 PCMs 的废水被排放到湖泊和河流中,因此污水处理厂废水的排放是这些化合物进入环境的主要途径。另外,相当比例的 PCMs 在污水处理过程中通过污泥吸附而被去除,目前在初沉污泥、二沉污泥和消化污泥中都有 PCMs 检出。Ternes 等报道初沉污泥对 HHCB 和 AHTN 的吸附系数(K_d)分别为 4 920 和 5 300 L/kg,二沉污泥对 HHCB 和 AHTN 的 K_d 分别为 1 810 和 2 400 L/kg。尽管 PCMs 能够被污泥吸附,但在合适的条件下,也能够发生挥发、降解以及渗入沥出液等迁移转化行为。Difranceso

等报道污泥放置一年后,除 AHTN 依然能检测到外,污泥中的 HHCB 已经低于检测限,污泥沥出液中的 HHCB 和 AHTN 不及初始浓度的 1%。由于 PCMs 能够被污泥吸附,将消化污泥作为肥料可能是 PCMs 进入陆地生态系统的一个重要途径。Yang 和 Metcalfe 报道用于农业的污泥中 HHCB 和 AHTN 的初始浓度分别为 1.0 和 1.3 ng/g。

2. 麝香的污染现状

1994 年,Eschke 等首次在德国鲁尔河河水和鱼类样品中检测到 PCMs。随后,在表层水、污水处理厂污水、污泥和沉积物,鱼、贝类以及大气等环境介质中相继检测到 PCMs。此外,在人体脂肪组织、血液和母乳中也发现了 PCMs。

(1)水环境中 PCMs 的污染现状。目前,加拿大、瑞典、德国、美国及我国的研究人员从城市污水中都检测出了 PCMs,污水处理厂进水和出水中 PCMs 的浓度高达 $\mu g/L$ 级,其中 HHCB 和 AHTN 是主要的污染物。分析进出水口中 PCMs 的浓度可以看出不同国家或地区污水处理厂中 PCMs 污染程度不尽相同,这主要是因为不同地区污水的来源和种类不同。美国和瑞士废水中 HHCB 和 AHTN 的浓度高于中国和德国,加拿大废水中 PCMs 的浓度最低。河水中 PCMs 的浓度普遍低于废水中的浓度。德国、瑞士和韩国河流中 HHCB 和 AHTN 的浓度最高,其次是中国天津海河和上海苏州河以及美国哈德逊河上游,美国密歇根湖中 PCMs 的浓度最低。海水中 HHCB 和 AHTN 的浓度在 ng/L 数量级,远低于废水和河水中的浓度。

(2)污泥和沉积物中 PCMs 的污染现状。污泥和沉积物是 PCMs 在环境中的重要归宿,污泥中 PCMs 的浓度比沉积物中高 2～3 个数量级。韩国、英国、瑞士、中国、德国以及加拿大污泥中 PCMs 浓度比较接近,略低于美国,但是远高于西班牙污泥中 PCMs 浓度。中国天津海河、上海苏州河以及德国利珀河沉积物中 HHCB 和 AHTN 的浓度比较接近,略低于中国珠江三角洲。目前关于 PCMs 长期污染状况的研究很少开展,因此很难估计其在环境中的变化趋势。Heim 等研究了德国利珀河河岸湿地 1930—1986 年的泥芯,结果显示,HHCB 和 AHTN 首先出现在 1965 年,1980 年达到最高值(151 和 44 151 ng/g 干重),随后泥芯中 PCMs 的浓度出现短暂降低趋势,但是 1982 年后沉积物中 PCMs 的浓度又开始逐渐升高。Peck 等报道 1979—2003 年德国伊利湖沉积物中 HHCB 的浓度呈现先下降后上升的趋势,2003 年沉积物中 HHCB 的浓度是 1990 年的 2 倍。

(3)人体中 PCMs 的污染现状。PCMs 可以通过呼吸、皮肤渗透、食物和饮用水摄入进入人体,其中皮肤暴露是 HHCB 和 AHTN 进入人体内的主要途径。目前在人体脂肪组织、血液和母乳中都检测到了 PCMs 的存在。Hutter 等在 2005 年讨论了奥地利不同性别、不同年龄段 100 个人体血液中 PCMs 的污染水平和分布特征。Hu 等在 2010 年研究了中国 204 个血液样品中 PCMs 的污染水平。Hutter 等报道女性血液中 HHCB 浓度要明显高于男性。Hutter 等报道 26～43 岁的女性血液中 HHCB 的浓度低于其他年龄段,Hu 等也发现类似现象,由此推断处于哺乳期的女性可能会通过哺乳的方式降低自身 PCMs 的浓度。除年龄、性别之外,化妆品的使用频率和使用量也有可能影响血液中 PCMs 的含量。Hutter 等报道化妆品的使用跟血液中的浓度呈线性相关。

(4)大气中 PCMs 的污染现状。PCMs 饱和蒸气压较低,在使用添香类日用品(如香水、香氛等)时,部分 PCMs 会通过挥发进入大气。室内空气是 PCMs 人体暴露的重要来源,主要暴露途径是吸入。Fromme 等报道幼儿园室内空气中 HHCB 和 AHTN 的均值分别为 101 和 44 ng/m³,最大浓度分别高达 299 和 107 ng/m³;公寓内灰尘中 HHCB 和 AHTN 的均值分别为 0.7 和 0.9 mg/kg。Reguerio 等报道西班牙西北部的室内空气中 HHCB 和 AHTN 的浓度分别为 143~1 129 和 21~77 ng/m³。PCMs 具有半挥发性,能够从水体或土壤中挥发进入大气环境或被大气颗粒物吸附,进入大气环境的 PCMs 会在全球范围内扩散。目前,在一些偏远和未受人类活动影响地区的大气环境中均能检测到 PCMs 的存在。美国五大湖地区、德国北海以及北极地区的环境空气中 PCMs 的浓度从 ng/m³ 级到 pg/m³ 级。

3.毒理学效应

从 1979 年 Spencer 等报道万山麝香具有神经毒性效应以来,世界各国开展了相关研究对 PCMs 潜在的毒性效应进行探讨。

(1)急性毒性效应。国际日用香料研究所(RIFM)报道 HHCB 和 AHTN 的急性经口毒性 LD_{50} 分别为 >3 和 0.825 g/kg,急性经皮毒性 LD_{50} 分别为 >5 和 7.94 g/kg,以上结果表明 HHCB 和 AHTN 无急性毒性效应。Api 等进行了 BALB/c 小鼠的急性毒性试验,结果表明,雌雄小鼠体重减轻及肝脏质量增加与 HHCB 处理剂量之间存在剂量-效应关系。高剂量(150 mg/kg 体重)处理组 1/5 雄性小鼠和 2/5 雌性小鼠的肝脏发生肿大。Steinberg 等将雄性 SD 鼠在 AHTN(100 mg/kg 体重,所用量大约是人类每天日常暴露剂量的 300 倍)中暴露 7 天后,发现 AHTN 能引起小鼠急性肝损伤,具体表现为单一的细胞坏死、肝实质细胞肿胀、肝细胞胞质浓缩,同时导致糙面内质网和线粒体以及病灶区细胞溶解。Gooding 等报道 HHCB 和 AHTN 对淡水贻贝(*Lampsilis cardium*)的 LC_{50} 分别为 454~850 和 1 000~1 750 μg/L。Wollenberger 等报道 AHTN、HHCB 和 ADBI 对桡足类纺锤水蚤(*Acartia tonsa*)成年个体的 48 h C_{50} 分别为 2 500,470 和 710 μg/L,以上浓度均比天然水体中 PCMs 的浓度高出大约 2 个数量级。研究所得到的 LC_{50} 比环境中浓度高出几个数量级,通常认为 PCMs 对水生生物没有急性毒性效应。

(2)亚慢性毒性效应。Hopkins 和 Lambert 将 SD 大鼠在 50 mg/kg 的 AHTN 中暴露 13 周后,发现 AHTN 能够引起肝肿大,同时引起谷丙转氨酶(ALT)和碱性磷酸酶(ALP)活性明显升高,但是肝脏未出现病理学变化。Api 等对 SD 大鼠连续口服给药(HHCB 和 AHTN 的暴露量分别为 5,15,50,150 和 1.5,5,15,50 mg/kg 体重)90 天,发现暴露组雄鼠的前列腺、精囊、乳腺、睾丸以及雌鼠的卵巢、乳腺、子宫、阴道等组织未出现明显的病理学变化。高浓度(50 mg/kg 体重)的 AHTN 导致雌鼠和雄鼠的体重增加减缓,显著降低血浆胆固醇和甘油三酯的水平,并引起肝脏和肠系膜淋巴结的颜色发生变化。尽管研究表明 AHTN 能够引起肝脏毒性,但是上述剂量远高于人类每天日常暴露剂量。Steinberg 等将相当于人类每天日常暴露剂量的 AHTN(0.3 mg/kg 体重)对幼年 Wistar 大鼠给药 90 天后,没有导致肝毒性。Breitholtz 等研究发现,20 μg/L 的 HHCB 能够影响水生生物美丽猛水蚤(*Nitocra spinipes*)幼虫的发育。Wollenberger 等报道 AHTN,HHCB 和 ADBI 对 *Acartia-*

tonsa 幼年个体的 5d EC_{50} 分别为 26,59 和 160 $\mu g/L$。Pedersen 等报道 HHCB 不会影响新西兰泥蜗（*Potamopyrgus antipodarum*）成年个体的生存和生长（＜100 mg/kg），但会影响幼体的生长和生存、首次繁殖时间和成年摄食率。Ramskov 等报道 HHCB 能显著影响小头虫（*Capitella species* Ⅰ）幼虫的存活率（≥123 mg/kg）、成熟时间（168 mg/kg）、产卵总数（≥26 mg/kg），并能显著影响产卵间隔时间（≥26 mg/kg）。以上研究表明，接近于环境浓度的 PCMs 对水生生物有亚慢性毒性效应。

（3）其他毒性效应。PCMs 不仅能激活一些酶的活性，而且还能抑制一些酶的活性，这与 PCMs 的种类以及酶的种类和性质等密切相关。Schnell 等报道 HHCB，AHTN 和 ADBI 是鲤鱼肝微粒体 CYP3A（IC50：68～74 $\mu mol/L$）、精巢线粒体 CYP17（IC50：213～225 $\mu mol/L$）、CYP11β 以及卵巢微粒体 CYP19 酶的抑制剂。Luckenbach 等报道 1～10 $\mu mol/L$ 的 HHCB，ADBI，AHTN 和 ATⅡ 能够损伤加州贻贝（*Mytilus californianus*）机体复合型异生物抗性，影响外排机制的正常运行，从而导致其他污染物在生物体中的积累。Chen 等以根长作为毒性终点进行评价时，发现 HHCB 和 AHTN 能影响小麦根长，并且 PCMs 和 Cd 对小麦具有联合毒性作用。此外，AHTN 单独以及与 Cd 联合作用能显著抑制小麦叶绿素的合成，影响叶子和根部 MDA 的含量，并能使小麦叶子中 SOD 和 POD 活性升高。Christian 等报道 HHCB 具有一定的发育毒性，500 mg/kg 体重的 HHCB 能够引起 SD 大鼠的中轴骨骼发育异常。体外试验表明，HHCB 和 AHTN 不具有基因毒性。

（4）内分泌干扰效应。由于 PCMs 普遍存在于地表水、母乳、人的脂肪和血液中，加上多环的特点，使其成为一种潜在的内分泌干扰物。这些化合物作为外源化合物，有弱的雌激素作用和抗雌激素效应。AHTN 能够通过雌激素受体介导途径引起 MCF-7 细胞的增殖，但与经典雌激素化合物 17β-E2 相比，AHTN 雌激素效应很弱。Seinen 等报道 HHCB 和 AHTN 能轻微但剂量依赖性地诱导 ERα 瞬时转染的 HEK293 细胞转录活动的激活，但其效能弱于 E2。Schreurs 等报道 AHTH 和 HHCB 是选择性雌激素受体调节剂，充当弱的 ERα 激动剂和 ERβ 拮抗剂。对于 PCMs 是否具有内分泌干扰效应目前还存在争议，有研究认为 PCMs 并非环境激素。在经典的子宫增重试验中，Seinen 等报道 BALB/c 小鼠服用 AHTN（15 和 50 mg/kg 体重）或 HHCB（50 和 300 mg/kg 体重）2 周后，暴露组小鼠的体重、子宫重量和胸腺质量没有受到显著影响。

五、驱虫剂

避蚊胺于 20 世纪 40 年代开始使用，通过干扰昆虫探测乳酸达到驱虫目的，是环境中最常检测到的驱虫剂。调查显示，在世界各地的污水处理厂的废水样本中都发现避蚊胺的存在。不仅如此，环境中的地表水和地下水中也检测到了避蚊胺的存在，其中韩国地表水含有的避蚊胺浓度为 2.0～88 ng/L，新加坡的地表水中的浓度范围为 1～527 ng/L，地下水中避蚊胺平均浓度为 546 ng/L。避蚊胺在水体中具有一定的持久性，生物累积性较差，很可能不会在水生生物体内累积。有研究指出，避蚊胺会抑制大鼠分泌胆碱酯酶。

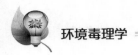

六、防腐剂

代表性物质为对羟基苯甲酸甲酯类,目前有 7 种不同的种类(苯甲基、丁基、乙基、异丁基、异丙基、甲基和丙基),作为添加剂被广泛用于餐饮、医疗和美妆中。基于公开的环境浓度和毒性数据,苯甲基、丁基和丙基苯甲酸甲酯会对水生生物造成不良影响。

相对于其他类型的防腐剂,对羟基苯甲酸酯类防腐剂(parabens)具有用量少、成本低、无气味、安全性能好等特点,被广泛应用于食品、化妆品和药品中。常用的对羟基苯甲酸酯类防腐剂包括对羟基苯甲酸甲酯(MeP)、对羟基苯甲酸乙酯(EtP)、对羟基苯甲酸丙酯(PrP)、对羟基苯甲酸丁酯(BuP),对羟基苯甲酸苄基(BzP),对羟基苯甲酸庚基(HepP)等。自美国食品药品管理局(USFDA)批准对羟基苯甲酸酯类可以用作食品和化妆品防腐剂,其已有 50 多年的使用历史。我国也允许将该类物质作为防腐剂在食品和药品的生产过程中使用。由于 parabens 广泛存在于人们的日常生活中,增加了其人体暴露的概率和暴露量,目前许多环境介质中也能够检测到 parabens 的大量残留,如室内灰尘、水体和土壤等介质,这些环境介质与人类生活紧密相关,直接或间接地增加了人体对 parabens 的暴露风险。研究表明在许多国家和地区的人体尿液、血液及脂肪组织中都能够检测到 parabens 的存在。该类防腐剂的长时间高浓度暴露是否对人体健康造成危害已成为目前国际上的研究热点。有研究表明,在人类乳腺肿瘤中检测出该类防腐剂,这引发了人们对于该类防腐剂在化妆品,尤其是腋下用品中应用安全性的争议。大量体外实验和体内实验的研究均表明该类防腐剂可能具有雌激素活性。长期暴露(喂食)该类防腐剂的大鼠表现出荷尔蒙分泌降低的趋势,发生内分泌系统紊乱,并且影响生殖器官的正常发育等。

对羟基苯甲酸酯类防腐剂的主要暴露途径包括三种:呼吸暴露(空气和灰尘)、皮肤暴露(护理品和灰尘等)和口服暴露(食品、药品和饮水等)。如果按照暴露量的计算方式分类,分为外暴露和内暴露。外暴露是指通过测定环境介质中 parabens 的浓度,然后根据相应的计算公式评估人体暴露量。研究者用模型评估的方式得出人体通过外暴露途径摄入的 parabens 的总暴露量为 1.26 mg/(kg·天),其中食品摄入 0.017 mg/(kg·天),化妆品摄入 0.833 mg/(kg·天),药品摄入 0.417 mg/(kg·天)。而世界卫生组织"Joint FAO/WHO Expert Committee on Food Additives"认为人体允许的最大日摄入量为 10 mg/(kg·天),远大于模型模拟得到的暴露量。内暴露是指通过测定人体体液或者排泄物(血液、乳汁、尿液等)中的 parabens 母体或者代谢物的浓度,进行反推计算人体的暴露量。与外暴露相比,内暴露能够获得更加准确的暴露量,更好地评估污染物的暴露风险,能直接反应机体对 parabens 的实际负荷水平。然而,内暴露的准确评估取决于生物有效标志物的选择。Parabens 进入人体后会发生代谢,暴露途径的不同,其代谢方式也有差异。Parabens 进入体内以后会发生水解生成对羟基苯甲酸(p-HBA),一部分进入血液,大部分进入尿液,在随尿液排出之前会与甘氨酸、硫酸盐和葡糖苷酸等物质发生反应,生成结合态的 parabens,也可以以完整的酯类形式(母体)排出体外。但是,对羟基苯甲酸是所有 parabens 母体的非特异性代谢产物,所以不是 parabens 类防腐剂人体暴露的最优生物标志物。有研究建议利用 parabens 母体的总浓度(自由态和结合合态之和)作为人体暴露的有效生物标志物。也有研究使用羟基苯甲酸作为 parabens 类防腐剂人体暴露的生物标志物,取得了较好的效果。关于 parabens 的有效生物标志物的选择,至今没有定论。未来应当开展关于 parabens 人体代谢全过程的系统研究,尤其侧重于各个母体代谢产物的研究。

第三节 药物和个人护理用品的生物毒性及作用机制

绝大部分 PPCPs 到达人和家禽体内或体表靶器官的代谢途径是被精心设计好的,但是它们对非靶生物体也会有很大的影响,而这些影响常常被人们所忽视。环境中的 PPCPs 浓度很低,通常不易引起急性毒性,但由于长期存在于环境中,它们对非靶生物存在着慢性毒性的潜在可能。这些毒理效应不断累积,最终会产生不可逆转的改变。

一、药物和个人护理用品的生物毒性及作用机制

1. PPCPs 对微生物的生态毒性

微生物毒性实验法是应用最为广泛的污染物综合毒性实验法,具有生物个体小、种群数量大、生长繁殖快、保存简单方便、对环境变化的反应快,生长条件便利,并且同高等动物有着类似的物理化学特性和酶作用过程等特点。此外,很多药物(如抗生素)和护理用品(如三氯生)都具有抑制菌类物质生长发育的作用,因此近年来研究者就一些 PPCPs 对细菌、真菌和微藻等微生物的生态毒性进行了广泛的研究。

2. PPCPs 对植物的生态毒性

PPCPs 对植物的生态毒性研究才刚刚起步。多项研究表明,抗生素可通过抑制叶绿体及酶的活性,从而对植物生长产生抑制作用,影响植物发芽率及根生长,这可能与抗生素在植物根部的蓄积有关。

3. PPCPs 动物及人类的生态毒性

目前针对给种 PPCPs 对不同类型动物的生态毒理学研究较为普遍。人类每天可能通过暴露、吸入、饮食以及水环境中 PPCPs 的转化等方式接触到各种 PPCPs(图 11-3)。大多数 PPCPs 具有低挥发性,它们对大气环境的参与是有限的。一些挥发性 PPCPs 存在于室内灰尘和空气中。人类接触可能来自两个来源:饮用水或食用积累了药物残留的有机体。

二、PPCPs 分析方法

致病机理主要表现为四环素类抗生素通过与细菌胞内核糖体 30S 亚基形成可逆结合体抑制蛋白质合成。乙酰氨基酚通过氢键和疏水作用力对酶活性进行抑制,酚类化合物 K_{ow} 对水环境中藻类的毒性影响起关键作用。PPCPs 化合物会影响叶绿素 a 含量,抑制蛋白质、核酸合成和 CAT(过氧化氢酶)、SOD(超氧化物歧化酶)酶活性,影响动物正常活动和生殖系统损伤。

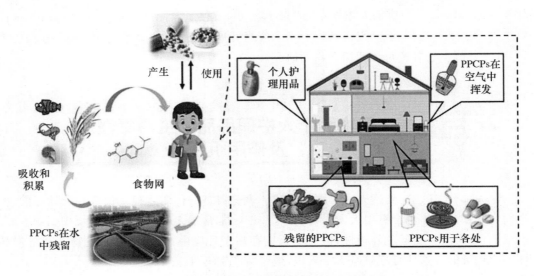

图 11-3 PPCPs 的来源及人体暴露途径

PPCPs 在环境中含量较低,直接利用仪器无法准确检测。因此,在样品检测前要进行富集处理,预处理方法的选择将影响检测方法的敏感性和准确度。目前,液体样品常用的预处理方法为液液萃取、固相萃取、固相微萃取。液液萃取常用来萃取样品中非极性或半极性的物质,具有操作简单、使用广泛的优点,但在试验过程中会消耗大量有机溶剂,污染环境。该方法适用于抗生素类化合物。Pfeifer 等利用液液萃取分析水样中磺胺类和甲氧苄啶化合物,其中磺胺类化合物回收率范围在 77.2%～91%,甲氧苄啶为 79%。固相萃取是水样PPCPs 富集最常采用的方法,常用萃取柱为 HLB 柱、亲水亲脂平衡柱。当目标化合物具有不同酸性、碱性和中性时可选该柱,应用范围广,回收率高.ZHAO 等对我国珠江的非类固醇消炎药(水杨酸、布洛芬、双氯芬酸、甲灭酸、萘普生)、血脂调节剂(氯贝酸、吉非罗齐)和镇癫剂(卡马西平)进行固相萃取,回收率为 46%～167%。Joonwoo 等对韩国 Mankyung 河中PPCPs 富集,布洛芬回收率78%以上,达舒平为 110%左右。固相微萃取是基于固相萃取技术发展起来,具有富集倍数高、操作简单、所需样品量少的优点,但会受到萃取柱选择的局限性.固相微萃取已经应用于药物和雌激素的分析,灵敏度相对较低。固体样品中 PPCPs 的富集方法包括超声波溶剂萃取、微波辅助溶剂萃取、加压液相萃取。超声波溶剂萃取是固体样品富集使用广泛的方法之一,可在常压下进行、安全性好,但在富集前要根据样品颗粒大小、溶剂特性过滤。LIU 等采用微波辅助溶剂萃取法分析了沉积物中的雌激素和类固醇,回收率为 61.5%～133%.加压液相萃取最主要的优点是全自动操作、回收率高,但有机溶剂萃取剂会对环境有毒害作用。Gobel 等对污水中磺胺类化合物、甲氧苄氨嘧啶等进行了检测,回收率均大于 80%。

目前,PPCPs 的分析测试方法主要有 GC/MS(气相色谱-质谱)、GC/MS/MS(气相色谱-双质谱)、HPLC/MS(高效液相色谱-质谱)、HPLC/MS/MS(高效液相色谱-双质谱)、GC/MS、GC/MS/MS 分析化合物要有足够挥发性才能在气相柱内流动。水杨酸、双氯芬酸、萘普生、布洛芬、吉非罗齐等一些酸性化合物具有极性、低挥发性、遇热不稳定的性质,因此在进色谱柱之前需用 PFBBr、N-甲基-N-(三甲基硅基)三氟苄基溴衍生化试剂与羧基进行硅烷化、酰基化，以提高测试物质挥发性，HPLC/MS、HPLC/MS/MS 检测针对挥发性差、易分解、不稳定化合物，应用范围更广，大分子磺胺类、喹诺酮类抗生素、咖啡因等主要采用 HPLC/MS 和 HPLC/MS/MS 检测。

三、水体中 PPCPs 的去除技术

水体中 PPCPs 的去除技术主要分为常规处理技术和深度处理技术。常规处理技术主要是典型的生物处理技术，如活性污泥法，生物接触氧化法等。深度处理技术主要包括混凝絮凝技术、氧化技术、膜处理技术、吸附技术以及这些技术的联用。

1. 常规处理技术

(1)好氧生物处理法。活性污泥法是一种典型的好氧生物处理法，主要是在人工充氧的条件下，对污水和各种微生物菌群进行培养形成活性污泥，利用污泥的生物凝聚、吸附、氧化等过程对水中的有机污染物进行降解的过程。传统的活性污泥法在处理 PPCPs 的过程中受温度、PPCPs 的种类等影响。乔学兵等研究发现传统活性污泥法对雌激素酮和碘普胺几乎没有去除效果，而对其他 PPCPs 污染物去除率为 $30\%\sim75\%$，镇痛药去除效果最佳。Kanda 等考察了不同污水处理厂处理工艺对 PPCPs 处理效果，发现都对布洛芬有较好的去除效果，去除效率为 $80\%\sim100\%$；其次为三氯生，去除效率达到 95.6%；对佳乐麝香去除效率为 $70\%\sim83\%$，对吐纳麝香去除率为 $73\%\sim96\%$。蒋本超等研究了温度对活性污泥法处理效率的影响，发现在 $4\sim25℃$ 时，好氧生物对磺胺类药物磺胺甲基异恶唑的处理效率为 $40.5\%\sim90\%$。生物接触氧化法常被用来作为预处理工序处理制药生产废水。研究发现，利用生物接触氧化法处理红霉素、四环素等药物时，COD 去除率可以达到 77%。姜安玺等利用水解酸化-好氧生物处理工艺处理抗生素废水时发现，四环素的去除率高达 92%，环丙沙星的去除率也可达到 90%。

(2)厌氧消化污泥法。在污水好氧处理过程中，部分 PPCPs 也可以随着污泥的吸附而被去除，并随着污泥的外排进入环境中。污泥厌氧消化，是降解环境中 PPCPs 的另一个有效方法。Plassche 等发现厌氧硝化活性污泥法对吐纳麝香和佳乐麝香的去除率为 40%。Carballa 等在实验中发现厌氧硝化污泥法对抗生素和萘普生的去除效果最好，为 $80\%\sim99\%$，对麝香去除率可达 $50\%\sim95\%$，对布洛芬去除率可达 $30\%\sim60\%$，而对卡马西平几乎没有去除作用。

2. 深度处理技术

(1)混凝絮凝技术。混凝絮凝技术主要去除水体中非极性强和分子量大的 PPCPs。Vieno 等考察混凝工艺对 11 种 PPCPs 的去除效果，研究表明，环丙沙星、苯扎贝特、酪洛芬的去除效果较好，分别为 35%、27%、13%，而对双氯芬酸、立痛定、甲磺胺心定等的去除率都低于 10%。Ternes 等研究发现，以 $FeCl_3$ 作为混凝剂对 5 种水体中常见 PPCPs 污染物(双氯芬酸、必降脂、扑米酮、立痛定、氯钡酸)处理，发现去除效果均低于 10%。Admas 等采用铝盐和铁盐混凝剂去除抗生素，仅达到了 5% 的去除率，即使混凝剂用量为 $2mg/L$，对密西

西比河水中抗生素去除率仅有 20%～25%。而 Carballa 等的研究表明,尽管混凝对 PPCPs 的去除效果不佳,但是 25℃ 的气浮实验中,PPCPs 的去除效率得到明显升高。其中麝香去除率最高,为 35%～60%,其次有双氯芬酸和卡马西平,去除率分别为 20%～45% 和 20%～35%。对布洛芬和萘普生的去除率最低,约为 20%。混凝-沉淀-过滤工艺对大多数 PPCPs 去除效果不够明显。

(2)氧化技术

①Fenton 及类 Fenton 氧化法。Fenton 氧化主要是以 Fe^{2+} 作为催化剂,利用 H_2O_2 作为氧化剂对水体中的有机物进行氧化的过程。皮运清等研究 Fenton 氧化体系对氧氟沙星的降解效果及反应机理时发现,在优化条件下,去除率可达到 98.84%,TOC 去除率 73.7%。陈家斌等发现,Fenton 氧化 PPCPs 的最佳 pH 为 2～4,pH 过高或过低都会抑制羟基自由基活性。同时,在一定范围内,处理效果随着 Fe^{2+} 加入量的增加而升高。类 Fenton 法就是在传统 Fenton 法的基础上增加紫外光技术等,以提高氧化效率。宋孟珂等研究发现,相比传统 Fenton 法,UV/Fenton 氧化法对氧氟沙星的去除率提高,并且反应时间缩短了 1 h。

②臭氧氧化法。Nakada 等利用臭氧处理 PPCPs,发现臭氧氧化法对水体中大部分抗生素去除效率在 80% 以上,其中对萘普生和酮洛芬的去除效率超过 70%,然而臭氧氧化法对非诺洛芬去除效率极低。臭氧用量是影响臭氧氧化法的重要因素。Esplugas 等用臭氧处理 PPCPs 时发现,0.5 mg/L 的 O_3 可使原水中立痛定和双氯芬酸(1 000 ng/L)降解 97%,加入 1 mg/L 的 O_3 可使原水中必降脂和扑米酮(1 000 ng/L)去除 50%,而当 O_3 使用量增加到 10～15 mg/L 时,出水中的 9 种药物浓度均低于检测限。此外,在臭氧氧化法的基础上加入催化剂等提高污染物去除率。Ternes 等发现,在 O_3 氧化工艺前加入 H_2O_2 可使得 PPCPs 去除率提高 5%～15%,对于一些药物甚至可提高 20%。

③光催化氧化技术。梁凤颜等研究发现直接紫外线照射水体中的磺胺嘧啶的降解率 64%,而使用 TiO_2/UV 催化氧化,处理 12 min,降解率可达到 80%。Mendez-Arriaga 等研究了 3 种不同中试规模的 TiO_2/太阳光催化氧化体系降解布洛芬的效能,结果表明,TiO_2 负载量 0.1～2 mg/L 时,TiO_2/太阳光对布洛芬的降解效率为 25%～50%。除了 TiO_2,ZnO 等也可作为催化剂,研究表明,利用 ZnO 作为催化剂来降解磺胺甲恶唑和氯霉素的效果优于 TiO_2 的催化效率。

3.膜处理技术

膜处理技术对 PPCPs 的去除具有一定的效果,处理效率主要取决于膜的特性、膜的操作条件以及 PPCPs 的性质等。Yoon 等对比超滤膜和纳滤膜对 PPCPs 的处理效果发现,纳滤膜处理效果较超滤膜更好,对 PPCPs 截留率可达 44%～93%,受到膜孔径和污染物化学结构影响,超滤膜去除率仅为 40% 左右。Heberer 等的研究表明,在辅助滤预处理、紫外消毒时,反渗透膜对高度污染地表水中 PPCPs 组分去除率可达到 95%～99.8%。Adams 等采用低压反渗透系统去除饮用水中抗生素,去除率达到 90% 及以上。张阳等研究发现,使用 UTC-20 膜对阿特拉津的截留率可达到 90%,主要依靠膜的物理截留作用。

4.吸附去除技术

(1)活性炭吸附技术。活性炭作为一种最常见的吸附剂,有颗粒状活性炭(GAC)和粉末状活性炭(PAC),对 PPCPs 具有明显的去除效果。Altmann 等研究发现,PAC 由于其较小的粒径,表现出更快的吸附速率,而 GAC 在吸附饱和后,具有更好的重复利用性。Nowotny 等研究 PAC 对城镇污水处理厂出水中包含 10 种药品、4 种显影剂和 8 种工业化合物在内的微量 PPCPs 的处理效果,发现 PAC 投加量对去除效果影响很大,当 PAC 投加量为 10 mg/L 时,除显影剂外,对其他类药物吸附效果都很好;当 PAC 投加量达到 70 mg/L 时,除泛影酸外的显影剂去除率可达 99%。Westerhoff 等研究发现,GAC 对目标 PPCPs 包括扑热息痛、咖啡因、痛可宁、双氯芬酸、红霉素、布洛芬、孕酮、磺胺甲恶唑和三氯生等的去除率为 10%～98%。Kim 等研究发现 GAC 对饮用水中的 PPCPs 包括痛可宁、布洛芬、咖啡因等的去除效果高达 99%。

(2)树脂吸附技术。树脂吸附剂因其吸附容量大、机械强度高、树脂结构易调控、易于脱附再生等优点,逐渐应用到 PPCPs 的去除中。巢艳红等合成了石墨烯型氮化硼树脂(g-BN),通过静态吸附试验发现,g-BN 对模拟水体中氟喹诺酮类抗生素加替沙星和左氧氟沙星的去除率高达 95%,对四环素和强力霉素的去除率也高达 85%。王月等合成了芳烃修饰 AmberliteXAD-树脂,实验发现,当吸附剂量增加到 80 mg/L 时,双氯芬酸的去除率可以达到 92.8%。Jain 等研究发现不饱和聚酯树脂(UPR)在 15 min 内对恩他卡朋具有很高的吸附量。然而传统树脂粒径一般在 300 μm～1.2 mm 之间,只能采取固定床模式进行操作,投资大,运行成本高。而磁性树脂通过在树脂中嵌入磁性粒子,使其具有易沉淀分离的特性,在水处理中可以使用全混式接触池工艺替代传统的固定床或移动床工艺,降低投资和运行成本,同时能够提高处理水量。Wang 等制得磁性树脂 W150,比表面积高达 1 149 m²/g,对水体中的呋喃西林和土霉素的吸附量分别高达 180 mg/g 和 200 mg/g。Zhou 等研究发现,磁性超高交联树脂对水体中的阿特拉津的吸附效率高,并且抗污染性能强。Zhang 等研究了树脂孔道对磁性树脂去除水体中四环素的影响,研究发现树脂孔道越大,对四环素的吸附量越高。

5.人工湿地技术

人工湿地技术主要是在污水沿一定方向流动过程中,依靠湿地中的土壤、植物、微生物的物理、化学、生物原理对水体进行净化的过程。根据污水流动方向的不同,可以将人工湿地分为表面流、潜流、垂直流等类别。Matamoros 等对比不同形态人工湿地对污水处理厂出水中 PPCPs 做深度处理的效果,研究发现,垂直流人工湿地去除效果相较表面流和潜流更好,除了双氯芬酸和萘普生去除效果比表面流人工湿地稍小外,其他 PPCPs 污染物的去除率均达到 98% 以上。雷圣等考察不同填料对人工湿地去除 PPCPs 的效果发现,以沸石为填料的复合垂直流人工湿地对生活污水的净化效果最好。

6.集成技术

Nakada 等利用砂滤和臭氧氧化结合,对水体中 24 种药物进行去除,研究发现,由于药物较低的疏水性,单独的砂滤过程对药物类的去除效率很低,单独的臭氧氧化对部分物质的去除效率接近 80％，而砂滤和臭氧的组合工艺对除了卡马西平和避蚊胺以外的所有药物的去除率都高于 80％。Shanmuganathan 等利用微滤-颗粒活性炭/纳滤（MF-GAC/NF）工艺对水体中的 PPCPs 去除发现，微滤-颗粒活性炭（MFGAC）工艺对疏水性 PPCPs 的去除率为 45％～80％，对亲水性 PPCPs 的去除率为 50％～80％。而加入纳滤（NF）后，PPCPs 的去除率超过 90％，明显好于单独的 MF-GAC 工艺。乔铁军等研究了活性炭-超滤工艺对典型 PPCPs 的去除，研究表明，该工艺对 PPCPs 的去除率为 30％～100％，其中，活性炭工艺占 75％～90％。在活性炭工艺中，活性炭吸附和微生物降解分别占 94％和 6％。Liu 等利用纳滤-臭氧氧化组合工艺对 PPCPs 去除，研究发现，被纳滤膜截留下来的 PPCPs，有 87％可以被臭氧氧化去除。

第十二章

环境内分泌干扰物的毒性作用

第一节 概 述

环境内分泌干扰物(environmental endocrine disruptors,EEDs)又称环境激素、内分泌活性化合物、内分泌干扰化合物,是一种外源性物质,该物质会导致未受损伤的有机体发生逆向健康影响,或使有机体后代的内分泌功能发生改变。潜在的内分泌干扰物则是一种可能导致未受损伤的有机体内分泌紊乱的物质。20世纪30年代,有研究发现人工合成的羟基联苯类化合物存在雌激素样活性,此外,有机氯农药DDT也被发现存在该激素活性。半个世纪后,世界各地的科研人员发现野生动物生殖发育异常,体内性激素含量发生严重变化。经过研究发现,许多环境化学物对生物体内的内分泌过程存在干扰的作用,造成这些现象的主要原因是人类和野生生物的内分泌系统受到环境中一些化学物质的扰乱,造成体内天然激素水平的失衡。这些能够干扰体内激素平衡的化学物质一般都是人类在生产和生活活动产生和排放的污染物质,因此被称为"环境内分泌干扰物质"或"环境激素类物质"。2001年,联合国环境规划署提出第一批控制的12种POPs,其中包括DDT、多氯联苯、六氯苯、多氯代二苯并对二噁英、多氯代二苯并呋喃、艾氏剂、狄氏剂、异狄氏剂、灭蚁灵、氯丹、毒杀芬、七氯。这些污染物都属于EEDs,它们能够在环境中持久地存在,通过食物链进行生物富集,并能够在环境中进行长距离迁移并对人和生物的健康以及生态环境产生严重的危害。

美国EPA定义内分泌干扰物质是指可通过干扰生物或人为保持自身平衡和调节发育过程而在体内产生的天然激素的合成、分泌、运输、结合、反应和代谢等,从而对生物或人体的生殖、神经和免疫系统等的功能产生影响的外源性化学物质。而欧盟定义为引起完好无损生物体或其后代中内分泌功能变化不利影响的外源物质,它们主要是通过人类的生产和生活排放到环境中的污染物,又可以称之为环境激素。

内分泌干扰物具有多种特点,主要包括:①种类繁多,分布广,易富集。环境激素产量巨大,不易降解,易挥发,残留期长,可以通过水、大气循环遍布包括南北极在内的全球各地,并且最终通过生物富集和食物链的放大作用在生物体内富集。②表现形式多样性。有些内分泌干扰物质随剂量的变化表现出截然相反的作用；在不同组织中的作用也可能不同；对神经、免疫系统和内分泌系统中任一系统的作用都会影响到另两个系统，从而造成了表现形式的多样性。③对幼体特别敏感。幼体在发育期受到的污染量约为成人平均水平的10～20倍，而且由于机体发育过程中内分泌系统缺乏反馈保护机制，同时幼体的激素受体分辨能力不如成体高，孕期、幼年动物及幼儿对激素的反应比成体敏感。

我国内分泌干扰物污染控制中的问题也日益突出，主要包括以下几点：

1. 研究不明，情况不明

EEDs污染问题近年来才逐渐得到关注，基础研究较薄弱，识别和鉴定存在一定困难，名录的确定存在很大争议；很多EEDs的具体作用机制仍不明朗，各种环境激素的致毒浓度等参数仍需进一步研究。国内的EEDs研究正处于起步阶段，所得数据有限。现有监测数据仅涉及渤海、长江、珠江、福建、北京等部分地区，且限于个别环境被作为有毒物质关注的几类物质，如介质中以往被作为有毒物质关注的PCBs、五氯酚、重金属等，许多环境激素的污染水平尚未调查。

2. 来源广泛

EEDs的来源十分广泛。垃圾焚烧、汽车尾气、烹饪油烟、化工生产过程等均可以产生EEDs。农药、化肥的大量使用和有机废水的排放也是排放源。

3. 政策缺乏，难以控制

我国对此EEDs污染造成的环境问题尚缺乏有利的解决措施。EDCs的生产、消费缺乏系统的管理。民众对EDCs的认知有限，不具备自我保护意识和能力。使得从上而下的政府强制性管理和从下而上的自发性控制都无法有效地开展。同时，我国经济发展的阶段性对EDCs污染的控制造成了一定的限制，部分有害物质的生产仍有必要持续一段时间。

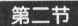

第二节　对人体健康及生物的危害

一、环境内分泌干扰物的来源

现已证明的环境雌激素有80余种，在人们日常生活中存在形式较广，如涂料、洗衣液、树脂、可塑剂、食品添加剂等都有其存在。按其来源可以分为天然雌激素、植物雌激素、动物雌激素、人工合成雌激素四大类。

（1）天然雌激素。天然雌激素指动物和人体内天然存在的雌激素。体内雌激素主要来源于卵巢，经过合成、分泌与相应靶细胞胞浆受体结合发挥效应，主要促进子宫与卵巢发育，促进卵泡发育成熟。

（2）植物雌激素。植物雌激素是一组在植物中天然存在、本身或其代谢产物具有与雌激素受体结合,诱导产生弱雌激素作用的非甾体结构为主的植物化学物。较为常见的植物性雌激素包括生长素、赤霉素、细胞分裂素、脱落酸和乙烯五大类。

(3)动物雌激素。通过生物界内食物链蓄积效应,大量的多种雌激素存在于动物体内,人类服用后,在体内产生类似天然雌激素效应的物质。被动物饲料添加剂喂养动物体内含有较高浓度的雌二醇,并且在肉品加工过程对这些已存在动物体内的雌二醇激素的结构浓度方面的影响很小。所以,儿童在长时间食用过多这类肉品后诱发性早熟。

(4)人工合成雌激素。这类物质常被作为药物使用,如己烯雌酚、己烷雌酚、炔雌醇、炔雌醚等口服避孕药和一些用于促进家畜生长的同化激素。

二、环境内分泌干扰物的种类

环境内分泌干扰物通过其来源可分为天然和人工合成两种类型。天然激素样活性物质包括生物体内存在的雌激素,如雌二醇、雌酮。此外,天然环境中还存在植物雌激素和真菌雌激素。植物雌激素是一组在植物中天然存在的非甾体结构为主的物质,它们本身或其代谢产物有雌激素样活性,代表性物质有异黄酮、拟雌内酯、香豆雌酚、芒柄花黄素等。真菌雌激素由环境中的霉菌毒素产生,如玉米赤霉烯酮等。人工合成的激素样活性物质绝大多数属于环境化学物。各种环境内分泌干扰物对人和生物的毒性均较强,目前研究较多的是以二噁英(2,3,7,8-TCDD,dioxin)为代表的二噁英类(dioxins)化合物。dioxin 是一类有机氯化合物,包括多氯二苯并二噁英(polychlorinated dibenzo-p-dioxin,PCDD)和多氯二苯并呋喃(polychlorinated dibenzo furan,PCDF),共 210 种。一般将一些呈平面分子结构、毒性特征与二噁英相类似的多氯联苯,即共面多氯联苯(coplanar polychlorinated biphenyls,co-PCBs)也包括在二噁英类的范围内。

三、环境内分泌干扰物的毒性

1.对生殖系统的危害

环境内分泌干扰物能够引起机体的体内激素代谢发生变化,对性激素主导的生理过程产生严重的影响。二噁英是环境内分泌干扰物的代表。它们能干扰机体的内分泌,产生广泛的健康影响。二噁英能引起雌性动物卵巢功能障碍,抑制雌激素的作用,使雌性动物不孕、胎仔减少、流产等。被给予二噁英的雄性动物会出现精细胞减少、成熟精子退化、雄性动物雌性化等。流行病学研究发现,在生产中接触二噁英的男性血清睾酮水平降低、促卵泡激素和黄体激素增加,提示它可能有抗雄激素(antiandrogen)和使男性雌性化的作用。二噁英有明显的免疫毒性,可引起动物胸腺萎缩、细胞免疫与体液免疫功能降低等。试验发现,给予怀孕小鼠毒性剂量以下的二噁英,可使胎鼠产生腭裂、肾盂积水、胸腺和脾萎缩、皮下水肿,以及生长迟缓等。孕期暴露二噁英对雄性仔鼠的生殖系统影响很大,可出现前列腺变小、精细胞减少、成熟精子退化等。研究发现,出生前暴露二噁英,可使子代雄鼠的性行为改变。有资料显示,30 年前有二噁英暴露史的男性与同龄人相比,精子数目下降约 50%。一些学者认为,近年来在世界各地观察到的男性精子数量和质量的降低与环境内分泌污染物暴露有关。

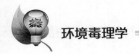
2. 致癌作用

二噁英毒性作用的主要靶组织是皮肤,靶器官为肝。暴露于高浓度二噁英后可在实验动物和人体内诱发氯痤疮,表现为皮肤发生过度角化、色素沉着以及出现痤疮。二噁英可引起实验动物肝实质细胞的增生与肥大,进而导致肝器官肿大,严重时可引起肝的变性、坏死和肝功能异常。二噁英对动物有极强的致癌性,用其染毒,能在实验动物诱发出多个部位的肿瘤。流行病学研究表明,二噁英暴露可增加人群患癌症的危险度。根据动物实验与流行病学研究的结果,1997 年国际癌症研究机构(IARC)将二噁英确定为 I 类人类致癌物。慢性毒性试验中发现,二噁英染毒动物血液中甲状腺素(T4)降低,垂体甲状腺刺激激素(TSH)分泌增多,甲状腺滤泡细胞肥大和增生,最终出现甲状腺肿瘤。

3. 对神经系统的影响

环境内分泌干扰物能够影响神经系统的正常功能,影响神经细胞的正常活动和神经信号的传导,因此会造成神经系统发育迟缓、智力受到损伤并且神经行为发生变化。有研究表明在出生后 10～16 天的雌性鼠注射 32 mg/kg 的四氯酚时,其后代会产生间歇性的转圈、多动症等神经毒性反应。而环境内分泌干扰物对人类神经的影响主要是在婴儿和幼童时期,因为婴儿和幼童的神经系统发育尚未完全,容易受到外界干扰的影响。

4. 对免疫系统的影响

内分泌干扰物对动物的免疫系统的影响还没有统一的、确定的结论。而且由于现有的大多数关于内分泌干扰物免疫学实验资料都是以已经受管制的或被禁用的化学品为对象获得的,内分泌干扰物潜在的免疫系统毒性还难以确定。1995 年 Lahvis 报道了海豚免疫反应能力的减少与 DDT(0～24 ng/g)和 DDE(15～536 ng/g)浓度的增加密切相关。随着内分泌干扰物污染浓度升高,免疫反应的减少可能会导致传染病发生率增加。但是还需要进一步实验来揭示 DDT 是如何影响生物免疫毒性的功能。

第三节　毒性作用机制

毒性作用机制有以下几种。

(1)与受体直接结合,包括:

①雌激素受体(ER)介导的反应。这些物质可与雌激素受体结合,作用于 DNA 中的雌激素反应元件(ERE)激活基因的转录,然后产生雌激素效应。这些化学品的效应与 β-雌二醇(E2)等内源雌激素相似,包括:DDT、烷基苯酚等。但可以看出其结构各不相同,说明环境内分泌干扰物可能通过各种不同的途径产生作用。

②某些化学品可与雄激素受体结合,阻碍雄激素与受体的结合,表现出抗雄激素效应。迄今为止,已鉴定出的具有抗雄激素活性的杀虫剂有 3 种,即烯菌酮、杀虫剂[N-(3、5-二氯苯基)-1、2-二甲基环丙烷-1、2-二甲酰亚胺]和 p、p'-DDE[2,2-双-(对氯苯基)-1,1-二氯乙烯]。

（2）与生物体内激素竞争靶细胞上的受体通过竞争的结果，环境激素与靶细胞上的受体结合，减少受体对天然激素的吸附或阻碍天然激素与受体结合，从而减少了天然激素的作用。天然激素与受体的结合受环境激素的阻碍，进而影响激素信号在细胞、器官、组织的传递，导致机体功能失调。

（3）有些内分泌干扰物可产生类似雌激素的效应，却与雌激素受体的信号传递途径无关。芳烃受体（AhR）即为性激素受体外的一种信号传递途径，它可以与许多环境污染物如二噁英和呋喃结合，产生抗雌激素活性，包括增加雌激素代谢（降低内源雌激素水平）、降低雌激素受体 ER 的结合活性以及降低 ER 介导的基因表达等。

（4）影响内分泌系统与其他系统的调控作用，内分泌系统紊乱使其他系统受到伤害，从而引发致癌性、免疫毒性、神经毒性以及生殖毒性。

（5）影响受体数量。受体的数量决定于它们的合成和分解代谢率，而它们的合成与分解代谢会受到一些化学物质的干扰，例如，TCDI 能对雌激素受体的表达的增加或减少发生作用，进而引起内分泌系统紊乱。

（6）影响激素的合成、储存、释放、运输和排出。对于哺乳动物来说，雌激素增加血浆中性激素结合球蛋白的浓度，而雄激素却使之减少，这可以影响激素的释放、运输和排出的过程以及效率，内分泌干扰物可能有类似的作用。

EEDs 的种类众多，并且各种 EEDs 的结构差异明显，对生物内分泌功能的干扰主要包括以下 4 种途径：①模拟内源性激素作用；②拮抗内源性激素作用；③破坏内源性激素受体的生成和代谢；④破坏内源性激素的生成与代谢。前两种是介导受体反应，后两种称为非介导受体反应。

生物体内的内分泌系统、神经系统和免疫系统是相互独立又相互联系的体系。这三个系统之间的联系主要通过信号分子，如激素、细胞因子等，来维持机体正常生理活动。有研究表明，环境中的 EEDs 往往是以混合物的形式存在并进入人或动物体中，所以其作用机制的相似性往往会表现出复合效应。这种复合效应会破坏内分泌、神经和免疫系统的平衡，EEDs 导致的内分泌紊乱会影响神经与免疫系统正常运转，而神经与免疫系统的不正常运转又会反作用于内分泌系统，从而造成生物的繁殖、感知与种群行为失常。尽管环境内分泌干扰物质与天然激素相比效应强度较低，但由于正在发育的机体内分泌系统尚缺乏反馈保护机制，或因为幼体的激素受体分辨能力不如成体那样高，孕期、幼年动物及人体对激素水平远较成体敏感，激素水平的微量改变即可影响动物终生。此外，由于亲代的暴露，可通过不同方式导致子代胚胎早期、胎儿、新生儿（动物）产生不可逆的损害。并且，EEDs 影响往往是迟缓型的即便暴露发生在胚胎前期、胎儿或新生儿期，但直到后代成熟，甚至到中年期才能表现出明显的损害。由于其影响的迟发性而不易引起人们的注意。

参 考 文 献

[1] 安婧,周启星. 药品及个人护理用品(PPCPs)的污染来源、环境残留及生态毒性,生态学杂志,2009,28,1878-1890.

[2] 陈成章. 免疫毒理学[M].郑州:郑州大学出版社,2008

[3] 陈洁洁. 污染物生物与化学转化中的界面电子转移机制[D].中国科学技术大学,2014.

[4] 陈敏. 三氯生与三氯卡班的生态毒性研究进展[J]. 广东化工,2021,48:62-63.

[5] 丛永平,姜蕾,等. 典型抗生素二元混合物对明亮发光杆菌的急性联合毒性[J]. 环境化学,2013,32,1348-1352.

[6] 顾学箕. 中国医学百科全书——毒理学[M].上海:上海科学技术出版社,1982.

[7] 顾祖维. 现代毒理学概论[M].北京:化学工业出版社,2006

[8] 洪亚军,冯承莲,等.重金属对水生生物的毒性效应机制研究进展[J].环境工程,2019,37(11):1-9.

[9] GB/T 21768—2008,化学品 体外哺乳动物细胞 DNA 损伤与修复/非程序性 DNA 合成实验方法[S].

[10] 环境保护部.重金属污染综合防治"十二五"规划[EB/ OL].[2021-02-03]

[11] 黄吉武. 毒理学[M].北京:人民卫生出版社,2005

[12] 黄涛. 农药类等典型有机污染物体内外毒性相关性及乙草胺毒性机制研究[D].东北师范大学,2020.

[13] 黄友达. 湖泊水库中不同来源有机质与典型持久性有机污染物的富集和沉积行为关系[D].中国科学院大学.2017.

[14] 焦安英,李永峰,熊筱晶.环境毒理学教程[M].上海:上海交通大学出版社,2009

[15] 焦英安. 环境毒理学教程[M].上海:上海交通大学出版社,2009.

[16] 金香琴. 多环芳烃胁迫对淡水生物种群生长及种间关系的影响及其生态风险评价[D].东北师范大学,2014.

[17] 孔志明.环境毒理学. 5 版[M].南京:南京大学出版社,2012.

[18] 孔志明.环境毒理学[M].南京:南京大学出版社,2017.

[19] 孔志明.环境遗传毒理学[M].南京:南京大学出版社,2009

[20] 李建政. 环境毒理学[M].北京:化学工业出版社,2006.

[21] 李金辉,丁薇,等.明湖国家湿地公园 10 种水生植物的重金属富集特征[J].水生态学杂志,2020,41(01):86-91.

[22] 李晓晨. 城市污水处理过程中重金属形态分布及潜在迁移性研究[D].河海大学,2006.

［23］李永峰.基础环境毒理学［M］.哈尔滨:哈尔滨工业大学出版社,2013.

［24］李永峰,王兵,应杉.环境毒理学研究技术与方法［M］.哈尔滨:哈尔滨工业大学出版社,2011.

［25］刘波.原子吸收光谱法在土壤环境监测中的运用［J］.节能与环保,2020(11):78-79.

［26］刘念.草甘膦和铜单一及联合胁迫对漂浮植物槐叶萍的毒性效应研究［D］.武汉大学,2019.

［27］刘崴,胡俊栋,杨红霞,等.电感耦合等离子体质谱联用技术在元素形态分析中的应用进展［J］.岩矿测试,2021,40(03):327-339.

［28］刘宇程,袁建梅,靳贤娴.国内农业用水污染现状及防治措施［J］.环境工程,2014,32(04):1-21.

［29］骆永明夏佳淇章海波等中国土壤环境质量基准与标准制定的理论和方法［M］.北京:科学出版社 2015.

［30］迈克尔 C 纽曼,迈克尔 A 昂格尔.生态毒理学［M］.赵园,王太平,译.北京:化学工业出版社,2007.

［31］孟紫强.环境毒理学［M］.北京:中国环境科学出版社,2000

［32］孟紫强.生态毒理学［M］.北京;高等教育出版社,2009.

［33］孟紫强.环境毒理学基础［M］.北京:高等教育出版社,2003

［34］孟紫强.环境毒理学基础.2 版［M］.北京:高等教育出版社,2010.

［35］孟紫强.生态毒理学原理与方法［M］.北京:科学出版社,2006.

［36］孟紫强.现代环境毒理学［M］.北京:中国环境出版社,2015.

［37］缪雄谊.重金属污染的扩散迁移及其健康风险评价［D］.中国科学技术大学,2020.

［38］申哲民.环境毒理学［M］.上海:上海交通大学出版社,2014.

［39］石丹露.铜胁迫对轮叶黑藻(Hydrilla verticillata(L.f.)Royle)的生理及遗传毒性［D］.南京农业大学,2018.

［40］石金辉.中国近海大气沉降中氮组分的分布特征及对春季水华事件的影响分析［D］.中国海洋大学,2011.

［51］史志诚.生态毒理学概论［M］.北京:高等教育出版社,2005

［42］孙闰霞.珠江三角洲水生生物中卤代有机污染物的时空分布、生物积累及人体暴露评估［D］.中国科学院大学.2016.

［43］孙新琪,安芳,鹿倩,等.我国中药材禁用农药残留现状、毒性及分析方法研究进展［J/OL］.中国中药杂志,2021:1-16.

［44］孙震.简明食品毒理学［M］.北京:化学工业出版社,2009.

［45］孙志伟,陈雯,周建伟,等.毒理学基础.7 版［M］.北京:人民卫生出版社,2017.

［46］唐斌.卤代持久性有机污染物和有机磷系阻燃剂在鱼体内的生物富集、食物链传递及生物转化［D］.中国科学院大学,2019.

［47］唐海滨,代嫣然,等.长江中游岸线水域典型污染物种类与来源解析［J］.长江科学院院报,2021,38(06):151-159.

［48］涂宗财,庞娟娟,等.吴城鄱阳湖自然保护区鱼体重金属的富集及安全性评价［J］.水生

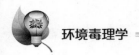
生物学报,2017,41(04):878-883.

[49] 汪皓琦,董玉瑛,等.4种喹诺酮类抗生素对发光菌毒性作用研究[J].生态毒理学报,2017,12,453-459.

[50] 王刚,熊伟丽.浅议高效液相色谱技术在水质检测中的应用[J].中国资源综合利用,2019,37(10):178-180.

[51] 王国均.我国水污染的现状与对策[J].宏观经济管理,2014(12):63-65.

[52] 闻自强,郑雯静,沈昊宇,等.高氯酸盐的危害、水污染现状与去除技术研究进展[J].环境化学,2019,38(01):209-216.

[53] 鄢佳英.混合营养型甲藻剧毒卡罗藻对共存浮游植物的毒性效应及机制[D].暨南大学,2019.

[54] 杨珊.微生物复合及固定化处理景观水体污染的研究[D].西南大学,2015.

[55] 印木泉.遗传毒理学[M].北京:科学出版社,2004.

[56] 张俪健.水稻对典型有机磷酸酯的吸收、迁移及转化研究[D].大连理工大学,2021.

[57] 张铣,刘毓谷.毒理学[M].北京:北京医科大学、中国协和医科大学联合出版社,1997.

[58] 赵璐璐.辽河流域水生态系统功能评价及主要驱动因子识别[D].辽宁大学,2011.

[59] 赵志高,骆骄阳,付延伟,等.免疫分析技术在农药残留分析中的研究进展及在中药中的应用展望[J].分析测试学报,2021,40(1):149.

[60] 中共中央办公厅,国务院办公厅.关于全面推行河长制的意见[R].2016.

[61] 中华人民共和国环境保护部.2013中国环境状况公报[R].2013.

[62] 中华人民共和国生态环境部.2019年度《水污染防治行动计划》实施情况[R].2020.

[63] 中华人民共和国生态环境部.2018中国环境状况公报[R].2018.

[64] 中华人民共和国水利部.2020年度《中国水资源公报》[R].2021.

[65] 周启星,孔繁翔,朱琳.生态毒理学[M].北京:科学出版社,2004.

[66] 周启星.污染土壤修复理与方法[M].北京:科学出版社2004

[67] 周涛.PFOS前体物质(PreFOSs)的生物降解与转化机制研究[D].大连理工大学,2018.

[68] 周志俊.基础毒理学.2版[M].上海:复旦大学出版社,2014.

[69] 庄知佳,英世明,茅力,等.环境中重金属分析检测研究进展[J].贵州师范大学学报(自然科学版),2021,39(06):83-90.

[70] 庄志雄.靶器官毒理学[M].北京:化学工业出版社,2008

[71] Anare G. Liver cell modles in vitro toxicology[J]. Environmental Health Perspectives, 1998,106(supl2): 511-531.

[72] Beeby A. Applying Ecology[M]. London: Chapman and Hall, 1993.

[73] Calow P. Handbook of Ecotoxicology[M]. Oxford: Blackwell Science Lad., 1998.

[74] Caquet T, Lagadic L, Sheffield S R. Mesocosms in ecotoxicology(1): outdoor aquatic systems[J]. Rev Environ Contam Toxicol,2000,165: 1-38.

[75] Chae, Y. and An, Y. Current research trends on plastic pollution and ecological impacts on the soil ecosystem: A review[J]. ENVIRONMENTAL POLLUTION,

2018. 240：387-395.

［76］ Chae，Y. and An，Y. Effects of micro- and nanoplastics on aquatic ecosystems：Current research trends and perspectives［J］. MARINE POLLUTION BULLETIN，2017. 124(2)：624-632.

［77］ Douglzs M R，Rohr J R，Tooker J E. Neonicotinoid insecticide travels through a soil food chain disrupting biological control of non-target pests and decreasing soya bean yield［J］. J Appl Eool. 2015，52：250-260.

［78］ Elango D，Kanatti A，Wang W Y，et al. Analytical Methods for Iron and Zinc Quantification in Plant Samples［J］. Communications in Soil Science and Plant Analysis，2021，52(10)：1532-2416.

［79］ El-Shahawi S，Hamza A，Bashammakh S，et al. An overview on the accumulation，distribution，transformations，toxicity and analytical methods for the monitoring of persistent organic pollutants［J］. Talanta，80(2010)：1587-1597.

［80］ Fadeel，B.，et al. Safety Assessment of Graphene-Based Materials：Focus on Human Health and the Environment［J］. ACS NANO，2018. 12(11)：10582-10620.

［81］ Flick B，Klug S. Whole embryo culture：An important tool indevelopmental toxicology today［J］. Curr Pharm Des ，2006，12(12)：1467-1488

［82］ Guo，J.，et al. Source，migration and toxicology of microplastics in soil［J］. ENVIRONMENT INTERNATIONAL，2020. 137.

［83］ Hickman Z A，Reid B J. Earthworm assisted bioremediation of organic contaminants［J］. Environ Int，2008，34：1072-1081.

［84］ Huang W et al. Microplastics and associated contaminants in the aquatic environment：A review on their ecotoxicological effects，trophic transfer，and potential impacts to human health［J］. Journal of Hazardous Materials，2020，405：124187.

［85］ Jean-Pierre W. Desforges，et al. Immunotoxic effects of environmental pollutants in marine mammals［J］. Environment International，2016，86(01)：126-139.

［86］ Johan Lidman and Micael Jonsson and Åsa M. M. Berglund. The effect of lead(Pb)and zinc(Zn)contamination on aquatic insect community composition and metamorphosis［J］. Science of the Total Environment，2020，734：139406.

［87］ Klaine，S. J.，et al. Nanomaterials in the environment：Behavior，fate，bio-availability，and effects［J］. Environmental Toxicology and Chemistry，2008. 27(9)：1825-1851.

［88］ Lauren Bradney et al. Particulate plastics as a vector for toxic trace-element uptake by aquatic and terrestrial organisms and human health risk［J］. Environment International，2019，131：104937.

［89］ Lead，J.R.，et al. Nanomaterials in the environment：Behavior，fate，bioavailability，and effectsAn updated review［J］. ENVIRONMENTAL TOXICOLOGY AND CHEMISTRY，2018. 37(8)：2029-2063.

[90] Liu X, Wang S, Jiang Y, et al. Polychlorinated biphenyls and polybrominated diphenylethers in soils from planted forests and adjacent natural forests on a tropical island[J]. Environmental Pollution, 227(2017): 57-63.

[91] Li W C. Occurrence, sources and fate of pharmaceuticals in aquatic environment and soil[J]. Environmental Pollution, 2014, 187(04):193-201.

[92] Made M, Liu J F, Tan Z Q, et al. Transformation and bioavailability of metal oxide nanoparticles in aquatic and terrestrial environments[J]. A review, Environmental Pollution, 2017, 230: 250-267.

[93] Prince SP, Senthilkumar P, Subburam V. Mulberry silk worn food chain: A templet to assess heavy metal mobillity in terrestrial ecosystems[J]. Environ Monit Assess, 2001, 69: 231-238.13.

[94] Qin Q, Song Q, Sun L, et al. Transference-transformation and Toxicological Effect of Pharmaceuticals and Personal Care Products in Soils[J]. Ecology and Environmental Sciences, 28(2019): 1046-1054.

[95] Rai, P. K., et al., Environmental fate, ecotoxicity biomarkers, and potential health effects of micro- and nano-scale plastic contamination[J]. Journal of Hazardous Materials, 2021. 403.

[96] Road A. Chemiluminescence and bioluminescence: past, present and future[M]. 2011.

[97] Rohwedel J, Guan K, Heger C, et al. Embryonic stem cells as an in vitro model for mutagenicity, cytotoxicity and embryotoxicity studies: present state and future[J]. Toxicology in Vitro, 2001, 15(6): 741-753.

[98] Scheifler R, Vaufleury A G. Toussaint M L. Transfer and effects of cadmium in an experimental food chain involving the snail Helix aspersa and the predatory carabid beetle Chrysocarabus splendens[J]. Chemosphere, 2002, 48: 571-579

[99] Sharanjeet Kaur Kahlon, et al. Impact of heavy metals and nanoparticles on aquatic biota[J]. Environmental Chemistry Letters, 2018, 16(3): 919-946.

[100] Tang J, Zhang M, Cheng G, et al. Development of fluorescence polarization immunoassay for the detection of organophosphorus pesticides parathion and azinphos-methyl [J]. Journal of Immunoassay and Immunochemistry, 2008, 29(4):356-369.

[101] Tchounwou P B, Yedjou C G, Patlolla A K, et al. Heavy metal toxicity and the environment, in molecular, clinical and environmental toxicology [M]. Environmental Toxicology, Luch A, ed. Berlin: Springer Heidelberg, 2012: 133-164.

[102] Vanderwal L. Jager T. Fleuren R H, et al. Solid-Phase Microextraction to Predict Bioavailability and Accumulation of Organic Micropollutants in Terrestrial Organisms after Exposure toa Field Contaminated Soil[J]. Environ Sei Technol, 2004, 38(18): 4842-4848

[103] Wang Wenfeng, et al. The ecotoxicological effects of microplastics on aquatic food

web，from primary producer to human：A review［J］. Ecotoxicology and Environmental Safety，2019，173：110-117.

［104］Wang X，Xue Y，Yao G. Organochlorine pesticides and polychlorinated biphenyls in Tibetan forest soil：profile distribution and processes［J］. Environmental Science and Pollution Research，21(2014)：1897-1904.

［105］Yang H S，LaFrance D R，Hao Y. Elemental Testing Using Inductively Coupled Plasma Mass Spectrometry in Clinical Laboratories An ACLPS Critical Review［J］. American Journal of Clinical Pathology，2021，156(2)：167-175.

［106］Zavala J，Freedman A N，Szilagyi J T，et al. New Approach Methods to Evaluate Health Risks of Air Pollutants：Critical Design Considerations for In Vitro Exposure Testing［J］. International Journal of Environmental Research and Public Health，2020，17(6).

［107］Zhang P，Guo Z，Zhang Z，et al. Nanomaterial Transformation in the Soil-Plant System：Implications for Food Safety and Application in Agriculture，Small，2020，16.